# Disfunção Oral em Bebês de 0 a 6 Meses

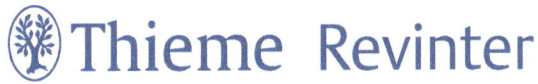

# Disfunção Oral em Bebês de 0 a 6 Meses

## Flávia Ferlin
Fonoaudióloga pela Faculdade de Odontologia de Bauru da Universidade de São Paulo (USP)
Aprimoramento Profissional na Área de Fonoaudiologia em Fissuras Labiopalatinas pelo Hospital de Reabilitação de Anomalias Craniofaciais (HRAC-USP)
Mestre e Doutora em Ciências da Reabilitação, Área de Concentração Fissuras Orofaciais e Anomalias Relacionadas no HRAC-USP
Docente do Curso de Fonoaudiologia da Universidade Federal de São Paulo (Unifesp)
Coordenadora do Curso de Fonoaudiologia da Escola Paulista de Medicina da Unifesp (EPM-Unifesp)
Coordenadora do Curso de Especialização em Motricidade Orofacial EPM-Unifesp

## Silvana Bommarito
Fonoaudióloga pela Pontifícia Universidade Católica de Campinas (PUC-Campinas)
Especialista em Voz pelo Centro de Estudos da Voz e em Motricidade Orofacial pelo Conselho Federal de Fonoaudiologia
Mestre e Doutora em Distúrbios da Comunicação Humana pela Universidade Federal de São Paulo (Unifesp)
Professora Associada do Departamento de Fonoaudiologia da Escola Paulista de Medicina da Unifesp (EPM-Unifesp)

Thieme
Rio de Janeiro • Stuttgart • New York • Delhi

Dados Internacionais de Catalogação na Publicação (CIP)
(eDOC BRASIL, Belo Horizonte/MG)

F357d
   Ferlin, Flávia
     Disfunção oral em bebês de 0 a 6 meses/ Flávia Ferlin, Silvana Bommarito. – Rio de Janeiro, RJ: Thieme Revinter, 2025.

     16 x 23 cm
     Inclui bibliografia.
     ISBN 978-65-5572-360-1
     eISBN 978-65-5572-361-8

     1. Otorrinolaringologia. 2. Fonoaudiologia. I. Bommarito, Silvana. II. Título.

                               CDD 618.928

Elaborado por Maurício Amormino Júnior – CRB6/2422

**Contato com a autora:**
flavia.ferlin@unifesp.br

**Nota:** O conhecimento médico está em constante evolução. À medida que a pesquisa e a experiência clínica ampliam o nosso saber, pode ser necessário alterar os métodos de tratamento e medicação. Os autores e editores deste material consultaram fontes tidas como confiáveis, a fim de fornecer informações completas e de acordo com os padrões aceitos no momento da publicação. No entanto, em vista da possibilidade de erro humano por parte dos autores, dos editores ou da casa editorial que traz à luz este trabalho, ou ainda de alterações no conhecimento médico, nem os autores, nem os editores, nem a casa editorial, nem qualquer outra parte que se tenha envolvido na elaboração deste material garantem que as informações aqui contidas sejam totalmente precisas ou completas; tampouco se responsabilizam por quaisquer erros ou omissões ou pelos resultados obtidos em consequência do uso de tais informações. É aconselhável que os leitores confirmem em outras fontes as informações aqui contidas. Sugere-se, por exemplo, que verifiquem a bula de cada medicamento que pretendam administrar, a fim de certificar-se de que as informações contidas nesta publicação são precisas e de que não houve mudanças na dose recomendada ou nas contraindicações. Esta recomendação é especialmente importante no caso de medicamentos novos ou pouco utilizados. Alguns dos nomes de produtos, patentes e design a que nos referimos neste livro são, na verdade, marcas registradas ou nomes protegidos pela legislação referente à propriedade intelectual, ainda que nem sempre o texto faça menção específica a esse fato. Portanto, a ocorrência de um nome sem a designação de sua propriedade não deve ser interpretada como uma indicação, por parte da editora, de que ele se encontra em domínio público.

© 2025 Thieme. All rights reserved.

Thieme Revinter Publicações Ltda.
Rua do Matoso, 170
Rio de Janeiro, RJ
CEP 20270-135, Brasil
http://www.thieme.com.br

Thieme USA
http://www.thieme.com

Design de Capa: © Thieme

Impresso no Brasil por Meta Brasil
5 4 3 2 1
ISBN 978-65-5572-360-1

Também disponível como eBook:
eISBN 978-65-5572-361-8

Todos os direitos reservados. Nenhuma parte desta publicação poderá ser reproduzida ou transmitida por nenhum meio, impresso, eletrônico ou mecânico, incluindo fotocópia, gravação ou qualquer outro tipo de sistema de armazenamento e transmissão de informação, sem prévia autorização por escrito.

# DEDICATÓRIA

À Fonoaudiologia do Brasil, à Motricidade Orofacial, alunos, pacientes e seus familiares.

# AGRADECIMENTOS

Agradeço a Deus por todas as oportunidades que Ele coloca em meu caminho e por estar sempre ao meu lado! Sou grata, também, à Professora Silvana Bommarito, pela parceria na Universidade, pelo desenvolvimento de tantos projetos na área de motricidade orofacial e por ser, para mim, um exemplo de excelência profissional.

*Flávia Ferlin*

Agradeço a Deus, minha fonte de força e sabedoria, por me sustentar em cada passo desta jornada. Com imensa gratidão, dedico este trabalho ao meu marido, Marcus Vinícius, e à minha filha, Carolina, pelo apoio constante e incondicional em cada etapa do caminho. Agradeço, de forma especial, à Professora Flávia Ferlin, cujo incentivo e valiosa contribuição tornaram esta obra possível. Desde seu ingresso como docente na UNIFESP, tem se destacado pelo compromisso com a excelência no ensino, sendo uma inspiração ao longo deste percurso.

*Silvana Bommarito*

Agradecemos, ainda, aos profissionais e pesquisadores da área, cuja busca contínua por conhecimento e compromisso com a saúde infantil foram fundamentais para esta construção. Suas descobertas, experiências e o generoso compartilhamento de saberes enriqueceram o campo da disfunção oral, aprimorando a prática clínica e possibilitando que mais bebês recebam cuidados oportunos e específicos. O conhecimento construído coletivamente é a base de uma atuação mais humanizada, ética e eficaz na saúde.

*Flávia Ferlin e Silvana Bommarito*

# PREFÁCIO

**Para profissionais de saúde, entender a motricidade oral na primeira infância é fundamental!**

A alimentação fornece os nutrientes necessários para os processos metabólicos que mantêm as engrenagens celulares em funcionamento. Prover alimentação de maneira adequada e balanceada aos bebês não só os mantém vivos, mas se associa à saúde por toda a vida. O leite materno é o alimento recomendado nos dois primeiros anos, e a amamentação, em que o bebê suga o leite diretamente no seio de sua mãe, é a melhor forma de concretizar a alimentação do lactente. Vale ressaltar que a Organização Mundial da Saúde recomenda que o aleitamento materno se inicie na primeira hora depois do nascimento.

Todas essas recomendações são amplamente conhecidas e divulgadas para a sociedade de maneira geral, sendo conceitos básicos na formação de qualquer profissional de saúde cujo campo de atuação compreenda gestantes e famílias de jovens lactentes. Sob o prisma do bebê que vai ser alimentado, para que que a amamentação se concretize, há necessidade do funcionamento, desde o nascimento, de todo o complexo mecanismo motor que permite ao lactente sugar o leite de maneira ritmada e eficiente, deglutir o alimento e coordenar a sucção e a deglutição com a respiração, de tal modo que as funções básicas de oxigenação e ventilação possam ocorrer de maneira autônoma à alimentação e que o alimento se dirija ao sistema digestivo e não ao sistema respiratório.

Ao nos depararmos com a complexidade de mecanismos que precisam interagir e estar coordenados para que a alimentação do lactente ocorra de maneira habitual e rotineira, damo-nos conta da maravilha do funcionamento do corpo humano, desde o nascimento. Para a maior parte das crianças e famílias, esse processo de sugar, deglutir e respirar é "tão ordinário e comum" que não há necessidade de qualquer intervenção de profissionais de saúde, exceto para orientar quanto à importância da amamentação para a saúde física e psíquica da criança e da lactante. Ou seja, o profissional de saúde deve ajudar e nunca atrapalhar!

No entanto, à medida que os avanços da ciência têm permitido a vida de bebês cada vez mais prematuros e de crianças portadoras de anomalias congênitas, entre outras causas, o processo natural de sucção, deglutição e coordenação com a respiração pode estar imaturo ou estar comprometido por problemas locais ou sistêmicos. Assim, estes bebês, com frequência, demoram a apresentar ou, eventualmente, não conseguem contar com a resposta motora coordenada para se alimentar da maneira fisiológica. Para estas crianças, o papel da fonoaudiologia é crítico, ajudando e facilitando a alimentação e permitindo que as famílias possam exercer o cuidado alimentar de seu filho, de maneira autônoma em relação ao sistema hospitalar.

A fonoaudiologia, imprescindível nas equipes de saúde das unidades neonatais e enfermarias pediátricas, vem, nos últimos 20 anos, ampliando seu conhecimento sobre o funcionamento motor do sistema estomatognático de lactentes jovens, sobre as doenças e a intercorrência que levam à disfunção oral nesses pacientes, e pesquisando, com estudos de qualidade metodológica, como prevenir e tratar a disfunção oral. O emprego desses conhecimentos no dia a dia da assistência neonatal e pediátrica é crítico para o atendimento adequado aos pequenos pacientes e suas famílias.

É justamente esse conhecimento que o livro "Disfunção Oral em Bebês de 0-6 Meses", coordenado pelas professoras Silvana Bommarito e Flávia Ferlin do Departamento de Fonoaudiologia da Escola Paulista de Medicina da Universidade Federal de São Paulo, então nos traz. O trabalho de ambas faz jus à tradição de excelência desse Departamento, cuja fundação remonta a 1968, tendo crescido nos últimos quase 60 anos para se tornar um dos mais conceituados programas de graduação e pós-graduação na área, no Brasil.

O livro parte da anatomia e fisiologia do sistema estomatognático em lactentes jovens, uma vez que só é possível atuar em problemas, quando se conhece profundamente o que é normal, o que é esperado para a idade. A partir daí, são dedicados capítulos específicos aos principais grupos de crianças que apresentam imaturidade e/ou disfunção oral e que podem precisar de avalição e intervenção especializada, como os prematuros, os pacientes com alterações anatômicas na cavidade oral, mandíbula ou no crânio e aqueles com alterações de tônus muscular na face ou no pescoço, além de crianças com altíssimo risco de aversão oral, como os portadores de cardiopatia congênita. Há também um capítulo dedicado a uma dúvida frequente dos profissionais de saúde que fazem puericultura: o frênulo lingual está atrapalhando a amamentação? Finalmente, na terceira parte do livro, encontram-se as questões relacionadas com avaliação, diagnóstico, tratamento fisioterápico e fonoaudiológico das disfunções orais nos lactentes jovens.

Assim, os textos do livro "Disfunção oral em bebês de 0-6 meses" dão um panorama atualizado das evidências científicas que norteiam o cuidado com a sucção, com a deglutição e com a coordenação da sucção, deglutição e respiração em uma fase crítica da vida, na qual o bebê depende inteiramente dos adultos não só para se alimentar, mas para se alimentar com a técnica adequada e com o melhor alimento disponível, o que vai influenciar sua saúde física e psíquica por toda a vida.

*Ruth Guinsburg*
Professora Titular
Disciplina de Pediatria Neonatal
Escola Paulista de Medicina
Universidade Federal de São Paulo

# COLABORADORES

**ADRIANA CATIA MAZZONI**
Cirurgiã-Dentista pela Universidade de Santo Amaro (UNISA)
Especialista em Odontopediatria pela UNISA
Doutora em Biofotônica pela Universidade Nove de Julho

**ANDYARA CRISTIANE ALVES**
Fisioterapeuta do Hospital Israelita Albert Einstein
Especialista em Fisioterapia Neonatal e Pediátrica pela Associação Brasileira de Fisioterapia Respiratória (ASSOBRAFIR)
Fisioterapia Cardiovascular e Fisioterapia em Terapia Intensiva
Mestre em Ciências do Desenvolvimento Humano pela Universidade Presbiteriana Mackenzie
MBA em Gestão Hospitalar pela Faculdade Oswaldo Cruz

**ANA LÚCIA GOULART**
Médica pela Universidade Federal de São Paulo (EPM/Unifesp)
Especialista em Neonatologia pela Sociedade Brasileira de Pediatria (SBP)
Mestre em Pediatria e Ciências Aplicadas pela EPM-Unifesp
Doutora em Ciências pela EPM-Unifesp
Professora Associada da Disciplina de Pediatria Neonatal do Departamento de Pediatria da Escola Paulista de Medicina da EPM-Unifesp
Coordenadora do Ambulatório de Prematuros da EPM-Unifesp

**CAROLINA RIBEIRO NEVES**
Fonoaudióloga pela Universidade Federal do Rio de Janeiro (UFRJ)
Aprimoramento em Hospital Geral Pediátrico pelo Hospital Infantil Cândido Fontoura
Aprofundamento em Amamentação pelo Instituto Mame Bem
Mestre em Ciências, Distúrbios da Comunicação Humana da Universidade Federal de São Paulo (Unifesp)
Doutoranda em Ciências, Distúrbios da Comunicação Humana da Unifesp

**DANIELE C. MARTINS BORGES**
Fonoaudióloga do Serviço Integrado de Fonoaudiologia do Hospital São Paulo da Unifesp
Residência em Saúde da Criança e do Adolescente pela Unifesp
Mestranda em Distúrbios da Comunicação Humana pela Escola Paulista de Medicina da Universidade Federal de São Paulo (EPM-Unifesp)

**DIOGO CORREA MALDONADO**
Fisioterapeuta pela Universidade Nove de Julho
Especialista em Fisioterapia Desportiva pela Universidade Federal de São Paulo (Unifesp)
Mestre em Ciências Morfológicas pela Unifesp
Doutor em Ciências Morfológicas pela Unifesp
Professor Adjunto da Disciplina de Anatomia Topográfica do Departamento de Morfologia e Genética da Escola Paulista de Medicina da Universidade Federal de São Paulo (EPM-Unifesp)

**DICARLA MOTTA MAGNANI**
Fonoaudióloga pela Universidade de Marília (UNIMAR)
Especialista em Funções da Face pela Faculdade de Medicina da Universidade de São Paulo (USP)
Mestre em Ciências da Reabilitação pela Faculdade de Medicina da Universidade de São Paulo (FMUSP)
Doutora em Ciências da Reabilitação pela FMUSP

**DENISE MADUREIRA**
Fonoaudióloga pela Pontifícia Universidade Católica de São Paulo (PUC-SP)
Especialista em Linguagem pelo Conselho Federal de Fonoaudiologia (CFFa)
Especialista em Cuidados Paliativos pela faculdade de Ciências Médica da Santa Casa de São Paulo (FCMSCSP)
Mestre em Comunicação Humana e Saúde pela PUC-SP
Diretora da Clínica do Espaço Cria Saúde

**ESTHER CONSTANTINO**
Fonoaudióloga pela Universidade Federal de São Paulo (EPM-Unifesp)
Mestre em Ciências pela EPM-Unifesp

**FERNANDA MIORI PASCON**
Cirurgiã-Dentista pela Universidade Estadual de Campinas (Unicamp)
Especialista em Odontopediatria pela Faculdade de Odontologia de Piracicaba
Mestre e Doutora em Odontologia pela Unicamp
Livre-Docente pela Faculdade de Odontologia de Piracicaba

**FRANCIELE EREDIA ALBANEZ OISHI**
Fisioterapeuta pela Universidade Estadual Paulista (Unesp)
Especialista em Fisioterapia Pediátrica e Neonatal pela Faculdade de Medicina de São José do Rio Preto
Mestranda em Ciências pela Escola Paulista de Medicina da Universidade Federal de São Paulo (EPM-Unifesp)

**ISABELLA CHRISTINA OLIVEIRA NETO**
Fonoaudióloga pela Escola Paulista de Medicina da Universidade Federal de São Paulo (EPM-Unifesp)
Doutora em Distúrbios da Comunicação Humana pela EPM-Unifesp
Vice-Chefe do Serviço Integrado de Fonoaudiologia do Hospital São Paulo da Unifesp

**JULIANA BOZA SAURIM**
Fonoaudióloga pela Escola Paulista de Medicina da Universidade Federal de São Paulo (EPM-Unifesp)
Mestre e Doutora em Distúrbios da Comunicação Humana pela EPM-Unifesp
Residência em Cuidados Intensivos do Adulto pela Unifesp
Fonoaudióloga do Serviço Integrado de Fonoaudiologia do Hospital São Paulo da EPM-Unifesp

**MARCELA DINALLI GOMES BARBOSA**
Fonoaudióloga pela Universidade Bandeirante de São Paulo
Especialista em Fonoaudiologia Neurofuncional pelo Conselho Federal de Fonoaudiologia (CFFa)
Mestre em Ciências pela Universidade Federal do Estado de São Paulo (EPM-Unifesp)
Fonoaudióloga do Instituto Dante Pazzanese de Cardiologia

**MARCELO CAVENAGHI PEREIRA DA SILVA**
Cirurgião-Dentista pela Universidade de São Paulo (USP)
Mestre em Ciências Morfofuncionais pela Universidade de São Paulo (EPM-Unifesp)
Doutor em Ciências Morfofuncionais pela USP
Professor Associado e Chefe da Disciplina de Anatomia Topográfica do Departamento de Morfologia e Genética da Escola Paulista de Medicina da Universidade Federal de São Paulo (EPM-Unifesp)

**MARIA INÊS REBELO GONÇALVES**
Fonoaudióloga pela Pontifícia Universidade Católica de São Paulo (PUC-SP)
Mestre e Doutora pela Universidade Federal de São Paulo (EPM-Unifesp)
Pós-Doutora pela University of California, Davis – EUA
Professora Associada do Departamento de Fonoaudiologia da Escola Paulista de Medicina da Universidade Federal de São Paulo (EPM-Unifesp)
Chefe do Serviço Integrado de Fonoaudiologia do Hospital São Paulo da Unifesp

**MARIA NATÁLIA LEITE DE MEDEIROS-SANTANA**
Fonoaudióloga pela Universidade Católica de Pernambuco
Especialista em Síndromes e Anomalias Craniofaciais pelo Hospital de Reabilitação de Anomalias Craniofaciais da Universidade de São Paulo (USP)
Mestra em Ciências, Área de Concentração em Fissuras Orofaciais e Anomalias Relacionadas pelo Hospital de Reabilitação de Anomalias Craniofaciais da USP
Doutora em Ciências, Área de Concentração em Fissuras Orofaciais e Anomalias Relacionadas pelo Hospital de Reabilitação de Anomalias Craniofaciais da USP
Docente do Curso de Fonoaudiologia da Universidade Federal de Sergipe (UFS)

**MAURÍCIO YOSHIDA**
Médico pela Universidade Estadual Paulista Júlio de Mesquita Filho (UNESP)
Cirurgião Plástico Craniofacial pela Universidade de São Paulo (USP)
Especialista pela Sociedade Brasileira de Cirurgia Plástica (SBCP) e pela Associação Brasileira de Cirurgia Craniomaxilofacial (ABCCMF)
Médico Assistente da Disciplina de Cirurgia Plástica da Faculdade de Medicina do ABC
Cirurgião Craniofacial/Cirurgião de Via Aérea Pediátrica do Grupo Aerodigestivo do Sabará – Hospital Infantil

**MARIANA DA ROCHA SALLES BUENO**
Fonoaudióloga pela Faculdade de Odontologia de Bauru da Universidade de São Paulo (USP)
Mestre em Ciências da Saúde, Área de Concentração, Processos e Distúrbios da Comunicação pelo Programa de Fonoaudiologia da Faculdade de Odontologia de Bauru da USP
Coordenadora e Docente da Pós-Graduação EAD em Fonoaudiologia da Faculdade UnyLeya

**PAMELA MANCHADO PEREIRA GONÇALVES**
Fonoaudióloga pela Pontifícia Universidade Católica de Campinas (PUC-Campinas)
Especialista em Disfagia pelo Conselho Federal de Fonoaudiologia (CFFa)
Formação Internacional no Mealtime Partners Workshop com Suzanne Evans Morris

**PAULA GIACIANI GALBIATTI**
Fonoaudióloga pela Universidade Federal de São Paulo (Unifesp)
Pós-Graduação em Fonoaudiologia Hospitalar pela Faculdade Israelita de Ciências da Saúde Albert Einstein
Mestranda em Distúrbios da Comunicação Humana na EPM-Unifesp

### PAULA MIDORI CASTELO
Cirurgiã-Dentista pela Faculdade de Odontologia de Piracicaba da Universidade Estadual de Campinas (Unicamp)
Especialista em Disfunção Temporomandibular e Dor Orofacial, Conselho Regional de Odontologia do Estado de São Paulo
Mestre e Doutora em Fisiologia Oral pela Unicamp
Pós-Doutorado em Fisiologia pela Unicamp
Professora Associada da Universidade Federal de São Paulo (Unifesp)

### RITA DE CASSIA LOPES BUENO CALCIOLARI
Fonoaudióloga pela Pontifícia Universidade Católica de São Paulo (PUC-SP)
Fonoaudióloga Clínica do Hospital Carlos Chagas
Especialista em Motricidade Orofacial pelo Instituto de Estudos Avançados da Audição
Coordenadora do Curso de Pós-Graduação em Fonoaudiologia Neopediátrica
Mestre em Saúde da Comunicação Humana pela Faculdade de Ciências Médicas da Santa Casa de São Paulo
Docente da Faculdade de Ciências Médicas da Santa Casa de São Paulo
Professora Convidada do Núcleo de Estudos em Deglutição e Disfagia da Universidade Federal Fluminense (UFF)

### SAMARA URBAN DE OLIVA
Graduação em Ciências Biológicas – Modalidade Médica pelo Instituto de Biociências de Botucatu da Universidade Estadual Paulista Júlio de Mesquita Filho
Doutora em Ciências (Morfologia - Biologia do Desenvolvimento) pela Escola Paulista de Medicina da Universidade Federal de São Paulo (EPM-Unifesp)
Professora Adjunta e Chefe da Disciplina de Biologia do Desenvolvimento - Departamento de Morfologia e Genética da Escola Paulista de Medicina da Universidade Federal de São Paulo

### THIAGO BARROSO DE CARVALHO
Fisioterapeuta pela Universidade Salgado de Oliveira
Especialista em Terapia Manual com Ênfase nas Disfunções Musculoesqueléticas pela Faculdade Estácio de Sá
Pós-Graduando em Dor para Fisioterapeutas pelo Portal Fisio em Ortopedia e Faculdade Vanguarda

# SUMÁRIO

## PARTE I
### ANATOMIA E FISIOLOGIA DO SISTEMA ESTOMATOGNÁTICO DE BEBÊS DE 0 A 6 MESES

**1 ANATOMIA ORAL E CRANIOCERVICAL DO BEBÊ** ......... 3
Marcelo Cavenaghi Pereira da Silva ▪ Diogo Correa Maldonado ▪ Samara Urban de Oliva

**2 FÁSCIAS E SUAS CORRELAÇÕES** ......... 17
Thiago Barroso de Carvalho

**3 FISIOLOGIA ORAL: FUNÇÕES DO SISTEMA ESTOMATOGNÁTICO NO BEBÊ** ......... 27
Paula Midori Castelo ▪ Paula Giaciani Galbiatti ▪ Flávia Ferlin ▪ Silvana Bommarito

**4 DESENVOLVIMENTO MOTOR GLOBAL E ORAL DE BEBÊS DE 0 A 6 MESES** ......... 45
Ana Lucia Goulart ▪ Silvana Bommarito ▪ Paula Giaciani Galbiatti ▪ Franciele Eredia Albanez Oishi

**5 AMAMENTAÇÃO** ......... 53
Rita de Cassia Lopes Bueno Calciolari ▪ Carolina Ribeiro Neves

## PARTE II
### DISFUNÇÃO ORAL

**6 INTRODUÇÃO** ......... 69
Flávia Ferlin ▪ Silvana Bommarito

**7 FISSURA LABIOPALATINA** ......... 73
Maria Natália Leite de Medeiros-Santana ▪ Esther Constantino

**8 FRÊNULO LINGUAL** ......... 83
Adriana Catia Mazzoni ▪ Paula Giaciani Galbiatti

**9 PARALISIA FACIAL** ......... 99
Dicarla Motta Magnani

**10 PREMATURIDADE** ......... 107
Fernanda Miori Pascon ▪ Denise Madureira

**11** MACROGLOSSIA ............................................................................................................ 117
Silvana Bommarito ▪ Carolina Ribeiro Neves

**12** HIPOTONIA E HIPERTONIA DOS MÚSCULOS DA FACE ............................................... 125
Mariana da Rocha Salles Bueno ▪ Pamela Manchado Pereira Gonçalves

**13** RETRO E MICROGNATIA ........................................................................................... 133
Maurício Yoshida ▪ Paula Giaciani Galbiatti

**14** CARDIOPATIAS .......................................................................................................... 139
Marcela Dinalli Gomes Barbosa ▪ Andyara Cristiane Alves

**15** DISFAGIAS OROFARÍNGEAS ...................................................................................... 151
Maria Inês Rebelo Gonçalves ▪ Juliana Boza Saurim
Daniele C. Martins Borges ▪ Isabella Christina Oliveira Neto

**16** TORCICOLO MUSCULAR CONGÊNITO – DISFUNÇÃO CERVICAL ................................. 165
Thiago Barroso de Carvalho ▪ Franciele Eredia Albanez Oishi

**17** ASSIMETRIAS DE CRÂNIO ......................................................................................... 169
Paula Giaciani Galbiatti ▪ Franciele Eredia Albanez Oishi ▪ Flávia Ferlin

**18** CONDIÇÕES EXCEPCIONAIS ...................................................................................... 175
Carolina Ribeiro Neves ▪ Esther Cosntantino ▪ Flávia Ferlin

## PARTE III
## PREVENÇÃO, AVALIAÇÃO, DIAGNÓSTICO E REABILITAÇÃO DA DISFUNÇÃO ORAL

**19** PREVENÇÃO E DIAGNÓSTICO ................................................................................... 187
Carolina Ribeiro Neves ▪ Esther Constantino ▪ Flávia Ferlin

**20** AVALIAÇÃO E TRATAMENTO FONOAUDIOLÓGICO ................................................... 195
Carolina Ribeiro Neves ▪ Paula Giaciani Galbiatti ▪ Flávia Ferlin ▪ Silvana Bommarito

**21** AVALIAÇÃO E TRATAMENTO DA FISIOTERAPIA ........................................................ 203
Thiago Barroso de Carvalho ▪ Franciele Eredia Albanez Oishi

ÍNDICE REMISSIVO .............................................................................................................. 209

# Disfunção Oral em Bebês de 0 a 6 Meses

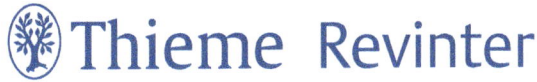 Thieme Revinter

# Parte I  Anatomia e Fisiologia do Sistema Estomatognático de Bebês de 0 a 6 Meses

# ANATOMIA ORAL E CRANIOCERVICAL DO BEBÊ

CAPÍTULO 1

Marcelo Cavenaghi Pereira da Silva
Diogo Correa Maldonado ▪ Samara Urban de Oliva

A cavidade oral rotineiramente é descrita como uma estrutura responsável pela preparação de alimentos, desempenhando funções como a mastigação mecânica, a umidificação e a ação enzimática promovida pelas glândulas salivares. Além disso, auxilia no direcionamento do bolo alimentar para a porção oral da faringe e contribui para a produção da fonação e estética facial. Mas, em se tratando de bebês, é fundamental descrever a formação das estruturas craniocervicais, uma vez que falhas nesse desenvolvimento podem estar associadas a diversos transtornos.

O desenvolvimento da face inicia-se na quarta semana, com a formação de cinco processos (ou proeminências) faciais, que consistem primariamente em dois processos maxilares e dois processos mandibulares derivadas do primeiro arco faríngeo, lateralmente ao estomodeu, e um processo frontonasal, formado pela proliferação mesenquimal ventralmente às vesículas encefálicas, superiormente ao estomodeu (Fig. 1-1a). O estomodeu se forma a partir da membrana bucofaríngea (ou orofaríngea), ainda na terceira semana do desenvolvimento, encontrada na porção cranial do disco embrionário trilaminar e que consiste em uma região onde a ectoderma e o endoderma estão em contato, sem que exista um folheto mesodérmico. Na quarta semana do desenvolvimento, com a inflexão embrionária e formação do intestino primitivo, a membrana bucofaríngea rompe-se, originando o estomodeu.

Em ambos os lados do processo frontonasal, espessamentos no ectoderma de superfície formam os placódios nasais. Na quinta semana do desenvolvimento, esses placódios nasais invaginam para formar as fossetas nasais e os processos nasais. Os processos localizados na borda exterior das fossetas são os processos nasais laterais, enquanto as da borda interior são os processos nasais mediais (Fig. 1-1b). Conforme os processos maxilares continuam a aumentar de tamanho e crescer medialmente, elas comprimem os processos nasais mediais, que se fundem entre si e com os processos maxilares. A região dos processos nasais mediais fundidas e que se fusiona com os processos maxilares é denominada de segmento intermaxilar (Fig. 1-1c). O segmento intermaxilar possui três componentes:

- Componente labial, que forma o filtro do lábio.
- Componente palatino, que forma o palato primário.
- Componente maxilar, que forma a porção média da maxila e da gengiva, que confere suporte para dentes incisivos.

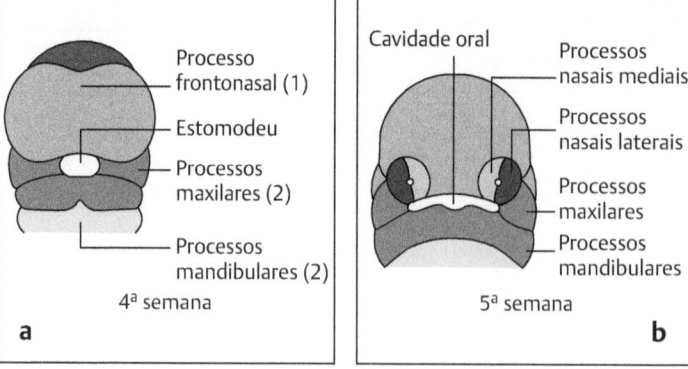
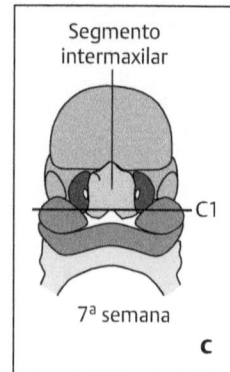
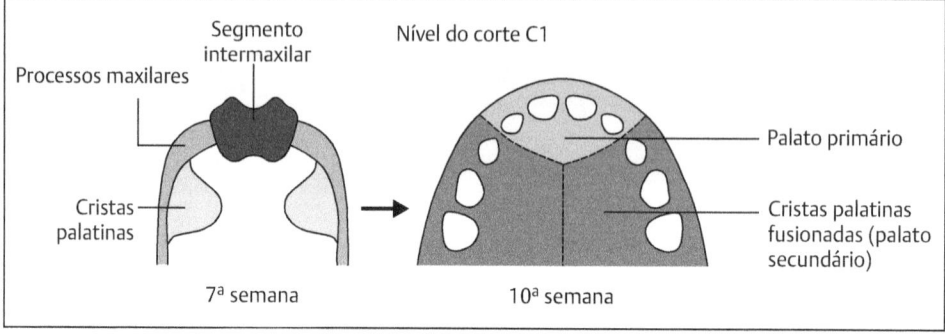

**Fig. 1-1.** Vista frontal da face. (**a**) Embrião de 4 semanas, mostrando os processos faciais: processo frontonasal (1), processos maxilares (2) e processos mandibulares (2), dispostos ao redor do estomodeu. (**b**) Embrião de 5 semanas, apresentando a formação dos processos nasais laterais e mediais. (**c**) Embrião de 7 semanas. Os processos nasais mediais se fusionaram entre si e com os processos maxilares, formando o segmento intermaxilar. No nível do corte C1, em plano transversal, nota-se o segmento intermaxilar, os processos maxilares com as cristas palatinas. O segmento intermaxilar dá origem ao filtro do lábio superior, à porção média do osso maxilar com os quatro dentes incisivos e ao palato primário, que se fusiona ao palato secundário por volta da 10ª semana do desenvolvimento.

A partir do ectomesênquima dos processos maxilares, duas cristas (ou prateleiras) palatinas são formadas. Inicialmente, estas cristas palatinas estão posicionadas vertical e obliquamente para baixo; a cavidade oral e a cavidade nasal são contínuas e o septo nasal está próximo ao dorso da língua, separado por uma cavidade única. Essas cristas palatinas começam então a se movimentar de forma a se posicionar horizontalmente, fundem-se na linha média e formam o palato secundário na sexta semana. Ao mesmo tempo que as cristas palatinas se fusionam, o septo nasal cresce e se une ao palato secundário. Ventralmente, o palato secundário e o palato primário se fundem, formando o palato duro, anteriormente, e o palato mole, posteriormente, separando as cavidades nasal e oral (Fig. 1-2).

Os dois processos maxilares, juntamente com os dois processos nasais mediais fundidos, também formam o lábio superior. As porções laterais dos processos maxilares originam as bochechas. A partir dos processos mandibulares, que se fundem na linha média, são originados o lábio inferior e a mandíbula. Por sua vez, o processo frontonasal forma

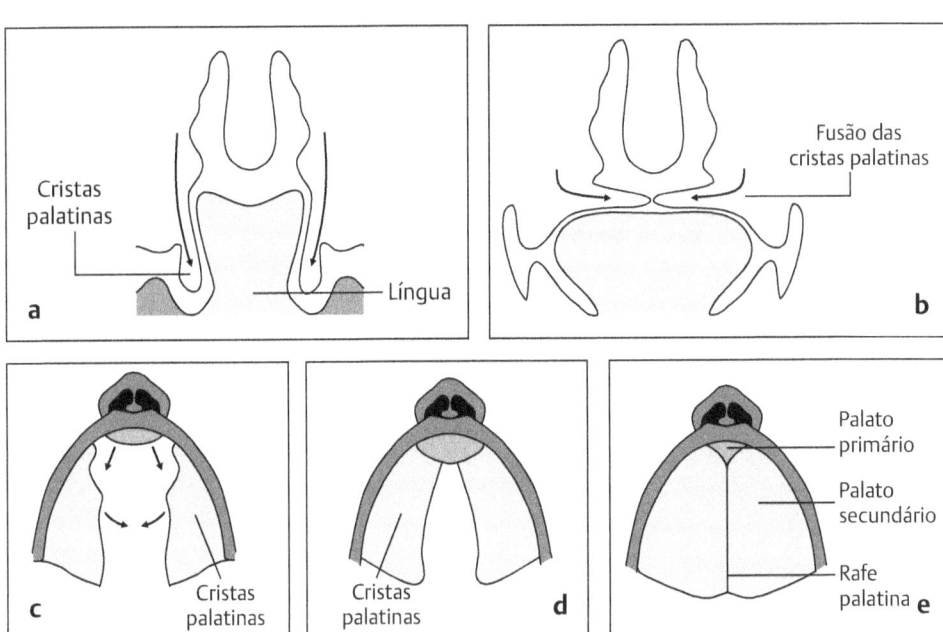

**Fig. 1-2.** Formação do palato. Corte coronal. (**a**) Embrião na sexta semana do desenvolvimento. As cristas palatinas estão dispostas verticalmente ao lado da língua. (**b**) Feto de 10 semanas. A língua se deslocou inferiormente, as cristas palatinas se horizontalizaram e se fundiram. Corte transversal. (**c**) Embrião de 6 semanas. O palato primário em crescimento e as cristas palatinas verticalizadas. (**d**) Embrião de 8 semanas, mostrando o processo de horizontalização das cristas palatinas, que se deslocam em direção medial. (**e**) Feto de 10 semanas. As cristas palatinas se horizontalizaram e se fundiram, formando o palato secundário. Também mostra a ocorrência da fusão entre os palatos primário e secundário, separando as cavidades oral e nasal.

a região da fronte até o ápice do nariz. Os processos nasais laterais originam as aletas do nariz e o septo nasal se forma pela fusão dos processos nasais mediais.

A língua tem origem de um espessamento no soalho da cavidade oral entre os dois primeiros arcos faríngeos (broto lingual mediano), associados à duas proliferações oriundas destes mesmos arcos (brotos linguais distais) no final da quarta semana. Os brotos distais aumentam rapidamente de tamanho sobre o broto lingual mediano e se fundem formando os dois terços anteriores da língua. Outras duas proliferações laterais oriundas do segundo, terceiro e quarto arcos faríngeos se desenvolvem e dão origem ao terço posterior da língua inervado pelo nervo glossofaríngeo e próximo à epiglote pelo nervo vago.

O desenvolvimento da língua inicia-se na quarta semana, quando a saliência lingual mediana (ou tubérculo ímpar) surge no assoalho do intestino faríngeo. Na quinta semana se formam duas saliências linguais laterais (ou saliências linguais distais), em cada lado da saliência lingual mediana. Estas três saliências resultam da proliferação do mesênquima presente nas regiões ventromediais do primeiro par de arcos faríngeos. Também são formadas a eminência hipobranquial, a partir do mesênquima principalmente do terceiro par de arcos faríngeos, e a saliência da epiglote na região do quarto par de arcos faríngeos. Posteriormente ao tubérculo da epiglote, encontra-se o orifício laríngeo delimitado pelos tubérculos aritenoides (Fig. 1-3).

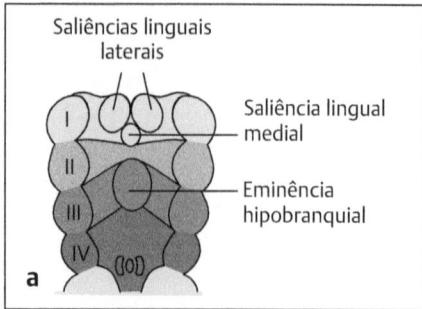 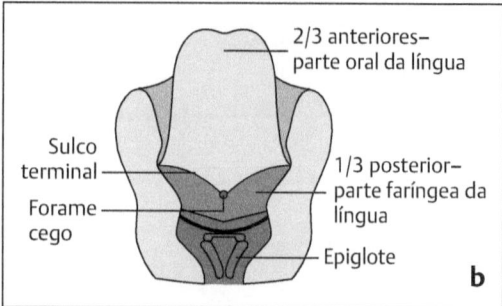

**Fig. 1-3.** Formação da língua. (**a**) Na quinta semana, mostrando as saliências linguais medial e laterais, derivadas do primeiro par de arcos faríngeos, e a eminência hipobranquial, formada principalmente a partir do mesênquima do terceiro par de arcos faríngeos. (**b**) Na 22ª semana, apresentando as porções da língua: a porção oral (2/3 anteriores) e a parte faríngea da língua (1/3 posterior), separadas pelo sulco terminal.

As saliências linguais laterais aumentam de tamanho, fundem-se uma com a outra e crescem sobre a saliência lingual mediana, formando os dois terços anteriores da língua (parte oral). O terço posterior da língua é formado pela eminência hipobranquial e pela saliência da epiglote, sendo inervado pelo nervo glossofaríngeo e, próximo à epiglote, pelo nervo vago (Fig. 1-3).

O local de fusão das saliências linguais laterais é marcado pelo sulco mediano da língua (externamente) e pelo septo fibroso (internamente), enquanto a separação entre as partes anterior e posterior da língua consiste no sulco terminal.

É importante salientar que os arcos faríngeos originam as estruturas ósseas, cartilagíneas, musculares e neurais da face. Os componentes ósseos e cartilagíneos derivam do ectomesênquima (células da crista neural), enquanto o componente muscular se origina de somitômeros e miótomos occipitais e o componente nervoso consiste em um dos pares de nervos cranianos.

O primeiro par de arcos faríngeos formam os músculos da mastigação, a cartilagem de Meckel (que induz a ossificação da mandíbula e também origina os ossículos da orelha média bigorna e martelo) e o nervo trigêmeo. A partir do segundo par de arcos faríngeos são formados os músculos da expressão facial, a cartilagem de Reichert (que forma as porções superiores e o corno menor do osso hioide, o estribo e o ligamento estilo hióideo) e o componente nervoso associado é o nervo facial. O terceiro par de arcos faríngeos origina o músculo estilofaríngeo, a parte inferior e o corno maior do osso hioide e estão associados ao nervo glossofaríngeo. Finalmente, o quarto e sexto pares de arcos faríngeos recebem inervação dos nervos vagos e formam as cartilagens da laringe, os músculos constritores da faringe e os músculos intrínsecos da laringe.

No interior destes arcos ocorre um processo denominado osteogênese. Classicamente são descritos dois tipos de osteogênese: a ossificação intramembranácea (intramembranosa) e a ossificação endocondral. Atualmente, associada à formação da mandíbula, é descrita uma ossificação pericondral (ao redor da cartilagem de Meckel).

A anatomia do crânio do bebê difere bastante da anatomia de um adulto. Esta variação anatômica é observada principalmente nas proporções entre neurocrânio (ossos em contato com o sistema nervoso central) e o viscerocrânio (ossos da face). Ao nascimento, o crânio está com aproximadamente 60% de seu desenvolvimento final, enquanto a face está com apenas 40% de seu desenvolvimento completo. Durante o primeiro ano pós-natal, o encéfalo crescerá metade de todo o seu desenvolvimento pós-natal.[1] O desenvolvimento, em geral, está associado a um componente genético (etnia, sexo, idade) influenciado por fatores ambientais como forças de pressão e tração, disponibilidade de nutrientes e hormônios, infecções bacterianas e virais, entre outros.

A base do crânio e o processo condilar da mandíbula apresentam uma ossificação endocondral, ou seja, apresentam um modelo cartilagíneo pregresso à ossificação, o que permite um desenvolvimento estrutural mais rápido quando comparado com o crescimento do osso intramembranáceo, em que a ossificação ocorre diretamente do mesênquima. Os ossos da face e da calvária apresentam ossificação intramembranácea.

A calvária é composta pelos ossos frontal, parietais, partes dos temporais e occipital, sendo que entre esses se apresentam fontículos (fontanelas) e suturas, que são em grande parte responsáveis pela passagem do crânio pelo canal vaginal durante o parto e, no período pós-natal, pelo desenvolvimento da porção superior do neurocrânio. O fontículo anterior (entre o frontal e os parietais) fechará entre 6 e 20 meses de idade, enquanto o fontículo posterior fechará por volta do terceiro mês pós-natal. É importante ressaltar a presença da sutura frontal (metópica), que geralmente desaparecerá por volta do sétimo mês de idade (Fig. 1-4).[1]

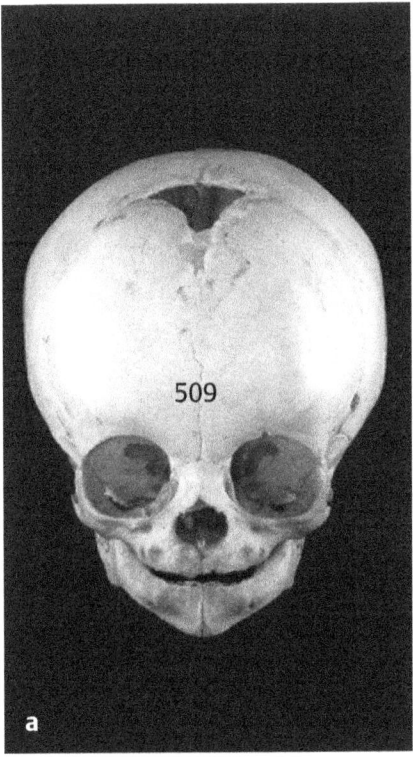
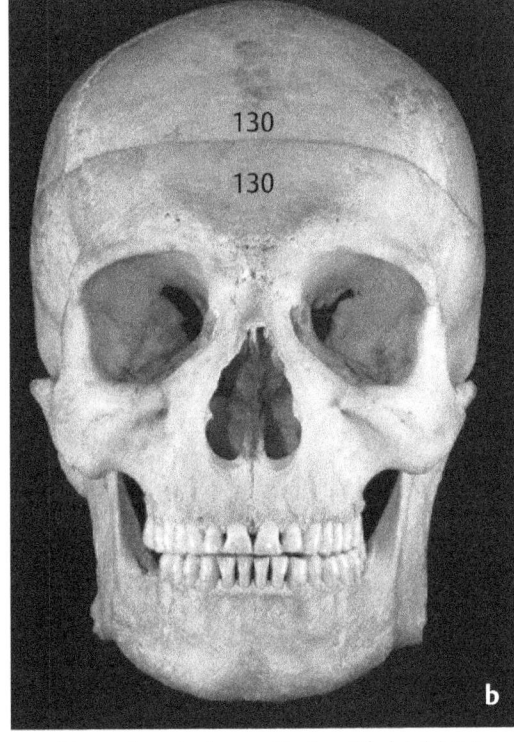

**Fig. 1-4.** Alterações faciais decorrentes de diferentes fatores de variações anatômicas (idade). (**a**) Crânio de neonato. (**b**) Crânio de adulto. (Fonte: Jader Moreira.)

Após a correta formação das estruturas craniofaciais, daremos ênfase às estruturas que participam da condução do ar em direção aos pulmões e de alimentos em direção ao estômago.

O nariz se apresenta como a estrutura inicial de passagem do ar em direção aos pulmões, com morfologia piramidal, duas aberturas denominadas de narinas e uma estrutura de suporte ósseo-cartilagíneo. O nariz é seguido pela cavidade nasal que apresenta como limite superior: a lâmina cribriforme e o seio esfenoidal; limite inferior: o palato duro; limite anterior: o nariz; limite lateral: as conchas e os meatos nasais; e limite posterior: as coanas (contínua com a parte nasal da faringe). A cavidade nasal, apresenta em sua região mediana, um septo nasal que a divide em direita e esquerda. É importante salientar que, em bebês, a cavidade nasal fica quase inteiramente entre as órbitas, e a margem inferior da abertura nasal anterior fica apenas um pouco abaixo do nível do assoalho orbital (Fig. 1-5).[2]

Fraturas de nariz e septo nasal no momento do parto e primeira infância não são eventos raros, sendo descritas como possíveis causas de desvios de septo e consequentemente alterações respiratórias. Também são descritos como causas de alterações respiratórias: discrepância do tamanho de estruturas nasais (conchas nasais) e espaço da cavidade nasal, inflamações de mucosa, aumento de tonsilas, entre outros.

A cavidade nasal se continua posteriormente com a parte nasal da faringe. Este local, assim como a cavidade nasal, possui um epitélio respiratório (epitélio pseudoestratificado colunar ciliado com células caliciformes). Nela se abre a cartilagem da tuba, uma comunicação com a orelha média com a finalidade de manter a pressão da orelha média, similar à pressão do ambiente, externamente à membrana timpânica. Em adultos, essa abertura é "protegida" por um toro tubário, e a cartilagem apresenta uma extensão de

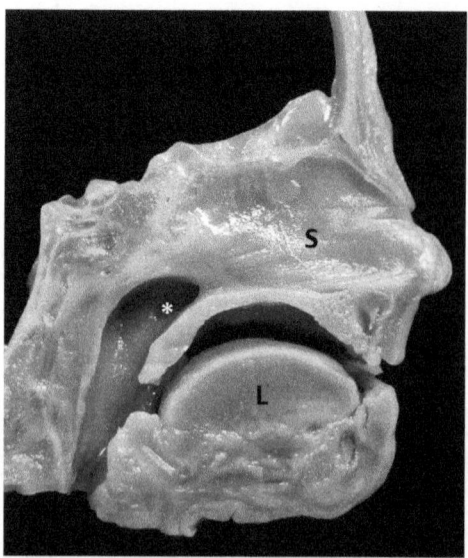

**Fig. 1-5.** Corte sagital mediano no qual se podem observar o septo nasal (S), a parte nasal da faringe com o óstio faríngeo da tuba auditiva (asterisco) e a cavidade oral com a língua (L).

aproximadamente 35 mm; já em bebês, esse toro tubário é pouco desenvolvido, e a cartilagem tem apenas 14 mm de extensão, o que pode, em parte, explicar o maior número de infecções na orelha média (otites). Junto à parede posterossuperior, encontra-se a tonsila faríngea, que, em alguns casos, apresenta discrepância de tamanho, dificultando a adequada passagem de ar e justificando sua retirada.

A cavidade oral apresenta como limite superior: os palatos duro e mole; limite inferior: o músculo milo-hióideo; limite anterior: os lábios; limite lateral: as bochechas; e limite posterior: as fauces (garganta) (Fig. 1-6).

A estrutura óssea da face é, em grande parte, determinada pelas maxilas, zigomáticos e pela mandíbula. As maxilas direita e esquerda apresentam cinco regiões principais: o corpo (região central onde se localiza o seio maxilar), o processo alveolar, o processo zigomático, o processo frontal e o processo palatino. As maxilas são unidas pela sutura intermaxilar na região do processo alveolar e pela sutura palatina mediana da região do processo palatino e, quando estudadas em conjunto com os ossos nasais, apresentam uma abertura em forma de pera, denominada de abertura piriforme, que é a abertura óssea anterior da cavidade nasal (Fig. 1-7).

A região do corpo da maxila apresenta um forame denominado forame infraorbital por onde o feixe vasculonervoso de mesmo nome se exterioriza dando sensibilidade e colaborando com a irrigação da região lateral do nariz, pálpebra inferior, lábio superior e parte da região zigomática (Fig. 1-8). No corpo da maxila está situado o seio maxilar (ainda pouco desenvolvido em bebês), que é um dos seios paranasais, ou seja, uma cavidade preenchida por ar no interior do osso que se comunica com a cavidade nasal (Fig. 1-9).

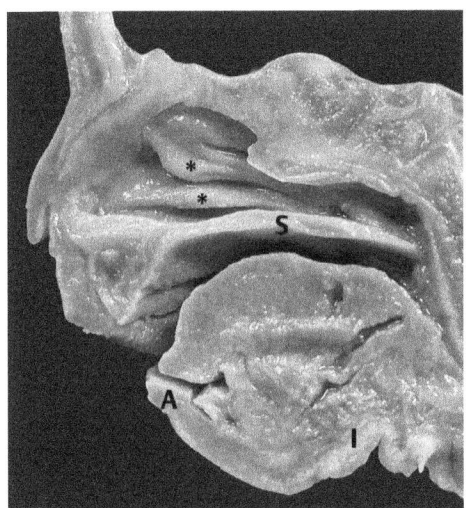

**Fig. 1-6.** Corte sagital paramediano no qual se pode observar a parede lateral da cavidade nasal com as conchas nasais (asteriscos) e a cavidade oral e seus limites superior (S), inferior (I) e anterior (A).

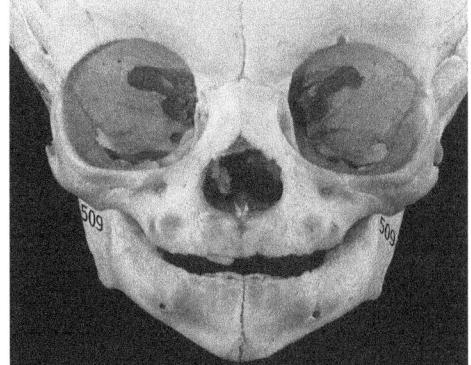

**Fig. 1-7.** Vista frontal de crânio na qual se podem observar a abertura piriforme, a cavidade nasal e o processo alveolar. (Fonte: Jader Moreira.)

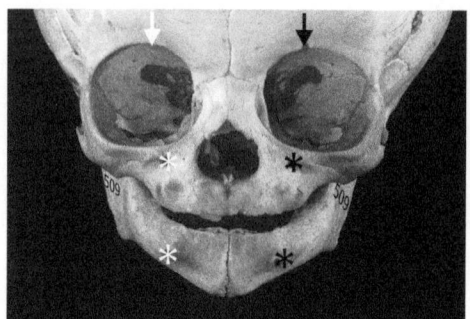 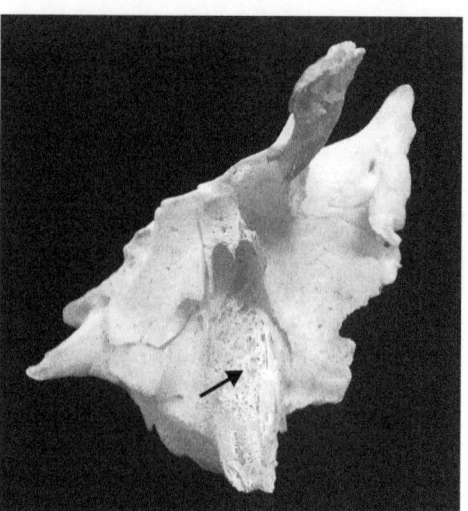

**Fig. 1-8.** Esquematização da inervação e vascularização superficial da face. Superiormente temos o feixe vasculonervoso supraorbital (asterisco), o infraorbital (cabeça de seta), o mentual (seta).

**Fig. 1-9.** Maxila em vista posterossuperior. É possível observar o seio maxilar ainda com dimensões reduzidas (seta).

O processo palatino da maxila e a lâmina horizontal do osso palatino formam o limite superior da cavidade oral, apresentando diversas espículas ósseas que permitem uma melhor aderência entre o tecido ósseo e a mucosa palatina. Este processo apresenta ainda um canal incisivo, que comunica a cavidade nasal com a cavidade oral, e por este canal passa o nervo e os vasos nasopalatinos, formando a papila incisiva. O nervo nasopalatino é responsável pela sensibilidade geral do palato duro anterior, e a artéria de mesmo nome pela irrigação deste. No palato de bebês, muitas vezes, ainda é possível verificar a presença de uma sutura separando a pré-maxila e o processo palatino.

No osso palatino, o feixe vasculonervoso palatino maior apresenta como funções a sensibilidade geral e a irrigação do palato duro posterior. Após se exteriorizar no forame palatino maior do osso palatino, segue anteriormente em um sulco palatino, na intersecção do processo palatino e do processo alveolar (Fig. 1-10). O conhecimento destas estruturas se dá em virtude de eventual necessidade cirúrgica para correção de fenda palatina.

No osso palatino, posteriormente ao forame palatino maior, encontram-se os forames palatinos menores, por onde passam feixes vasculonervosos para sensibilidade e irrigação do palato mole. Essa sensibilidade é importante para ter início a parte involuntária da deglutição, que engloba vedação da nasofaringe, elevação do aparato laríngeo e vedação do ádito da laringe.

A mandíbula é um osso irregular alongado e apresenta-se com quatro regiões principais: o corpo (região que inclui a região mentual), ângulo, ramo (região que inclui o processo condilar) e a parte alveolar (processo alveolar). O corpo apresenta uma protuberância mentual e dois forames mentuais (Fig. 1-11).

Unindo o forame mandibular e o forame mentual, existe o canal mandibular, e este se continua anteriormente como um canal incisivo. O nervo alveolar inferior penetra no

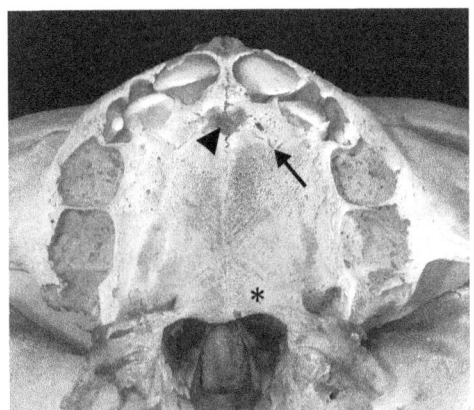

Fig. 1-10. Observar o palato duro formado pela maxila e o osso palatino. Observar a junção da pré-maxila (seta), a lâmina horizontal do osso palatino (∗) e a fossa incisiva (abertura do canal incisivo) (ponta de seta). (Fonte: Jader Moreira.)

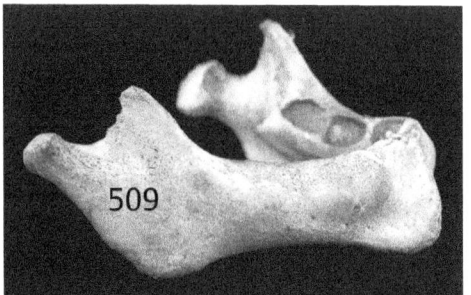

Fig. 1-11. Mandíbula – observar a morfologia do ramo da mandíbula com maior angulação.

forame mandibular e, a partir deste ponto, torna-se um nervo exclusivamente sensitivo. Na parte alveolar, o nervo emite ramos dentais, responsáveis pela sensibilidade dos dentes e da gengiva alveolar. O nervo alveolar inferior se divide em nervo mentual e nervo incisivo. O nervo mentual é responsável pela sensibilidade da mucosa vestibular e do lábio inferior e o nervo incisivo é responsável pela inervação dos dentes anteriores e da gengiva da região. As artérias percorrem o mesmo trajeto e seu território de irrigação é o mesmo que o dos nervos. É importante salientar que, neste momento, a mandíbula se apresenta com uma angulação de aproximadamente 130° no seu ângulo que altera a posição do forame mandibular para a realização de procedimentos anestésicos de bloqueio do nervo alveolar inferior, quando comparado com procedimentos em adultos (Fig. 1-11).

Na região lingual mediana do corpo da mandíbula, encontram-se, de cada lado, duas projeções ósseas denominadas de espinha geniana superior e espinha geniana inferior, destinadas à inserção dos músculos genioglosso e genio-hióideo, respectivamente. O músculo genioglosso tem como função a projeção anterior da língua e, em caso de relaxamento deste, a língua pode projetar-se posteriormente dificultando a respiração e causando ronco ou, em casos mais graves, a apneia.[3] A inervação sensitiva desta região é fornecida pelo nervo lingual. O limite inferior da cavidade oral é o músculo milo-hióideo, que se estende da linha milo-hióidea ao osso hioide e participa de movimentos mandibulares em associação com o músculo digástrico (Fig. 1-12).

As paredes laterais e a anterior da cavidade oral são formadas pelas bochechas e lábios. Nos lábios é possível distinguir uma região do vermelhão labial, estrutura que se apresenta com formato de arco em indivíduos jovens/joviais (Fig. 1-13). A região da bochecha é bastante evidente em bebês em face do corpo adiposo da bochecha (bola de Bichat) ser bastante desenvolvido.[4]

Na musculatura da face, a atenção deve ser dada ao músculo orbicular da boca e aos músculos periorais associados a este, como músculo levantador do lábio superior, músculo levantador do ângulo da boca, músculo abaixador do lábio inferior, músculo abaixador do

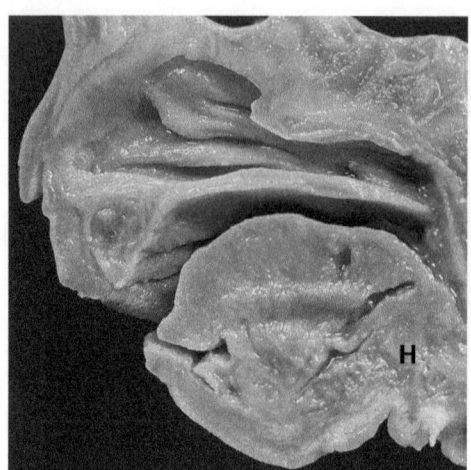

**Fig. 1-12.** Corte sagital com vizualização da musculatura na região do assoalho e do osso hioide (H).

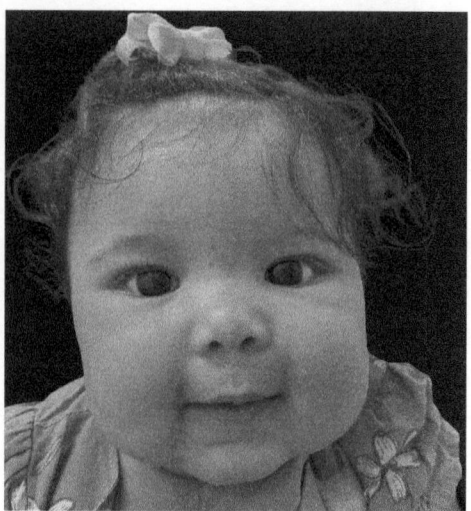

**Fig. 1-13.** Contorno labial com características joviais. Observar as bochechas salientes decorrentes do volume do corpo adiposo da bochecha.

ângulo da boca, músculo zigomático maior e o músculo zigomático menor. Essa musculatura é importante para os movimentos faciais e para o vedamento labial (Fig. 1-14). Na região vestibular da protuberância mentual da mandíbula, insere-se o músculo mentual, responsável pela eversão labial.

Outro músculo muito importante é o músculo bucinador. Este músculo compõe a região da bochecha e suas origens ósseas na maxila e na mandíbula e determinam o fundo de sulco vestibular superior e inferior.

Os músculos da mastigação: músculo masseter, músculo temporal, músculo pterigóideo medial e músculo pterigóideo lateral, são importantes para a realização de movimentos mandibulares, como fechamento (músculo masseter, músculo temporal, músculo pterigóideo medial), lateralidade (músculo pterigóideo medial e músculo pterigóideo lateral), retrusão (músculo temporal) e protrusão (músculo pterigóideo lateral). O movimento de protrusão e retrusão é o principal movimento realizado durante a amamentação em associação com a musculatura supra e infra-hióidea.

A área entre as bochechas e os lábios e os arcos dentais (processos alveolares) é denominada vestíbulo da boca e a situada posterior e medialmente aos arcos dentais é denominada de cavidade oral propriamente dita (Fig. 1-15).

No vestíbulo da boca, na região do primeiro molar superior, abre-se o ducto da glândula parótida formando a papila do ducto parotídeo. Na cavidade oral propriamente dita, situa-se a língua e na região do soalho, as carúnculas sublinguais (abertura do ducto da glândula submandibular) e ainda a prega sublingual, onde se situam os dúctulos da glândula sublingual (Fig. 1-16). Ocasionalmente, o frênulo da língua pode apresentar-se encurtado, posterior ou submucoso (também conhecido como "língua presa") e limitar os movimentos da língua, podendo impactar na amamentação. O limite posterior da cavidade oral é o istmo das fauces ou garganta, apresentando a úvula, os arcos palatoglosso e palatofaríngeo

## CAPÍTULO 1 ■ ANATOMIA ORAL E CRANIOCERVICAL DO BEBÊ

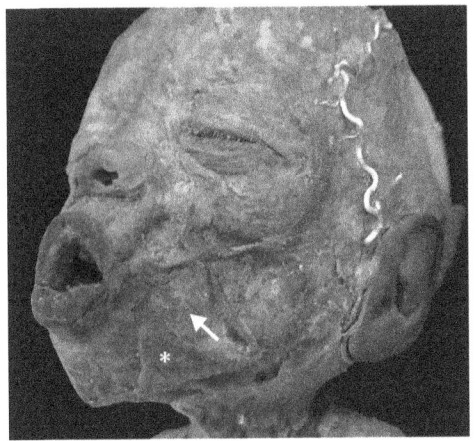

Fig. 1-14. Músculos superficiais da cabeça. Observar o músculo abaixador do ângulo da boca (*), o músculo bucinador (seta) e os músculos periorais.

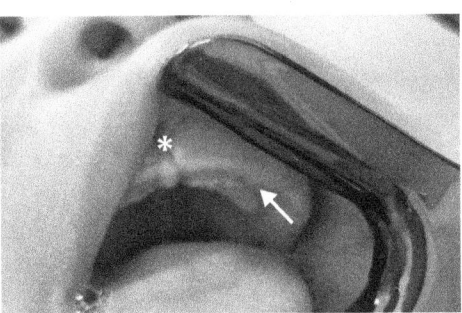

Fig. 1-15. Vestíbulo da cavidade oral delimitado pelo processo alveolar (seta), e frênulo do lábio superior (*).

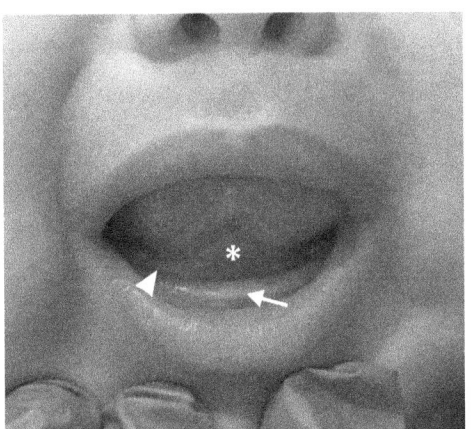

Fig. 1-16. Assoalho da cavidade oral com o processo alveolar (seta), prega sublingual (ponta de seta) e o frênulo da língua (*).

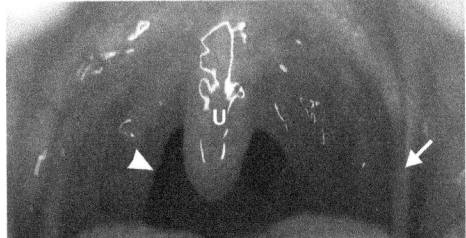

Fig. 1-17. Limite posterior-istmo das fauces. Observar a úvula (U) e os arcos palatoglosso (seta) e palatofaríngeo (ponta de seta).

e a tonsila palatina (Fig. 1-17). Ocasionalmente, a dimensão da tonsila palatina pode dificultar a deglutição ou ser constante sítio de infeções, justificando sua retirada.

As glândulas salivares maiores são bilaterais e denominadas de parótida, submandibular e sublingual enquanto as glândulas salivares menores estão dispersas na submucosa da cavidade oral e são denominadas de acordo com a região que ocupam (glândulas labiais, glândulas molares, glândulas da bochecha, glândulas palatinas e glândulas linguais) (Fig. 1-18).

Os processos alveolares fornecem sustentação aos dentes que podem pertencer à dentição decídua ou permanente. A dentição decídua apresenta 20 dentes divididos em incisivos mediais (centrais), incisivos laterais, caninos e molares e com o desenvolvimento, em

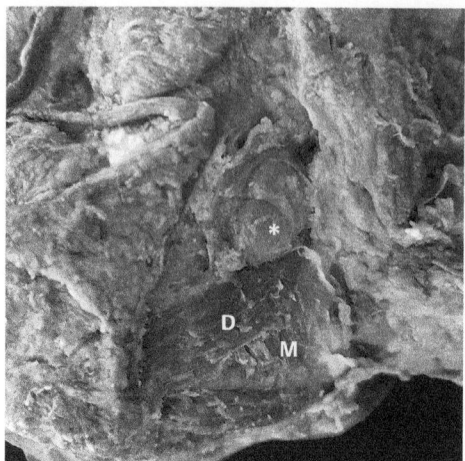

**Fig. 1-18.** Pescoço no qual se observam o músculo digástrico (D), o músculo milo-hióideo (M) e a glândula submandibular (asterisco).

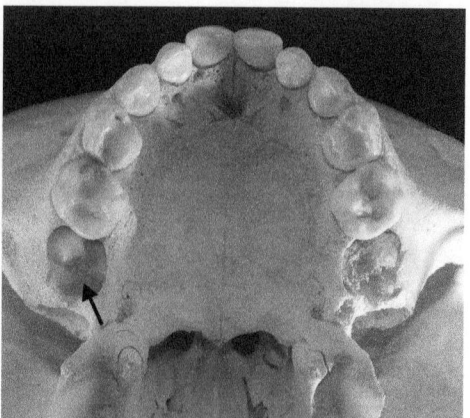

**Fig. 1-19.** Arco dental decíduo já irrompido no qual se observa o primeiro molar permanente ainda em sua cripta (seta). (Fonte: Jader Moreira.)

geral, é substituída pela dentição permanente (podem ocorrer agenesias ou impactações dentais) (Fig. 1-19). A dentição permanente apresenta 32 dentes divididos em incisivos mediais (centrais), incisivos laterais, caninos, pré-molares e molares.

A presença de dentes natais (dentes que irromperam na cavidade oral no período intrauterino) e dentes neonatais (dentes que irromperam na cavidade oral no primeiro mês pós-natal) são fatores importantes para o correto processo de amamentação. A incidência de dentes natais é descrita por volta de 1-2.000 indivíduos e de dentes neonatais entre 1-3.500 e 1-6.000 indivíduos.[5,6] Os dentes natais e neonatais mais frequentes são o incisivo inferior, seguido pelo incisivo superior e o canino. Em apenas 105 dos casos são dentes supranumerários.

Tendo-se em vista o exposto, atenção deve ser dada à anatomia topográfica e função no que tange às características individuais dos bebês de maneira a minimizar as intercorrências, diagnosticar adequadamente e maximizar os resultados das intervenções.

## REFERÊNCIAS

1. Ranly DM. Craniofacial growth. Dent Clin North Am. 2000 Jul;44(3):457-70.
2. Wilson TG. The surgical anatomy of the ear, nose and throat in the newborn. J Laryngol Otol. 1955 Apr;69(4):229-54.
3. Pham LV, Jun J, Polotsky VY. Obstructive sleep apnea. Handb Clin Neurol. 2022;189:105-136.
4. Tostevin PM, Ellis H. The buccal pad of fat: a review. Clin Anat. 1995;8(6):403-6.
5. Kumar A, Grewal H, Verma M. Posterior neonatal teeth. J Indian Soc Pedod Prev Dent. 2011 Jan-Mar;29(1):68-70.
6. More CB, Patel HJ, Adalja CJ. Natal and neonatal teeth – A review. Indian J Dent. 2014;5:77-81.

## BIBLIOGRAFIA

Dang RR, Calabrese CE, Burashed HM, Doyle M, Vernacchio L, Resnick CM. Craniofacial Anthropometry: Normative Data for Caucasian Infants. J Craniofac Surg. 2019 Sep;30(6):e539-e542.

Dixon MJ, Marazita ML, Beaty TH, Murray JC. Cleft lip and palate: understanding genetic and environmental influences. Nat Rev Genet. 2011 Mar;12(3):167-178.

Dumm CG. Embriologia Humana – Atlas e Texto. 1a ed. Rio de Janeiro: Guanabara-Koogan; 2006.

Khatib L, Bhoj E, Leroy BP. Embryology and Anatomy of the Developing Face. In: Katowitz J, Katowitz W, editors. Pediatric Oculoplastic Surgery. Cham, Switzerland: Springer; 2018. p. 17-44.

Rahilly RR, Müller F. Embriologia e teratologia humanas. 3. ed. Rio de Janeiro: Guanabara-Koogan; 2005.

Sadler TW. Langman´s Embriologia Médica. 14. ed. Rio de Janeiro: Guanabara-Koogan; 2021.

Smarius B, Loozen C, Manten W, Bekker M, Pistorius L, Breugem C. Accurate diagnosis of prenatal cleft lip/palate by understanding the embryology. World J Methodol. 2017;7(3):93-100.

Taub PJ, Mesa JM. Embryology of the Head and Neck. In: Taub P, Patel P, Buchman S, Cohen M, editors. Ferraro's Fundamentals of Maxillofacial Surgery. New York, NY: Springer; 2015. p. 3-14.

# FÁSCIAS E SUAS CORRELAÇÕES

CAPÍTULO 2

Thiago Barroso de Carvalho

## INTRODUÇÃO

O estudo sobre as fáscias e as propriedades do tecido conjuntivo têm sido um dos temas mais estudados em todo o mundo nas áreas de ciências médicas. Tudo isso, graças às suas múltiplas funções, dentre as quais, destacam-se: suporte mecânico, proteção, condução neurovascular, fixação, suspensão, amortecimento, comunicação e trocas.[1] Do ponto de vista fisioterapêutico, as fáscias são o principal meio pelo qual a somestesia e os efeitos neurofisiológicos da terapia manual se tornam recursos importantes, tanto para a avaliação quanto para o tratamento fisioterapêutico.[1] Assim, neste capítulo iremos conhecer um pouco mais sobre a anatomia das fáscias e suas correlações, que permitem ao profissional desenvolver um raciocínio clínico mais abrangente, e, consequentemente, um tratamento mais assertivo e integral.

Abordaremos na sequência, as principais fáscias e tecidos conjuntivos que se correlacionam com o objetivo desta obra, ou seja, as correlações com as disfunções orais, torcicolo muscular congênito (TMC), e assimetrias craniofaciais.

Iremos nos aprofundar nas aponeuroses cervicais, conhecidas também na literatura por fáscias cervicais, e suas descrições anatômicas fornecem interações descendentes e ascendentes entre crânio, coluna cervical, mandíbula, osso hioide e tórax em sua metade superior.[1,2]

## APONEUROSES CERVICAIS

As aponeuroses cervicais são três: aponeurose cervical superficial (ACS), aponeurose cervical média (ACM) e, por fim, aponeurose cervical profunda (ACP).[1,2]

### Aponeurose Cervical Superficial

É uma fina camada de tecido conjuntivo fibroso que reveste os músculos do pescoço, em alguns deles fazendo um envelope completo, como por exemplo os músculos trapézio superior e esternocleidomastóideo (ECOM). Além de envelopar os músculos descritos anteriormente, ela recobre todos os músculos supra e infra-hióideos, aderindo-se ao osso hioide. A ACS tem formato de um tubo cônico, apresentando uma circunferência superior e uma circunferência inferior (Fig. 2-1).[1,2] Na circunferência superior suas inserções são:

- Protuberância occipital externa.
- Linha curva occipital superior.

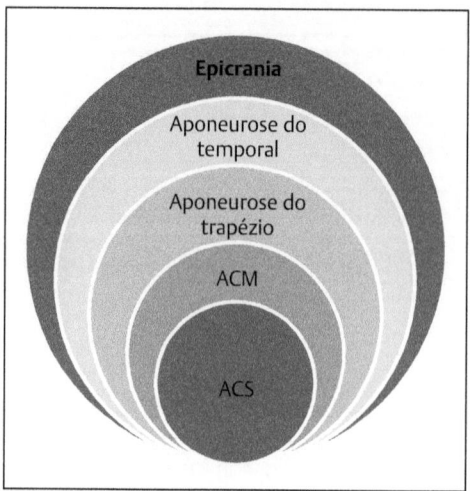

**Fig. 2-1.** Relações tissulares no nível superior da aponeurose cervical superficial. (Fonte: Adaptada de Serge Paoletti, 2011.)

- Face externa da apófise mastoide.
- Conduto auditivo externo.
- Borda inferior da mandíbula.
- Sínfise mentoniana.

Já a circunferência inferior tem as seguintes fixações:

- Às bordas anterior e posterior da incisura jugular pelos dois feixes, um anterior e outro posterior.
- À borda anterior da clavícula.
- Ao acrômio.
- À espinha da escápula.

A ACS em bebês é similar à dos adultos do ponto de vista estrutural, embora seja um pouco mais fina e delicada, seguindo a proporcionalidade tecidual dos bebês, como a pele e os tecidos subjacentes. Desta forma, ela é um pouco menos fibrosa nos bebês, apresentando menos fibras colágenas e elásticas.[3]

Na Figura 2-2, é possível verificar o trajeto em verde da ACS envelopando o trapézio superior e o ECOM, e percorrendo um pouco mais anterior, vemos como ela recobre os músculos supra e infra-hióideos.[2]

Na Figura 2-3, temos novamente a ACS sendo demonstrada em seu formato cônico, abrangendo o plano anterior e posterior da região do pescoço superficialmente.[2]

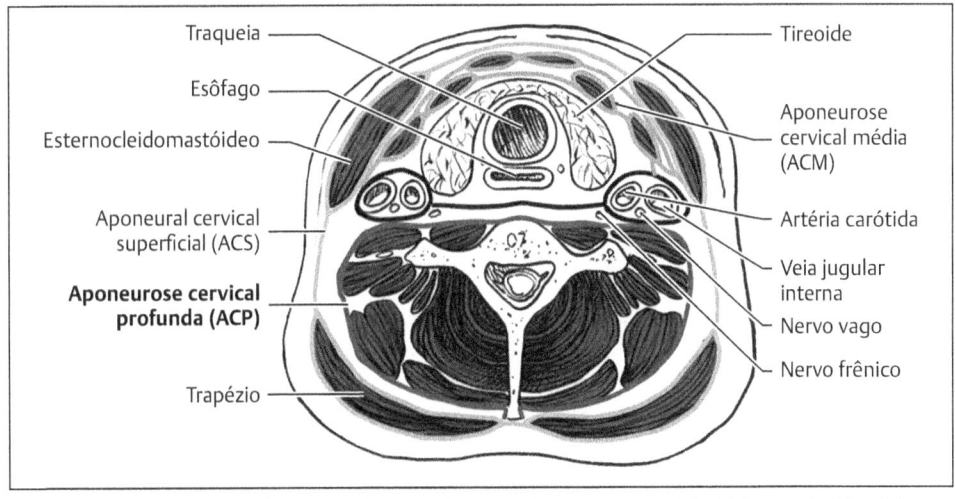

**Fig. 2-2.** Aponeurose cervical superficial – plano horizontal – corte no nível de C7 (segundo Léopold Busquet). (Fonte: Arquivo pessoal do autor.)

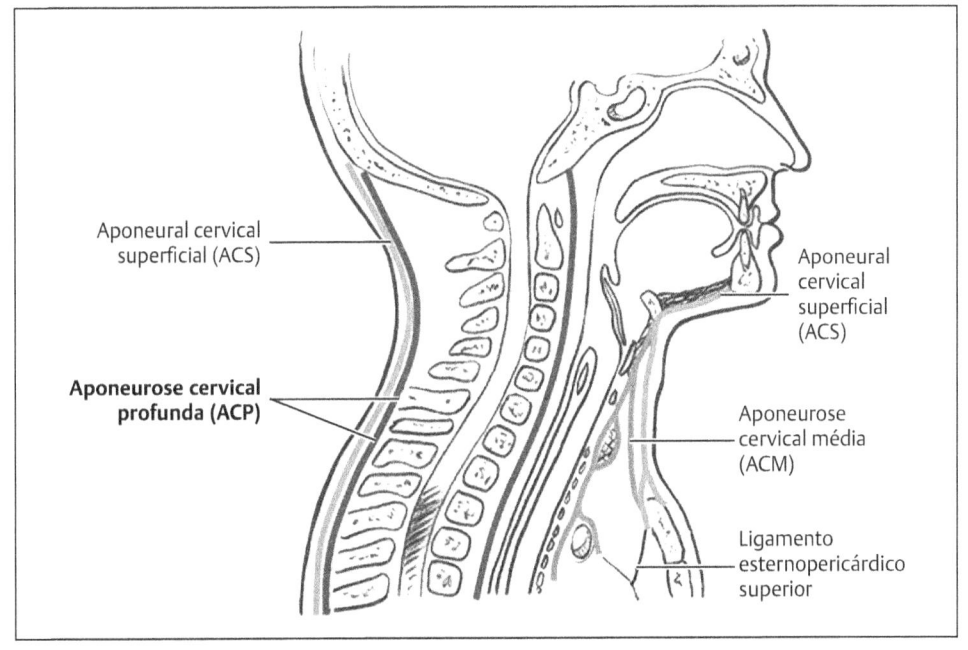

**Fig. 2-3.** Aponeurose cervical superficial – plano sagital (segundo Léopold Busquet). (Fonte: Arquivo pessoal do autor.)

## Correlações Clínicas

A aponeurose cervical superficial está diretamente envolvida no torcicolo muscular congênito (TMC), pois ela envelopa o músculo esternocleidomastóideo, principal responsável pela redução da rotação cervical, que caracteriza o TMC.[4,5] Como a ACS têm inserções na região da garganta, mais especificamente sobre o osso hioide e a mandíbula, o tratamento do TMC pode envolver terapia manual e mobilidade não somente do ECOM e da cervical, mas também do osso hioide, e técnicas destinadas à face, pois além da fixação da ACS na mandíbula, alterações craniofaciais podem estar presentes em pacientes com TMC.[4,5] Além disso, essas tensões no nível da garganta e do osso hioide podem repercutir como um dos fatores que dificultam a amamentação do lactente. Por fim, outro fator que pode estar associado ao TMC e envolver a ACS são as assimetrias cranianas, sobretudo a plagiocefalia, pois a ACS insere-se diretamente sobre a protuberância occipital externa, elegendo a base do crânio como uma região importante para avaliação e tratamento, sejam por queixas de TMC, assimetrias cranianas, dificuldades de amamentação, ou associação de um ou mais destes fatores.

## Outras Considerações

Devido à sua vascularização e à delicadeza, a ACS em bebês é mais propensa a infecções, inflamações e edemas, sendo importante que os pais e cuidadores estejam atentos a qualquer alteração na região do pescoço do bebê, como vermelhidão, inchaço ou dificuldade de movimentação.[3]

Vale lembrar que a ACS continua seu desenvolvimento após o nascimento, tornando-se mais espessa ao longo da infância.

## Aponeurose Cervical Média

Assim como a ACS, a aponeurose cervical média (ACM) nos bebês é mais fina quando comparada com os adultos, e acompanhará proporcionalmente o desenvolvimento dos demais tecidos.[3] Ela está localizada entre a ACS e a aponeurose cervical profunda (ACP), que veremos mais à frente.[1,2]

Suas fixações são:

- No alto, sobre o osso hioide.
- Embaixo, sobre a borda posterior da incisura jugular e da clavícula.

Diferentemente da ACS, a aponeurose cervical média apresenta dois folhetos, sendo um folheto mais superficial que envelopa os músculos omo-hióideos bilateralmente, e seu folheto profundo, que, por sua vez, envelopa os músculos esternotireoióideo e tireo-hióideo, e caminha inferiormente para penetrar no mediastino.[1,2] Seu folheto profundo tem uma expansão formando o ligamento tireopericárdico, que se prolonga pelo ligamento esternopericárdico superior (Fig. 2-4), cuja função é de fixar o pericárdio contra a parede posterior do esterno, como visto na Figura 2-5. Tais fixações nos permitem correlações e raciocínio clínico que veremos um pouco mais à frente.

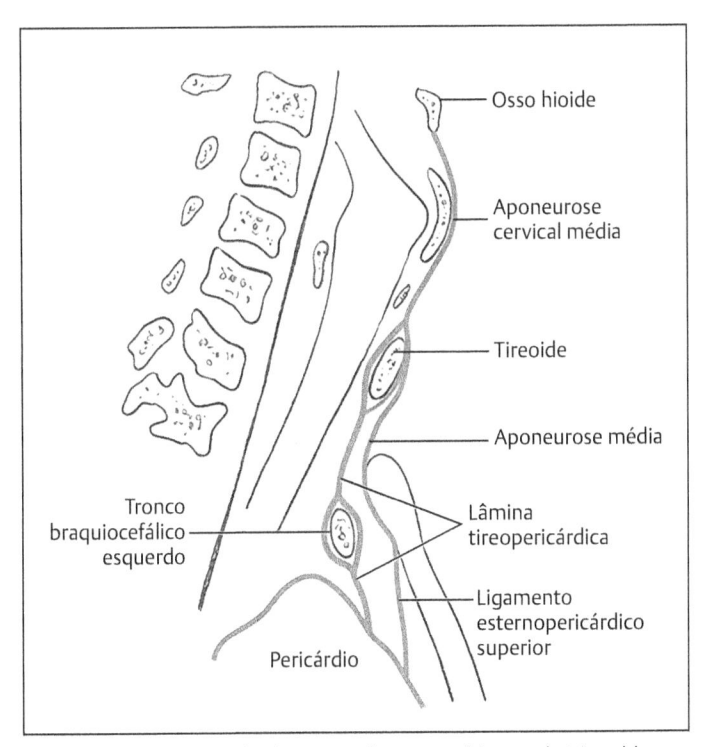

**Fig. 2-4.** Folheto profundo da ACM – plano sagital (segundo Léopold Busquet). (Fonte: Arquivo pessoal do autor.)

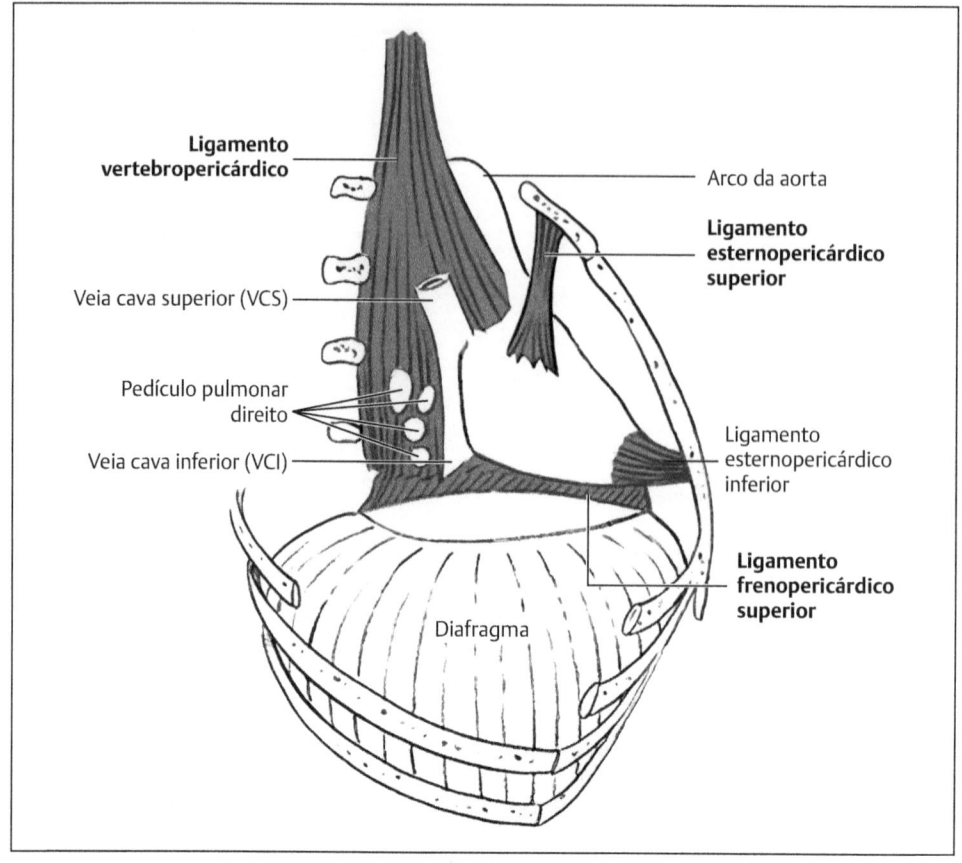

**Fig. 2-5.** Ligamento esternopericárdico superior – folheto profundo da ACM (segundo Léopold Busquet). (Fonte: Arquivo pessoal do autor.)

## Correlações Clínicas

Mais uma vez verificamos que a região do pescoço e da garganta podem ser fonte de tensões que repercutem ascendente e descendentemente. Tais tensões podem impactar sobre a função lingual, tendo em vista a fixação da ACM no osso hioide e nos músculos infra-hióideos. Uma vez que a função lingual esteja impactada, a deglutição e a amamentação podem ser igualmente prejudicadas. Além disso, a fixação inferior do folheto profundo da ACM na região posterior do esterno, mostra-nos a importância de avaliar e, na ocorrência de tensões nesta região, tratar o tórax e toda a sua globalidade tissular, para favorecer mobilidade para o tórax, cintura escapular, membros superiores, coluna cervical e crânio (Fig. 2-6).

A ACM ainda oferece suporte para estruturas viscerais do pescoço, como a tireoide e traqueia.

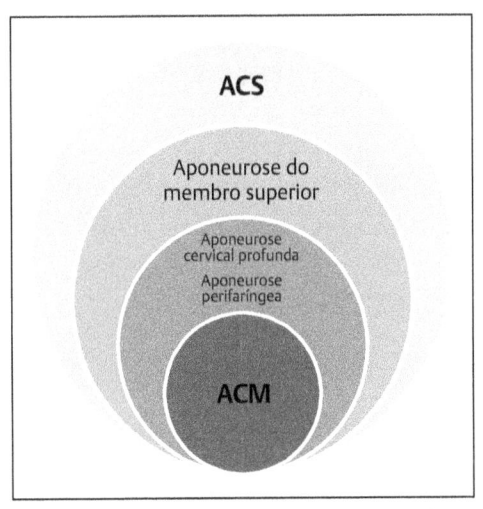

**Fig. 2-6.** Relações tissulares no nível superior da aponeurose cervical média. (Fonte: Adaptada de Serge Paoletti, 2011.)

## Aponeurose Cervical Profunda

Diferentemente das ACS E ACM, a aponeurose cervical profunda (ACP) é uma camada de tecido conjuntivo mais densa e resistente, com função de sustentação, proteção e organização da região do pescoço em compartimentos.[1,2]

Para garantir todas estas funções, suas inserções precisam ser abrangentes e desta maneira, fixam-se:

- Sobre a apófise basilar.
- Sobre os processos transversos das vértebras cervicais; (Fig. 2-2 em negrito) – sobre o prolongamento da aponeurose dos escalenos.
- Sobre os músculos pré-vertebrais.
- Sobre as inserções dos septos sagitais da aponeurose pré-vertebral de C6 a D4 e se confundem com as inserções do ligamento vertebropericárdico. (Fig. 2-5 marcado em negrito.)

### Correlações Clínicas

Desta maneira, a ACP penetra, assim como a ACM (folheto profundo), na região mediastinal.[2]

Para fixação do tubo visceral central, composto por esôfago e traqueia, entre a ACP e a ACM (folheto profundo) forma-se a bainha visceral, que fixará o tubo aerodigestivo ascendentemente, passando pelo esqueleto fibroso da faringe e todas as suas porções faringeanas, fixando-se na base do crânio, especificamente no tubérculo faríngeo.[2]

A aponeurose cervical profunda permite-nos relações tissulares em contiguidade, ou seja, em camadas profundas, e, em continuidade, nos sentidos ascendente e descendente.

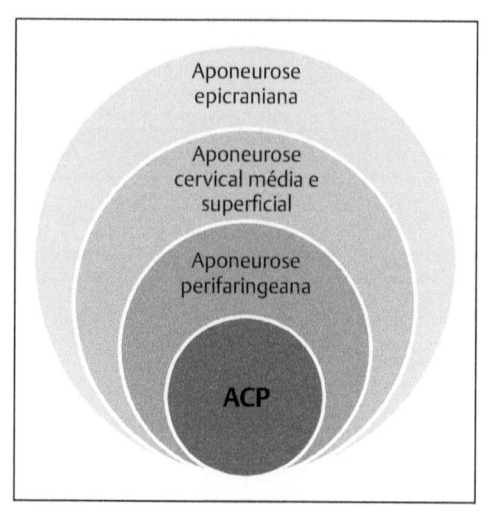

**Fig. 2-7.** Relações tissulares no nível superior da aponeurose cervical profunda. (Fonte: Adaptada de Serge Paoletti, 2011.)

Sua relação indireta por meio da fáscia visceral que envolve o esôfago e a traqueia, permite-nos uma análise que envolve o funcionamento do músculo diafragma. Posicionamentos diafragmáticos em inspiração, em posição mais baixa, podem levar a um tracionamento de todo o eixo aerodigestivo (traqueia e esôfago) em direção caudal, e devido à sua inserção no tubérculo faríngeo ao nível da base do crânio, a extensão da cervical, cabeça, e até mesmo a manutenção da cabeça na posição em prono do bebê poderia ser limitada ou dificultada, favorecendo, assim, a posições preferenciais em flexão para tronco, cervical e cabeça, podendo impactar no desenvolvimento motor, bem como nas funções orais (Fig. 2-7).

Em última análise, a ACP prolonga-se pela aponeurose do músculo escaleno. Assim, quando o objetivo do tratamento envolver o músculo escaleno, as demais regiões de inserção da ACP merecerão nossa devida atenção.

## CONSIDERAÇÕES FINAIS

Infelizmente, a literatura é escassa quando se refere às aponeuroses cervicais em bebês. Desta forma a abordagem das aponeuroses cervicais são mais direcionadas ao contexto da anatomia em adultos, ou em pequenas citações que envolvem temáticas relacionadas, como o torcicolo muscular congênito, por exemplo. No entanto, tal desafio não exclui a importância clínica da abordagem destas estruturas, visto suas amplas relações tissulares. A plausibilidade biológica e a expertise clínica do profissional de saúde somam-se em benefício de um tratamento resolutivo para os pacientes.

## REFERÊNCIAS

1. Paoletti S. Les Fascias: Rôle de tissus dans la mécanique humaine. 3. ed. Vannes: Sully; 2011.
2. Vanderheyden M, Busquet L. As Cadeias Fisiológicas: A cadeia visceral, tórax, garganta, boca. Vol. 7. Barueri-SP: Manole; 2010.
3. Ketzer de Souza JC. Cirurgia Pediátrica: Teoria e Prática. 1. ed. São Paulo-SP: Roca; 2008.

4. Kaplan SL. Physical therapy management of congenital muscular torticollis: A 2018 evidence-based clinical practice guideline from the American Physical Therapy Association Academy of Pediatric Physical Therapy. Pediatr Phys Ther. 2021 Nov 4;33(4):240-290.
5. Sargent B, Coulter C, Cannoy J, Kaplan SL. Physical therapy management of congenital muscular torticollis: A 2024 evidence-based clinical practice guideline from the American Physical Therapy Association Academy of Pediatric Physical Therapy. Pediatr Phys Ther. 2024;36:370-421.

# FISIOLOGIA ORAL – FUNÇÕES DO SISTEMA ESTOMATOGNÁTICO NO BEBÊ

Paula Midori Castelo ▪ Paula Giaciani Galbiatti
Flávia Ferlin ▪ Silvana Bommarito

A fisiologia oral é uma área interdisciplinar que estuda as funções desempenhadas pelo sistema estomatognático e os processos biológicos que ocorrem na cavidade bucal que incluem cinco principais: sucção, mastigação, deglutição, respiração e fala. Para além destas, funções especializadas sensoriais de percepção do paladar, olfato, tato, pressão, dor e temperatura e a secreção salivar também estão incluídas, além de parafunções como sucção não nutritiva (digital, chupeta e outros objetos), onicofagia e o bruxismo de vigília e noturno.

O sistema estomatognático é um conjunto de unidades morfofuncionais intimamente relacionadas, a qual apresenta precocidade de formação devido a sua importante função na sobrevivência do indivíduo. Estas unidades são representadas pelos elementos dentários (dentições decídua e permanente), ossos (maxila e mandíbula), articulação temporomandibular, músculos, ligamentos, língua, glândulas salivares, tegumento e mucosa, além dos suprimentos nervoso e vascular. Receptores sensíveis a estímulos gustatórios (papilas gustativas), olfatórios (quimiorreceptores), mecânicos (mecanoceptores), térmicos (termoceptores), posição e localização (proprioceptores) e dor (nociceptores) fazem parte deste suprimento nervoso que irá participar das e modular as funções desempenhadas pelas demais estruturas do sistema estomatognático.

O período intrauterino é um estágio crucial no desenvolvimento da cavidade oral e do crânio, pois estabelece a base para os complexos processos fisiológicos que nortearão a alimentação, a respiração e a deglutição ao longo da vida de um indivíduo. Durante as etapas iniciais do desenvolvimento embrionário humano, os processos que resultam na formação da face e do crânio têm seu maior avanço nas primeiras 10 semanas de gestação e a complexidade dos eventos que envolvem o processo de crescimento e desenvolvimento craniofacial acontece em conjunto com o desenvolvimento da oclusão dentária.[1] Para Enlow (2002), entende-se por crescimento craniofacial seu aumento físico, em tamanho e volume, fenômeno este quantitativo e mensurável de forma objetiva; por outro lado, o desenvolvimento facial pode ser definido como um fenômeno qualitativo, caracterizado pela capacidade de executar funções progressivamente mais complexas e refinadas, que pode ser avaliado por meio de avaliações específicas. Embora não faça parte do escopo deste capítulo a descrição pormenorizada do crescimento e desenvolvimento craniofacial humano, o conhecimento básico deste processo é imprescindível para o entendimento fisiológico e a detecção de desvios da normalidade. Por isso, alguns conceitos importantes serão retomados ao longo deste capítulo.

O crescimento facial é um processo morfogenético complexo necessário para atingir um equilíbrio estrutural e funcional, englobando tecidos moles e duros em crescimento e modificações múltiplas e regionais. Podemos dividir regionalmente os ossos do crânio em neurocrânio e viscerocrânio. O neurocrânio abrange as estruturas ósseas que protegem o encéfalo, enquanto o viscerocrânio abrange os ossos da face que fazem conexão com as funções viscerais (respiração, mastigação e deglutição), incluindo a maxila e a mandíbula. Durante o período intrauterino, os ossos da calvária não finalizam seu crescimento e as suturas, que unem essas estruturas, permitem tanto a deformação do crânio durante a passagem pelo canal do parto quanto o seu crescimento contínuo durante os primeiros anos de vida.[3]

O embrião de 1 mês de idade não tem face propriamente dita. A formação facial origina-se de cinco estruturas fundamentais que surgem ao final da quarta semana: a proeminência frontonasal, localizada acima do prosencéfalo, e as duas proeminências maxilares e duas mandibulares. Essas estruturas inicialmente envolvem a cavidade oral primitiva, chamada estomodeu, que é separado do sistema digestório pela membrana bucofaríngea; esta membrana irá se romper, dando origem a comunicação entre a cavidade oral e o sistema digestório. Entre a quarta e a décima semana é formada a face. A criança apresenta calvária e fronte desproporcionalmente grandes em comparação com as do adulto, pois o encéfalo cresce mais precocemente e rapidamente que a face.[3,4]

Por volta da quinta semana, o primeiro arco faríngeo já formou intumescências maxilares e mandibulares reconhecíveis[2] e, a seguir, um par de cartilagens de Meckel aparece no centro do arco mandibular juntamente a vasos e nervos mandibulares.[5] O palato primário ou primitivo também se desenvolve no final da quinta semana de vida intrauterina, a partir da porção mais interna do segmento intermaxilar. O palato primário dá origem à porção anterior do processo alveolar maxilar anterior e a porção anterior do palato duro.[6]

O crescimento ósseo se dá por remodelamento, deslizamento e deslocamento. O remodelamento ósseo é caracterizado pela ação simultânea de aposição óssea (promovida pelos osteoblastos na superfície onde ocorre a direção do crescimento) e reabsorção óssea (promovida pelos osteoclastos na superfície oposta). Enquanto ocorre o crescimento ósseo, simultaneamente vão acontecendo dois tipos de movimentos: o deslizamento e o deslocamento. O deslizamento ocorre pela combinação dos processos de aposição e reabsorção óssea, levando a uma movimentação gradual por meio da remodelação óssea. Já o deslocamento é caracterizado pela movimentação do osso de forma integral, como uma unidade.[7]

O crescimento maxilar ocorre para cima e para trás, enquanto o osso é deslocado em direção anterior e inferior, o que resulta no aumento da profundidade facial. O alongamento horizontal do arco maxilar é produzido pelo crescimento ocorrido na tuberosidade maxilar, representado por um movimento para trás da fissura pterigomaxilar a partir de uma linha vertical situada no limite do plano maxilar, onde há deposição óssea na direção do alongamento do arco; concomitantemente, o arco se alarga e a superfície lateral também sofre aposição óssea. A região da tuberosidade é formada por um tecido ósseo de crescimento rápido que propicia grande parte do alongamento pós-natal do arco, que ocorre quase que totalmente no segundo ou no terceiro ano de vida. Além da tuberosidade há outros sítios responsáveis pelo crescimento e deslocamento faciais, responsáveis pelo crescimento de várias partes da maxila. À medida que a maxila se alonga para trás, há um deslocamento primário para frente.

O crescimento da mandíbula é mais complexo que a maxila e sofre ossificação mista, onde a ossificação dos côndilos, recobertos por tecido conjuntivo fibroso, ocorre pelo processo endocondral, enquanto a formação dos ramos e do corpo mandibular ocorre por ossificação intramembranosa. Durante o crescimento, todo o ramo é deslocado posteriormente e a antiga parte anterior do ramo é estruturalmente remodelada por aposição óssea ao corpo da mandíbula, que se alonga. Este remodelamento ósseo da borda anterior do ramo se processa desde a vida intrauterina até a fase adulta.

Cada período de crescimento possui características próprias de velocidade e desenvolvimento, sendo que o aumento mais marcante ocorre no período pré-natal, diminuindo substancialmente durante a primeira infância, estabiliza-se durante a infância e aumenta novamente na adolescência. Embora todos os indivíduos típicos passem por essas fases cíclicas, serão afetados diferentemente pelas características individuais, ambientais e do dimorfismo sexual.

A odontogênese (formação dentária) é essencial para o crescimento vertical da face. Durante os seis primeiros meses de vida, ocorre o crescimento mais acentuado dos processos alveolares da maxila e mandíbula no sentido vertical, aumentando a dimensão vertical da face inferior. À medida que os germes dentais se desenvolvem e suas raízes se alongam, estes sofrem irrupção e levam a coroa à posição definitiva, sobre o osso e a gengiva, dando início ao estabelecimento da oclusão dentária na dentição decídua.[8]

A harmonia e o equilíbrio entre a forma e a função dos órgãos que compreendem o sistema estomatognático são essenciais para uma condição fisiológica adequada e resultam em eficiência e mínimo gasto energético do sistema. A função normal resulta em condições para a manutenção da integridade morfológica; contudo, na presença de alteração, seja estrutural ou funcional de um de seus componentes, e de acordo com a adaptação biológica dos tecidos afetados, diferentes respostas, como compensação fisiológica e adaptações morfofuncionais, podem ocorrer. Assim, disfunções na motricidade da mandíbula e respiratórias podem acarretar, por exemplo, em deficiência de crescimento transversal da maxila em crianças respiradoras bucais.[9] Sendo assim, alterações funcionais geram desarmonias que futuramente podem ser verificadas sob a forma de maloclusões. Além disso, fatores ambientais como cárie ou perda precoce de dentes podem ter como consequências o desenvolvimento deficiente dos arcos dentários, alterações na fonoarticulação, mastigação e deglutição, dentre outras.[10]

Em suma, o crescimento craniofacial é um processo que visa alcançar o equilíbrio funcional e estrutural. De acordo com a teoria da matriz funcional idealizada por Moss (1960), o crescimento facial ocorre como resposta às necessidades funcionais, sendo mediado pelos tecidos moles nos quais os maxilares estão envolvidos. Desta forma, os tecidos moles crescem e tanto o osso quanto a cartilagem reagem. Com base nessa teoria, funções adequadas do complexo orofacial como sucção, respiração, deglutição, mastigação e fonoarticulação são essenciais para o crescimento e o desenvolvimento correto do complexo craniofacial e da dentição.

## RESPIRAÇÃO

O processo respiratório do recém-nascido é um processo fascinante e muito bem coordenado. Na verdade, o início do processo respiratório ocorre ainda durante a gestação. Embora o bebê não utilize os pulmões para respirar enquanto está no útero, pois recebe oxigênio e nutrientes por meio do cordão umbilical, os pulmões começam a se formar já nas primeiras semanas de desenvolvimento. Ao longo da gestação, estruturas fundamentais como os alvéolos, os vasos sanguíneos e as vias respiratórias se desenvolvem progressivamente, preparando o sistema respiratório para funcionar após o nascimento.[11]

Assim que o bebê nasce e dá o primeiro choro, ocorre uma transição essencial: ele deixa de depender do cordão umbilical e passa a respirar pelos pulmões. Com o primeiro suspiro, o ar preenche os pulmões pela primeira vez, expandindo os alvéolos e iniciando o processo de troca de oxigênio e gás carbônico com o sangue, marcando o início da função respiratória independente.[12]

Este processo inicial passa por um período de adaptação, sendo que o ritmo da respiração é mais rápido e irregular, porque os pulmões estão aprendendo a trabalhar sozinhos e o sistema nervoso ainda está se ajustando para controlar a respiração de forma eficiente.

Assim essas etapas demonstram como o corpo do recém-nascido realiza uma grande transição em pouco tempo com os pulmões assumindo uma função vital que antes era feita pela placenta.

Ao nascer, a respiração do recém-nascido é diferente da de crianças maiores ou adultos devido à imaturidade dos sistemas respiratório e neurológico.

As principais características são descritas a seguir.

### Respiração Predominantemente Nasal

O recém-nascido respira predominantemente pelo nariz (respirador nasal obrigatório) até cerca de 6 meses de vida. Isso ocorre porque a via aérea superior é anatomicamente adaptada para a respiração nasal, enquanto a cavidade oral é utilizada principalmente para a sucção durante a amamentação. Essas adaptações ocorrem em função:[13]

- *Posição elevada da laringe:* a laringe está localizada em uma posição mais alta no pescoço, permitindo que o bebê respire pelo nariz enquanto se alimenta.
- *Contato entre a epiglote e o palato mole:* essa configuração cria um fechamento parcial da via oral, restringindo a passagem de ar pela boca.
- *Função específica da cavidade oral:* nos primeiros meses de vida, a boca é usada principalmente para alimentação, envolvendo sucção e deglutição.

Esse conjunto de fatores anatômicos garante que o bebê possa respirar pelo nariz enquanto mama, assegurando a eficiência na alimentação e na respiração.

### Respiração Irregular

Os recém-nascidos têm um padrão respiratório irregular, conhecido como "respiração periódica". Isso significa que podem alternar períodos de respirações rápidas e superficiais com pequenas pausas respiratórias (apneias) de 5 até 10 segundos. Esse padrão se deve, entre outros fatores, à imaturidade do sistema nervoso central, que regula a respiração.

### Respiração Diafragmática

Nos recém-nascidos, o diafragma é o principal músculo da respiração, já que a musculatura torácica ainda não está completamente desenvolvida.[14] Durante a respiração, é possível observar o abdome se movendo para cima e para baixo, enquanto o tórax apresenta pouco movimento.

### Frequência Respiratória Elevada

A frequência respiratória do recém-nascido é significativamente mais alta do que a de adultos, variando de 40 a 60 respirações por minuto. Esse ritmo acelerado é necessário para atender às altas demandas metabólicas e à menor capacidade pulmonar característica dessa fase.[14]

Lembrando que a presença das vias aéreas superiores também desempenha um papel importante na proteção das vias aéreas inferiores, na formação do som, fundamental para o desenvolvimento vocal e processo de comunicação, e hospedam o sentido do olfato que é essencial para o reconhecimento e a interação com o ambiente, especialmente no vínculo inicial com a mãe.

## SUCÇÃO

O reflexo de sucção é inato ao ser humano, tendo início ainda na vida intrauterina e desempenha um papel fundamental para a sobrevivência dos recém-nascidos, suprindo suas necessidades emocionais e nutricionais.[15] A sucção é considerada a primeira atividade muscular coordenada do sistema estomatognático, que surge a partir do quinto mês gestacional (18ª a 22ª semana de vida intrauterina) e na 32ª semana de vida intrauterina já está madura, quando se pode observar o bebê sugando lábios, língua, dedo e líquido amniótico. A função reflexa perdura até o quarto mês após o nascimento, quando se inicia o controle voluntário.

A sucção está associada ao reflexo de procura (ou busca) que começa a se manifestar a partir da 28ª semana e está totalmente desenvolvido por volta da 34ª semana de gestação preparando o bebê para localizar o mamilo após o nascimento. Assim como outros reflexos, é crítico para os primeiros comportamentos alimentares e é utilizado para avaliar a saúde neurológica dos recém-nascidos. Quando a bochecha ou os lábios do bebê são tocados, ele vira a cabeça em direção ao estímulo e abre a boca na tentativa de abocanhá-lo. A ausência destas respostas reflexas (busca e sucção) na primeira infância pode indicar disfunção no nível do tronco cerebral, enquanto sua persistência para além do período esperado é considerada patológica, sugerindo comprometimento da função cortical.[16,17]

A sucção pode estar presente sob duas formas: a sucção nutritiva e a não nutritiva.[18] A sucção nutritiva é aquela que proporciona nutrientes essenciais e pode ser oferecida por meio da amamentação natural (aleitamento materno) e artificial (mamadeira). Já a sucção não nutritiva pode ser representada pela sucção digital, de chupeta ou outro objeto e está relacionada com a satisfação emocional da criança, sendo muitas vezes adotada em resposta a frustrações e para satisfazer sua necessidade de contato.[18,19]

O reflexo de sucção é ativado pelo contato dos lábios do bebê com o mamilo materno, pois os lábios são regiões que possuem densa quantidade de receptores sensíveis a estímulos mecânicos, térmicos, químicos e gustatórios. A partir da excitação destes receptores, a informação sensorial é transmitida ao sistema nervoso central tendo como resultado a contração muscular (mm. orbiculares dos lábios, m. bucinador, mm. linguais e mm. elevadores e depressores da mandíbula), sob ação dos núcleos motores dos pares de nervos cranianos VII (facial), XII (hipoglosso) e V (trigêmeo).

A sucção da mama é um exemplo de matriz funcional para o crescimento e o desenvolvimento da face do bebê, nos quais são colocadas maiores demandas sobre sua musculatura perioral. Esse esforço constante, intenso e repetitivo do lactente promove o correto desenvolvimento dessa musculatura.[20] Ao sugar, o bebê posiciona corretamente a língua e "ordenha" o seio.[21] Os arcos, bochechas e língua se movimentam em harmonia e as funções neuromusculares da cavidade oral, assim como o crescimento ósseo, desenvolvem-se de forma equilibrada.[22] Em um estudo observacional que avaliou a sucção de bebês a termo, observou-se que a pressão de sucção aumentou nas primeiras horas de vida e entre o primeiro e o segundo dia pós-natal, demonstrando a importância da sucção nas primeiras horas de vida para o desenvolvimento dessa habilidade.[23] A ordenha representa um esforço físico intenso durante o qual o lactente não solta a mama materna, respirando exclusivamente pelo nariz, mantendo e reforçando o circuito de respiração nasal.

A posição da cabeça e do pescoço do bebê durante este processo é importante pois pode influenciar diretamente a posição da base da língua, importante para a manutenção fisiológica das vias aéreas.[24] A análise do comportamento de sucção mostrou que os movimentos de sucção consistem principalmente em movimentos peristálticos da língua sincronizados com os movimentos da mandíbula; além disso, os bebês se adaptam ativamente a um ambiente variável e os movimentos de sucção mudam para minimizar a energia necessária.[25] Para Planas (1988),[27] deve-se considerar também o movimento anteroposterior da mandíbula e da articulação temporomandibular durante a amamentação, que promove deslizamento e tração dos discos articulares sob ação das cabeças dos côndilos dos lados esquerdo e direito, ou seja, excitando as vias neurais e influenciando o crescimento e o desenvolvimento orofacial de forma simultânea entre os lados.

A sucção da mama promove a contração dos lábios, elevação da mandíbula pela contração dos músculos bucinador e masseter[27] e a contração da base da língua em direção ao palato. Isso determina uma pressão negativa intraoral permitindo a entrada do leite. A partir deste momento, o dorso da língua realiza uma depressão para o acúmulo do leite e a ponta da língua se eleva para posterior deglutição com o abaixamento da mandíbula. O bebê realiza este movimento de duas a três vezes e, em seguida, mantém a contração do músculo bucinador e a mandíbula se eleva, tracionando a laringe e determinando na cavidade oral uma pressão positiva para a deglutição do leite, ao mesmo tempo que ocorre o fechamento velofaríngeo não permitindo o escape do leite para a cavidade nasal. O ritmo da sucção é determinado pelo sistema nervoso central e pela coordenação entre sucção, deglutição e respiração.

Apesar do incentivo ao aleitamento natural, o uso de mamadeira é frequente, sendo apontado como o hábito mais prevalente (96,25%) em crianças de 30 meses de idade.[28] O mecanismo de sucção realizado na amamentação natural é marcadamente diferente do aleitamento artificial, sendo que este último exige uma ação muscular menos vigorosa e, portanto, não favorece o desenvolvimento anteroposterior da mandíbula com a mesma intensidade que o aleitamento natural,[29,30] além de impactar negativamente o desenvolvimento da função mastigatória em crianças em idade pré-escolar e predispor o surgimento de hábitos de sucção não nutritivos.[31,32] Estudos prévios mostraram também que o aleitamento artificial pode predispor o desenvolvimento de maloclusões[30] e cárie precoce,[33] assim como uma maior dificuldade em aceitar alimentos sólidos e podendo levar a deficiências nutricionais.[34]

Os hábitos de sucção não nutritivos (digital, chupeta ou outro objeto) acarretam desequilíbrios nas forças musculares perioral e da língua que atuam sobre os dentes e desempenham um papel importante na orientação da irrupção dos dentes e estabelecimento da oclusão, assim como na manutenção da forma de arco e sua estabilidade.[15] Consequentemente, observa-se uma elevada frequência de maloclusão em crianças com hábitos de sucção, incluindo a mordida aberta anterior, mordida cruzada posterior, relação molar de classe II e sobressaliência de incisivos superior a 4 milímetros.[35,36] Deve-se destacar que a presença da maloclusão, contudo, não depende apenas da simples existência do hábito, mas também do padrão de crescimento facial da criança e de intensidade, tipo e duração do hábito. Estudos prévios mostraram que em pacientes com mordida aberta anterior associada aos hábitos de sucção, os padrões de deglutição e fala mostram-se alterados[37,38] e a não remoção dos hábitos de sucção em idade adequada pode tornar as alterações oromiofuncionais mais complexas e de difícil reversão.[32,39]

A sucção dá continuidade à deglutição com o objetivo de passagem do líquido da cavidade oral para o estômago, realizada pelas estruturas orofaríngeas e controlada pelo sistema nervoso central. Em bebês, este processo neurocomportamental complexo engloba a coordenação entre tronco cerebral, nervos cranianos e regiões corticais, e padrões anormais de sucção e deglutição podem sugerir alterações neurológicas.[40]

## DEGLUTIÇÃO

O reflexo de deglutição tem início por volta da 12ª e da 14ª semanas de gestação. O feto já deglute o líquido amniótico, o que ajuda a treinar o sistema digestivo e a desenvolver as habilidades motoras para deglutição. O reflexo de deglutição intrauterino é crucial para o desenvolvimento do sistema gastrointestinal, auxiliando na coordenação entre os sistemas neurológico, respiratório e digestório, além de proteger o trato aerodigestivo de aspirações, capacitando o feto para a nutrição após o nascimento.[41,42] O desenvolvimento da deglutição acompanha o amadurecimento do reflexo de sucção e a segurança da alimentação é dependente da coordenação entre elas e a respiração. Um padrão rítmico é indispensável para a segurança e eficiência alimentar e no bebê esse padrão costuma ter a proporção de sucção para deglutição de 1:1, contando com pausas respiratórias coordenadas durante a deglutição para evitar a aspiração.[43]

A deglutição é um processo contínuo, mas pode ser didaticamente dividida em fase oral, fase faríngea e fase esofágica, sendo a primeira um comportamento voluntário com foco na formação e na organização do bolo alimentar, enquanto as outras fases seriam reflexas, disparadas no início da fase faríngea para o transporte seguro do bolo alimentar pelo esôfago até sua chegada ao estômago.[43] A deglutição é uma função complexa e pouco estuda, com o envolvimento dos pares de nervos glossofaríngeo (IX), vago (X) e acessório (XI), além dos nervos trigêmeo (V), facial (VII), hipoglosso (XII) e os plexos cervicais C1 e C2[44] e coordenada por um gerador de padrão central da deglutição localizado no tronco encefálico.[45-47] Estudos sugerem que o primeiro comando cortical seria enviado ao núcleo do trato solitário e comer e beber sequencialmente poderia ser voluntariamente iniciado ou facilitado pelo córtex cerebral por meio do gerador de padrão central. Consideram também que, na deglutição voluntária, regiões do córtex e áreas subcorticais relacionadas com a deglutição serviriam principalmente para desencadear e controlar o início da sequência motora da deglutição, especialmente a fase oral.[48] Mas esta teoria de automatismo que produziria movimentos automáticos/semiautomáticos involuntários por gênese e regulação pode não explicar completamente a deglutição ao se considerar observações de pacientes com disfagia cortical, mostrando que o córtex cerebral tem um papel bastante importante no mecanismo de controle da deglutição.[44]

A fase oral envolve a coordenação dos seguintes movimentos: fechamento dos lábios para conter o alimento na região anterior da boca, tensão da musculatura labial e peribucal, elevação e depressão da mandíbula e rotação lateral da língua para posicionar o alimento entre os arcos dentários.[49,50] A fase faríngea da deglutição envolve a contração dos músculos supra-hióideos, faríngeos, laríngeos e linguais, resultando em alongamento da faringe, elevação do palato mole para vedamento da nasofaringe e eversão da epiglote para proteção das vias aéreas. Nesse momento, há uma pausa respiratória que é retomada logo após a deglutição ser concluída. Então o bolo alimentar progride através da faringe para o esôfago.[43] A fase esofágica tem início quando o bolo alimentar passa para a transição faringoesofágica e tem duração de 3 a 9 segundos. Nesta fase, há um relaxamento da musculatura supra-hióidea e a laringe retorna à posição de repouso. O véu do palato, a língua e a mandíbula também voltam para a posição habitual, reiniciando a respiração. O transporte esofagiano envolve peristaltismo da musculatura lisa do esôfago e termina com o relaxamento do esfíncter inferior esofágico e a passagem do bolo para o estômago.[51,52]

No período fetal, o fluxo intramembranoso e a osmolalidade do líquido amniótico podem influenciar diretamente a deglutição. A deglutição fetal responde a estímulos de sede osmótica, aumentando a atividade de deglutição e o fluxo esofágico, sugerindo que a osmolalidade do líquido amniótico também pode ser um fator regulador. A deglutição fetal e o fluxo intramembranoso contribuem significativamente para a dinâmica do líquido amniótico; sendo assim, a ausência de deglutição fetal pode levar a um aumento exponencial do volume de líquido amniótico, resultando em polidrâmnio.[53] O recém-nascido pré-termo apresenta a frequência de sucção e deglutição por minuto reduzida quando comparada com nascidos a termo. Portanto, embora a coordenação básica entre essas funções já esteja presente, a eficiência e a velocidade do processo continuam a evoluir com o tempo. Essa população tem maior probabilidade de engolir em momentos menos seguros do ciclo respiratório, aumentando o risco de aspiração.[43]

O reflexo de vômito é um reflexo de proteção das vias aéreas por meio da contração do músculo faríngeo e do palato mole quando a região da parede posterior da faringe, das amígdalas ou da base da língua são estimuladas. Nos primeiros meses de vida, o reflexo de vômito é desencadeado por qualquer alimento considerado grande ou sólido para ser deglutido pelo bebê. Este reflexo diminui por volta dos 7 meses de idade, quando o bebê inicia a introdução alimentar para facilitar a deglutição dos alimentos sólidos. Este reflexo é controlado pelos pares de nervos glossofaríngeo (IX) e vago (X) e seus nervos aferentes (sensoriais) e eferentes (motores) que determinam o arco reflexo, respetivamente. A estimulação do palato mole também pode provocar este reflexo, mas, neste caso, o nervo sensorial pertence ao par trigêmeo (V) .[54-56]

Durante a fase de deglutição infantil, a etapa oral se destaca pela ocorrência da interposição da língua entre os rodetes gengivais, resultando em movimentos para fora da boca. Durante o período inicial de desmame (5 a 6 meses de idade), os recém-nascidos começam a engolir como os adultos, movendo a língua para a frente e para trás para engolir alimentos mais espessos (mingau, purê etc.), puxando o lábio superior para baixo para fechá-los. Com a irrupção dos dentes decíduos e a elevação da dimensão vertical, a língua assume uma posição mais retraída na cavidade oral. A transição da deglutição infantil para a adulta, conhecida como deglutição somática, começa com a irrupção dos dentes e pode estender-se até o início da dentição mista, com o início do padrão maduro de deglutição caracterizado pelo posicionamento preciso da língua dentro dos limites dos arcos dentários, ajuste dos tecidos moles e discreto selamento dos lábios.[57,58] Na deglutição adulta, a fase oral prepara, qualifica, organiza e ejeta o conteúdo a ser deglutido da cavidade bucal para a faringe.

A partir daí os músculos mastigatórios assumem gradualmente o papel de estabilização mandibular durante a deglutição, enquanto os músculos da expressão facial abandonam a função desempenhada na deglutição infantil para aprender funções mais complexas como a fala e a expressão facial. Esta maturação neuromuscular é de grande importância no desenvolvimento da oclusão, uma vez que os dentes, ao irromperem, serão guiados para a posição de oclusão pela ação da musculatura da língua e dos músculos periorais. A deglutição atípica, também conhecida como deglutição disfuncional ou deglutição infantil persistente, é um padrão alterado de movimento da língua, lábios e outros músculos envolvidos no processo de deglutição, que pode afetar negativamente o desenvolvimento das demais funções orais e contribuir para o aparecimento de maloclusões.

## MASTIGAÇÃO

Com a introdução alimentar, as crianças iniciam os movimentos mandibulares e linguais necessários para triturar, morder e mastigar alimentos sólidos cada vez mais complexos.[59] A mastigação é uma função aprendida e dinâmica, caracterizada por movimentos mandibulares rítmicos e sincronizados, que prepara o bolo alimentar para a deglutição e a digestão.[60] Por volta dos 6 meses de vida é que os dentes incisivos irrompem[61] – cronologia bastante variável – e os músculos aprendem a efetuar movimentos de abertura, fechamento e anteroposteriores da mandíbula mais precisos e a língua assume uma postura mais retraída. Com o toque entre os incisivos superiores e inferiores, estabelece-se a primeira relação de oclusão. Na sequência ocorre a irrupção dos caninos, determinante para o controle dos movimentos de lateralidade.[8]

Até que a mastigação se torne mais refinada, o bebê terá que perceber e aprender as diferenças nas propriedades dos alimentos em termos de textura, consistência e quantidade de água, como transferir o alimento de um lado a outro na cavidade oral, o corte e o amassamento e finalmente a formação do bolo alimentar. A partir deste ponto, o bebê começa a esmagar os alimentos agora mais consistentes entre a língua e o palato, adicionando movimento para cima e para baixo da língua e da mandíbula.[62]

A mastigação está incluída na fase oral da digestão, que é a mais curta de todo o processo digestório,[63] sendo considerada o primeiro estágio da digestão que resulta de um padrão rítmico de movimentos mandibulares onde o alimento será triturado e pulverizado entre as faces oclusais dos dentes, umidificado pela saliva para formação de um bolo coeso, trazido para a temperatura do corpo e preparado para a deglutição.[64] A fragmentação e a umidificação do alimento é a principal função da mastigação, que também envolve aspectos sensoriais relacionados com o sabor e o prazer de comer.[65] Crianças com função mastigatória alterada podem deglutir partículas grandes de alimento ou alterar a sua dieta, evitando os alimentos mais difíceis de serem mastigados.[32,66]

A mastigação envolve as atividades da musculatura facial, dos músculos elevadores e abaixadores da mandíbula e da língua. O quinto par de nervos cranianos (trigêmeo) com seus três ramos (mandibular, oftálmico e maxilar) tem função motora e sensitiva e controla a musculatura da mastigação e da sensibilidade orofacial.[67] A parte motora do trigêmeo é formada por fibras que pertencem ao ramo mandibular, assim inervando os músculos temporal, masseter, pterigóideo lateral e pterigóideo medial. As fibras sensoriais conduzem impulsos da língua, dos dentes, da articulação temporomandibular, do periodonto, entre outras estruturas orofaciais. Os mecanorreceptores presentes na cavidade oral coletam informações sensoriais para a regulação do movimento rítmico da mandíbula e da força mastigatória,[65] enquanto os fusos musculares coletam informações de posicionamento dos músculos esqueléticos da cabeça e do pescoço, incluindo aqueles associados à articulação temporomandibular.[68] Além dos músculos mastigatórios ativos, outros músculos da cabeça e do pescoço também participam da atividade mastigatória, seja na manutenção da postura corporal ou na estabilidade da mandíbula.[69]

Assim como na deglutição, uma rede de neurônios localizada no tronco cerebral chamada de gerador de padrão central é capaz de produzir uma ritmicidade-padrão da mastigação, independentemente de qualquer estímulo descendente (cortical) ou de aferentes sensoriais provenientes de receptores orais.[70,71] Esta rede é composta de neurônios associados ao quinto par de nervos cranianos (trigêmeo). Esta atividade rítmica autônoma é controlada por vias descendentes de centros superiores no cérebro (áreas corticais) e modulada por vias sensoriais periféricas.[70] Sendo assim, o processamento oral do alimento depende fortemente do *feedback* periférico, que fornece uma modulação fina ao padrão básico, gerando uma atividade mastigatória fisiológica precisa e ajustada aos eventos orais e às características do alimento/bolo alimentar que está sendo processado, como por exemplo a textura, a consistência e a temperatura. Tão importante quanto a ação da musculatura mastigatória é a participação da língua na manipulação do alimento. Os músculos responsáveis pela motricidade da língua são inervados por motoneurônios do par de nervos cranianos hipoglossos (XII par), que contêm apenas fibras motoras e controlam todos os movimentos da língua.

Por motivos éticos, são poucos os estudos realizados em humanos que avaliaram o impacto das características dietéticas em termos de consistência alimentar e força mastigatória gerada sobre o desenvolvimento das estruturas do sistema estomatognático. Entretanto, é consenso que a maior força muscular aplicada sobre os tecidos ósseos é capaz de estimular o crescimento da maxila e da mandíbula a partir da observação de condições patológicas e estudos em animais. Uma dieta predominantemente líquida ou em purê reduziu o tamanho dos músculos masseter e temporal, bem como das glândulas salivares em um estudo conduzido em ratos[72] e mostrou impacto no desempenho motor dos músculos mandibulares e da língua neste modelo animal.[73] Estudos baseados em diferentes dietas devido a diferenças geográficas, seculares, culturais ou de estilos de vida também concordam com a hipótese de que a consistência da dieta pode influenciar o crescimento orofacial.[59] Resultados anteriores mostraram que a associação entre forma e função das estruturas que compõem o sistema estomatognático já está presente em crianças na fase de dentição decídua,[32] e o consumo de alimentos processados e menor consistência favorece o surgimento de lesões cariosas, ao mesmo tempo em que desfavorece o desenvolvimento maxilomandibular, pela menor ativação dos músculos mastigatórios.[74]

Durante a mastigação, a capacidade de controlar o bolo alimentar é dependente da ativação da musculatura peribucal e a presença de alterações pode resultar em escape precoce do bolo alimentar.[75] Além disso, a incoordenação entre respiração, mastigação e deglutição e a presença de maloclusões podem acarretar problemas no comportamento mastigatório e alimentar. Algumas dessas alterações incluem: mastigação unilateral, mastigação ruidosa, mastigação com lábios entreabertos e mastigação com movimentos verticais de mandíbula,[76] as quais podem ter como consequência uma pior *performance* da mastigação.[77] Estudos também mostraram que hábitos de sucção não nutritivos geram estímulos inadequados e duradouros que prejudicam a função mastigatória e a deglutição,[39,76] dificultando a realização de movimentos mais estáveis, harmoniosos e coordenados.

Proporcionar o correto desenvolvimento da mastigação após o desmame pode levar a muitos benefícios na idade adulta. A mastigação eficiente estimula respostas da fase cefálica que influenciam, por exemplo, o processo de saciedade e redução da alimentação excessiva,[78] com um claro benefício nutricional.[59] Ainda, experiências com diferentes texturas no início da vida podem facilitar a aceitação de texturas mais complexas por bebês em um estágio posterior e melhorar suas escolhas alimentares no futuro.[59]

## PALADAR E OLFATO

O paladar é considerado, na fisiologia, um sentido especial, ao lado do olfato, visão e audição. A percepção do gosto ou sabor resulta da ativação de células gustativas derivadas do epitélio, responsáveis pela recepção do estímulo químico e transdução do sinal. Essas células gustativas estão presentes nas papilas gustativas, dobras da membrana mucosa da língua que formam saliências. As células gustativas estão distribuídas pela superfície das papilas localizadas principalmente na superfície superior da língua, mas não somente aí, estando presentes também na epiglote, na parede posterior da orofaringe e no palato. Entre os diferentes tipos de papilas gustativas, as papilas fungiformes são distribuídas principalmente pelos dois terços anteriores da língua, as papilas foliadas localizam-se nos bordos laterais da língua e as papilas circunvaladas no dorso da língua, formando um "v".[79] As papilas filiformes, distribuídas na superfície da língua, não apresentam botões gustativos. São cinco os sabores básicos percebidos: doce, salgado, azedo (ácido), amargo e umami.

As substâncias hidrossolúveis, portanto, solúveis na saliva, entram em contato com as papilas gustativas daí penetrando pelos poros gustativos no espaço cheio de líquido onde estão mergulhados os pelos gustativos dos receptores. Os sabores doce, amargo e umami são transduzidos de forma semelhante, mas diferente da transdução dos sabores salgado e azedo (ácido). No caso do doce, amargo e umami, os estímulos gustativos ligam-se a receptores acoplados à proteína G localizados nas membranas plasmáticas das células. Esta ligação causa uma mudança conformacional da proteína, resultando em ativação da proteína G e despolarização da célula. Os sabores salgado e azedo são transduzidos por meio de diferentes processos. No caso do sabor azedo, presume-se que seja principalmente evocado por ácidos, embora se saiba que a acidez não está correlacionada simplesmente com a concentração de prótons em solução. Um dos mecanismos parece ser por meio da passagem de prótons extracelulares por canais iônicos e trocadores iônicos, como o trocador sódio-hidrogênio, na membrana celular.[80] Os receptores para o sabor salgado são estimulados por sais ionizados, principalmente por íons de sódio (principalmente os cátions). Atualmente, acredita-se que a densidade de receptores para os diferentes sabores é distribuída igualmente pela superfície da língua.[81]

Existe grande variação individual no limiar gustativo, que também é diferente para as diversas qualidades de estímulos químicos, exigindo concentrações diferentes para as diferentes substâncias. Os impulsos gustativos dos dois terços anteriores da língua (papilas fungiformes) são conduzidos pelo par de nervos faciais (VII); os impulsos do terço posterior da língua (papilas circunvaladas) e faringe são transmitidos pelo nervo glossofaríngeo (IX) e, a partir do palato mole, da parede posterior da faringe e da epiglote, os impulsos são transmitidos pelo nervo vago (X par). As fibras gustativas ascendem e fazem sinapse nos núcleos do trato solitário do bulbo; os neurônios secundários chegam ao tálamo ventral contralateral e à formação reticular através do lemnisco medial e, por fim, os neurônios de terceira ordem fazem conexão com o córtex cerebral.

A percepção de sabor é função das papilas gustativas, mas sabe-se que o odor também contribui fortemente com ela. Ambos são estimulados por componentes dos alimentos, os gustativos por substâncias químicas e os olfativos por compostos voláteis.[82] Além destes, a textura dos alimentos, detectada pelo sentido tátil da boca, e a presença de substâncias que estimulam as terminações nervosas (como pimenta), podem alterar significativamente esta experiência.[83] Para entender a percepção do aroma, é importante mencionar que as moléculas odoríferas podem atingir a cavidade nasal não apenas por meio da olfação ortonasal (inalação direta na frente do nariz), mas também pela via retronasal (que ocorre durante a mastigação ou ingestão de bebida, quando a língua empurra o ar para a parte de trás da cavidade nasal e as moléculas voláteis liberadas atingem o epitélio olfativo).[84] Assim, o odor do alimento pode modular a percepção do paladar. Kakutani *et al.* (2017)[85] demonstraram que o odor retronasal de baunilha realçava o sabor doce, enquanto o odor ortonasal não tinha o mesmo efeito.

O paladar é o primeiro aspecto pelo qual as crianças determinam a aceitação pelo alimento, desempenhando papel essencial no comportamento alimentar. Em um contexto evolutivo, tem a função importante de identificação: sabor doce remete ao alimento calórico, enquanto o sabor amargo, muitas vezes, remete a substâncias tóxicas, sendo, portanto, aversivo.[86-88] O fluxo salivar pode modificar a concentração dos saborizantes pelo efeito de diluição, aumentando ou diminuindo a percepção do sabor.[89] Alimentos palatáveis, ricos em açúcar e gordura, ativam a via mesolímbica dopaminérgica do sistema de recompensa cerebral, a qual desempenha um papel importante no consumo alimentar.[90]

Experiências precoces de sabor, seja do líquido amniótico ou do leite humano, também podem moldar o desenvolvimento de preferências alimentares. Durante o período pré-natal, o ambiente sensorial em que o feto vive muda em função das escolhas alimentares e da nutrição da gestante, pois os sabores da dieta são transmitidos pelo líquido amniótico.[91] A exposição repetida a esses estímulos influencia as respostas comportamentais posteriores dos neonatos a esses mesmos estímulos. Interessante mencionar que quanto maior a duração da amamentação, mais os bebês aceitaram a solução umami aos 6 meses, talvez devido ao maior teor de glutamato do leite humano em comparação ao leite em pó.[92] Pesquisadores sugerem que a amamentação facilita a aceitação de um novo sabor devido à variação diária do sabor no leite humano experimentada por bebês amamentados.[93] Por outro lado, bebês alimentados com fórmula têm uma experiência consideravelmente diferente daqueles alimentados com leite humano, uma vez que recebem o mesmo tipo de fórmula diariamente, por semanas, o que limita sua exposição a sabores variados.[94] Portanto, esforços para estimular dietas saudáveis e variadas durante a gravidez e a lactação podem ser um foco importante para a prevenção precoce de problemas futuros.

## FALA

O ato de falar é um processo complexo que envolve várias áreas do sistema nervoso central. A produção dos sons da fala está relacionada com a maturação do sistema miofuncional oral e funções neurovegetativas.[24] A fala envolve aspectos linguísticos, motores, orgânicos, cognitivos e ambientais e tem seu início com as vocalizações e o balbucio por volta dos 3 meses de idade, ou seja, o bebê realiza brincadeiras sonoras desprovidas de significado, inicialmente com produção apenas das vogais e posteriormente com produção de consoantes. Estes aspectos que antecedem a fala propriamente dita são fundamentais para o desenvolvimento da fala e da linguagem, pois a associação sensorial motora entre o som emitido e o som ouvido pelo bebê permitirá, por meio da imitação e da repetição dos estímulos, e então as primeiras palavras com significado começam a ser articuladas a partir dos 12 meses de idade.[24]

Esta função dependerá da respiração, da laringe e dos músculos faciais controlados pela área motora pré-central.[24]

A vibração das pregas vocais, realizada pelo ar expiratório, produz uma energia acústica, ou seja, um som pela laringe que chamamos de fonação. O ar e a energia acústica gerados na prega vocal percorrem o trato vocal, da laringe até os lábios, e são modificados pelos diferentes articuladores para produzir a variedade dos sons da fala de uma língua.

No início, com o balbucio, todo este processo ocorre, entretanto os sons produzidos são desprovidos de significado, pois este dependerá do aprendizado da linguagem que já está sendo construída por meio da interação do bebê com o ambiente e os seres humanos.

O desenvolvimento motor oral e o desempenho das funções de sucção e mastigação, permitem o amadurecimento dos órgãos fonoarticulatórios para o aprendizado da fala[59]. Conforme a mandíbula e a língua vão diferenciando seus movimentos, estes estão sendo preparados para a produção das diferentes vogais e consoantes, que dependerão da frequência e intensidade vocais, assim como de um ponto de contato entre os articuladores (lábios, língua, palato duro, palato mole, alvéolo dos dentes) e um modo de modificação da pressão aérea intraoral, além do mecanismo velofaríngeo para equilíbrio da ressonância e produção de fonemas orais e nasais, e do controle da respiração.

## REFERÊNCIAS

1. Wilderman A, VanOudenhove J, Kron J, Noonan JP, Cotney J. High-Resolution Epigenomic Atlas of Human Embryonic Craniofacial Development. Cell Rep. 2018;23(5):1581-1597.
2. Enlow DH. Noções básicas sobre crescimento e desenvolvimento craniofacial. 1. ed. São Paulo: Editora Santos; 2002. 304 p.
3. Schoenwolf GC, Bleyl SB, Brauer PR, Francis-West PH. Larsen's Human Embryology. Elsevier Health Sciences; 2014.
4. Winning TA, Townsend GC. Oral mucosal embryology and histology. Clin Dermatol. 2000;18(5):499-511.
5. Lee SK, Kim YS, Oh HS, Yang KH, Kim EC, Chi JG. Prenatal development of the human mandible. Anat Rec. 2001;263(3):314-325.
6. Bishara SE. Ortodontia. 1. ed. São Paulo: Editora Santos; 2004. p. 2-30.
7. Pinzan A, Garib DG, Sanches FSH, Pereira SC da C. Crescimento e desenvolvimento craniofacial. In: Introdução à ortodontia. São Paulo: Artes Médicas; 2013.
8. Castelo PM, Gavião MBD. Desenvolvimento da dentição e da oclusão. In: Duque C, Caldo-Teixeira AS, Ribeiro AA, Ammari MM, Abreu FV, Antunes LAA, organizadores. Odontopediatria: uma visão contemporânea. São Paulo: Santos; 2013.
9. Chambi-Rocha A, Cabrera-Domínguez ME, Domínguez-Reyes A. Breathing mode influence on craniofacial development and head posture. J Pediatr (Rio J). 2018;94(2):123-130.
10. Linas N, Peyron MA, Eschevins C, Hennequin M, Nicolas E, Collado V. Natural food mastication capability in preschool children according to their oral condition: A preliminary study. J Texture Stud. 2020;51(5):755-765.
11. Greer JJ, Funk GD, Ballanyi K. Preparing for the first breath: prenatal maturation of respiratory neural control. J Physiol. 2006 Feb 1;570(Pt 3):437-44.
12. Kc A, Lawn JE, Zhou H, Ewald U, Gurung R, Gurung A, Sunny AK, Day LT, Singhal N. Not Crying After Birth as a Predictor of Not Breathing. Pediatrics. 2020 Jun;145(6):e20192719.
13. Guyton AC, Hall JE. Tratado de Fisiologia Médica. 14. ed. Elsevier; 2021. ISBN: 978-8535280125.
14. Cloherty JP, Eichenwald EC, Stark AR, Hansen AR. Manual de Neonatologia. 8. ed. Lippincott Williams & Wilkins; 2017.
15. Silva M, Manton D. Oral habits-part 1: the dental effects and management of nutritive and non nutritive sucking. J Dent Child (Chic). 2014 Sep-Dec;81(3):133-9.
16. Widström A, Thingström-Paulsson J. A posição da língua durante os reflexos de procura provocados em recém-nascidos antes da primeira mamada. Acta Pædiatrica. 1993;82.
17. Sosa C, Eiben R, Cohn R. A New Newborn Reflex? Clin Pediatr. 2004;43(5):475-478.
18. Turgeon-O'Brien H, Lachapelle D, Gagnon PF, Larocque I, Maheu-Robert LF. Nutritive and nonnutritive sucking habits: a review. ASDC J Dent Child. 1996 Sep-Oct;63(5):321-7. Review.
19. Jyoti S, Pavanalakshmi GP. Nutritive and Non-Nutritive Sucking Habits – Effect on the Developing Oro-Facial Complex. A Review. Dentistry. 2014;4:203.

20. Sakalidis VS, Williams TM, Garbin CP, Hepworth AR, Hartmann PE, Paech MJ, Geddes DT. Ultrasound imaging of infant sucking dynamics during the establishment of lactation. J Hum Lact. 2013 May;29(2):205-13.
21. Page DC. Breastfeeding is early functional jaw orthopedics (an introduction). Funct Orthod. Fall;18(3):24-7.
22. Rollins NC, Bhandari N, Hajeebhoy N, Horton S, Lutter CK, Martines JC, Piwoz EG, Richter LM, Victora CG. Why invest, and what it will take to improve breastfeeding practices? Lancet. 2016 Jan 30;387(10017):491-504.
23. Anderson GC, McBride MR, Dahm J, Ellis MK, Vidyasagar D. Development of sucking in term infants from birth to four hours postbirth. Res Nurs Health. 1982;5:21-7.
24. Douglas CR. Fisiologia aplicada à nutrição. Rio de Janeiro: Guanabara Koogan; 2006. xlvii, 1074 p.
25. Eishima K. The analysis of sucking behaviour in newborn infants. Early Hum Dev. 1991;27(3):163-173.
26. Planas P. Reabilitação neuroclusal. 2. ed. Rio de Janeiro: Medsi; 1998.
27. França EC, Sousa CB, Aragão LC, Costa LR. Electromyographic analysis of masseter muscle in newborns during suction in breast, bottle or cup feeding. BMC Pregnancy Childbirth. 2014;14:154. Published 2014 May 1.
28. Moimaz SA, Garbin AJ, Lima AM, Lolli LF, Saliba O, Garbin CA. Longitudinal study of habits leading to malocclusion development in childhood. BMC Oral Health. 2014 Aug 4;14:96.
29. Gomes CF, Trezza EM, Murade EC, Padovani CR. Surface electromyography of facial muscles during natural and artificial feeding of infants. J Pediatr (Rio J). 2006 Mar-Apr;82(2):103-9.
30. Chen X, Xia B, Ge L. Effects of breast-feeding duration, bottle-feeding duration and non-nutritive sucking habits on the occlusal characteristics of primary dentition. BMC Pediatr. 2015 Apr 21;15:46.
31. Pires SC, Giugliani ERJ, Caramez da Silva F. Influence of the duration of breastfeeding on quality of muscle function during mastication in preschoolers: a cohort study. BMC Public Health. 2012;12:934.
32. Scudine KGO, de Moraes KN, Miyagui SA, Lamy E, Lopes MF, Mamani MH, Castelo PM. Understanding the relationship between orofacial structures and feeding habits of preschoolers: A multivariate analysis. J Texture Stud. 2023;54(4).
33. Avila WM, Pordeus IA, Paiva SM, Martins CC. Breast and Bottle Feeding as Risk Factors for Dental Caries: A Systematic Review and Meta-Analysis. PLoS One. 2015 Nov 18;10(11):e0142922.
34. Brotanek JM, Halterman JS, Auinger P, Flores G, Weitzman M. Iron deficiency, prolonged bottle-feeding, and racial/ethnic disparities in young children. Arch Pediatr Adolesc Med. 2005 Nov;159(11):1038-42.
35. Warren JJ, Slayton RL, Bishara SE, Levy SM, Yonezu T, Kanellis MJ. Effects of nonnutritive sucking habits on occlusal characteristics in the mixed dentition. Pediatr Dent. 2005;27(6):445-50.
36. Wagner Y, Heinrich-Weltzien R. Occlusal characteristics in 3-year-old children--results of a birth cohort study. BMC Oral Health. 2015 Aug 7;15:94.
37. Stahl F, Grabowski R, Gaebel M, Kundt G. Relationship between occlusal findings and orofacial myofunctional status in primary and mixed dentition. Part II: Prevalence of orofacial dysfunctions. J Orofac Orthop. 2007 Mar;68(2):74-90.
38. Van Dyck C, Dekeyser A, Vantricht E, Manders E, Goeleven A, Fieuws S, Willems G. The effect of orofacial myofunctional treatment in children with anterior open bite and tongue dysfunction: a pilot study. Eur J Orthod. 2015 Jul 1. pii:cjv044.
39. Scudine KG, de Freitas CN, de Moraes KSGN, Prado DA, Silveira PP, Castelo PM. Evaluation of masticatory behavior and taste sensitivity after pacifier removal in preschool children: a 1-year follow-up. Clin Oral Investig. 2022;26(5):4059-4070.
40. Shandley S, Capilouto G, Tamilia E, Riley D, Johnson Y, Papadelis C. Abnormal nutritive sucking as an indicator of neonatal brain injury. Front Pediatr. 2021;8:599633.

41. Miller JL, Sonies BC, Macedonia C. Emergence of oropharyngeal, laryngeal and swallowing activity in the developing fetal upper aerodigestive tract: an ultrasound evaluation. Early Hum Dev. 2003;71(1):61-87.
42. Sultana Z, Hasenstab KA, Jadcherla SR. Pharyngoesophageal motility reflex mechanisms in the human neonate: importance of integrative cross-systems physiology. Am J Physiol Gastrointest Liver Physiol. 2021;321(2):G139-G148.
43. Lau C. Oral feeding in the preterm infant. Ann Nutr Metab. 2015;66:7-13.
44. Costa MMB. Neural control of swallowing. Arq Gastroenterol. 2018;55(Suppl 1):61-75.
45. Jean A. Brainstem organization of the swallowing network. Brain Behav Evol. 1984;25:109-16.
46. Kessler JP, Jean A. Identification of the medullary swallowing regions in the rat. Exp Brain Res. 1985;57:256-63.
47. Umezaki T, Matsuse T, Shin T. Medullary swallowing-related neurons in the anesthetized cat. Neuroreport. 1998;9:1793-8.
48. Ertekin C. Voluntary versus spontaneous swallowing in man. Dysphagia. 2011;26:183-92.
49. Furlow B. Barium swallow. Radiol Technol. 2004;76(1):49-58; quiz 59-61.
50. Furkim AM, Santini CS. Deglutição - Normalidade. In: Furkim AM, Santini CSS, editors. Disfagias orofaríngeas. 2nd ed. São Paulo: Pró-Fono; 2004. p. 3-18.
51. Dantas R. A videofluroscopia no estudo das fases oral e faringeana da deglutição. Arq Gastroenterol. 1996;33(3):122-3.
52. Saconato M, Guedes ZCF. Estudo da mastigação e da deglutição em crianças e adolescentes com Sequência de Möbius. Rev Soc Bras Fonoaudiol. 2009;14(2):165-71.
53. Ross MG, Nijland MJ. Fetal swallowing: relation to amniotic fluid regulation. Clin Obstet Gynecol. 1997;40(2):352-365.
54. Stevenson RD, Allaire JH. The development of normal feeding and swallowing. Pediatr Clin North Am. 1991 Dec;38(6):1439-53.
55. Bassi GS, Humphris GM, Longman LP. The etiology and management of gagging: a review of the literature. J Prosthet Dent. 2004 May;91(5):459-67.
56. Park MJ, Byun JS, Jung JK, Choi JK. The correlation of gagging threshold with intra-oral tactile and psychometric profiles in healthy subjects: A pilot study. J Oral Rehabil. 2020 May;47(5):591-598.
57. Molina OF. Fisiologia craniomandibular (oclusão e ATM). São Paulo: Pancast; 1989. p. 44-9.
58. Machado Júnior AJ, Crespo NA. Avaliação postural em crianças com deglutição atípica: estudo radiográfico. J Soc Bras Fonoaudiol. 2012;24:125-9.
59. Le Révérend BJ, Edelson LR, Loret C. Anatomical, functional, physiological and behavioural aspects of the development of mastication in early childhood. Br J Nutr. 2014;111(3):403-14.
60. Sampallo-Pedroza RM, Cardona-López LF, Ramírez-Gómez KE. Description of oral-motor development from birth to six years of age. Rev Fac Med. 2014;62(4):593-604.
61. Logan WHG, Kronfeld R. Development of the human jaws and surrounding structures from birth to the age of fifteen years. J Am Dent Assoc. 1933;20(3):379-427.
62. Watanabe S. Development of masticatory function. Dent Oral Craniofac Res. 2017.
63. Hoebler C, Karinthi A, Devaux MF, Guillon F, Gallant DJ, Bouchet B, Melegari C, Barry JL. Physical and chemical transformations of cereal food during oral digestion in human subjects. Br J Nutr. 1998;80(5):429-36.
64. Bourne MC. Relation between texture and mastication. J Texture Stud. 2004;35:125-43.
65. Pereira LJ, Duarte Gaviao MB, van der Bilt A. Influence of oral characteristics and food products on masticatory function. Acta Odontol Scand. 2006;64(4):193-201.
66. Negishi S, Richards LC, Kasai K. Relation of dietary preference to masticatory movement and masticatory exercises in Japanese children. Arch Oral Biol. 2019;108:104540.
67. Yamada Y, Yamamura K, Inoue M. Coordination of cranial motoneurons during mastication. Respir Physiol Neurobiol. 2005;147:177-89.

68. Perry SK, Emrick JJ. Trigeminal somatosensation in the temporomandibular joint and associated disorders. Front Pain Res (Lausanne). 2024;5:1454278.
69. Giannakopoulos NN, Schindler HJ, Hellmann D. Co-contraction behaviour of masticatory and neck muscles during tooth grinding. J Oral Rehabil. 2018;45:504-11.
70. Lund JP. Mastication and its control by the brain stem. Crit Rev Oral Biol Med. 1991;2:33-64.
71. Avivi-Arber L, Sessle BJ. Jaw sensorimotor control in healthy adults and effects of ageing. J Oral Rehabil. 2018;45:50-80.
72. Ikeda K. Development of jaw muscles' function in rats fed a kneaded diet. Orthod Waves. 1998;57:163-72.
73. Liu ZJ, Ikeda K, Harada S, et al. Functional properties of jaw and tongue muscles in rats fed a liquid diet after being weaned. J Dent Res. 1998;77:366-76.
74. Kiliaridis S. The importance of masticatory muscle function in dentofacial growth. Semin Orthod. 2006;12:110-19.
75. Osterberg T, Tsuga K, Rothenberg E, Carlsson GE, Steen B. Masticatory ability in 80-year-old subjects and its relation to intake of energy, nutrients and food items. Gerodontology. 2002;19(2):95-101.
76. Czlusniak GR, Carvalho FC, Oliveira JP. Alterações de motricidade orofacial e presença de hábitos nocivos orais em crianças de 5 a 7 anos de idade: Implicações para intervenções fonoaudiológicas em âmbito escolar. Publ UEPG Ci Biol Saúde. 2008;14(1):29-39.
77. Marquezin MC, Kobayashi FY, Montes AB, Gavião MB, Castelo PM. Assessment of masticatory performance, bite force, orthodontic treatment need and orofacial dysfunction in children and adolescents. Arch Oral Biol. 2013;58(3):286-292.
78. Forde CG, van Kuijk N, Thaler T, de Graaf C, Martin N. Oral processing characteristics of solid savoury meal components, and relationship with food composition, sensory attributes and expected satiation. Appetite. 2013;60(1):208-219.
79. Gravina SA, Yep GL, Khan M. Human biology of taste. Ann Saudi Med. 2013;33:217-222.
80. Roper SD. Signal transduction and information processing in mammalian taste buds. Pflugers Arch - Eur J Physiol. 2007;454:759-776.
81. Dutcosky S. Análise Sensorial de Alimentos. 2nd ed. Curitiba: Ed. Champagnat; 2007.
82. Lamy E, Torregrossa A, Castelo PM, Capela e Silva F. Saliva in Ingestive Behavior Research: Association with Oral Sensory Perception and Food Intake. In: Tvarijonaviciute A, Martínez-Subiela S, López-Jornet P, Lamy E, editors. Saliva in Health and Disease: The Present and Future of a Unique Sample for Diagnosis. Springer Nature Switzerland; 2020. p. 326.
83. Cullen MM, Leopold DA. Disorders of smell and taste. Med Clin North Am. 1999;83(1):57-74.
84. Genva M, Kenne Kemene T, Deleu M, Lins L, Fauconnier ML. Is it possible to predict the odor of a molecule on the basis of its structure? Int J Mol Sci. 2019;20(12):3018.
85. Kakutani Y, Narumi T, Kobayakawa T, et al. Taste of breath: the temporal order of taste and smell synchronized with breathing as a determinant for taste and olfactory integration. Sci Rep. 2017;7(1):8922.
86. Drewnowski A. Taste preferences and food intake. Annu Rev Nutr. 1997;17:237-53.
87. Mennella JA, Forestell CA, Morgan LK, Beauchamp GK. Early milk feeding influences taste acceptance and liking during infancy. Am J Clin Nutr. 2009;90(3):780S-788S.
88. Overberg J, Hummel T, Krude H, Wiegand S. Differences in taste sensitivity between obese and non-obese children and adolescents. Arch Dis Child. 2012;97:1048-52.
89. Heinzerling CI, Stieger M, Bult JH, Smit G. Individually modified saliva delivery changes the perceived intensity of saltiness and sourness. Chemosens Percept. 2011 Dec;4(4):145-53.
90. de Araujo IE, Oliveira-Maia AJ, Sotnikova TD, Gainetdinov RR, Caron MG, Nicolelis MA, Simon SA. Food reward in the absence of taste receptor signaling. Neuron. 2008 Mar 27;57(6):930-41.

91. Scudine KGO, Castelo PM, Hoppe JPM, Portella AK, Silveira PP. Early influences on development of sensory perception and eating habits. Adv Nutr. 2024;15(12):100325.
92. Schwartz C, Chabanet C, Laval C, Issanchou S, Nicklaus S. Breast-feeding duration: influence on taste acceptance over the first year of life. Br J Nutr. 2013;109(6):1154-1161.
93. Hausner H, Nicklaus S, Issanchou S, Mølgaard C, Møller P. Breastfeeding facilitates acceptance of a novel dietary flavour compound. Clin Nutr. 2010;29(1):141-148.
94. Nevo N, Rubin L, Tamir A, Levine A, Shaoul R. Infant feeding patterns in the first 6 months: an assessment in full-term infants. J Pediatr Gastroenterol Nutr. 2007;45(2):234-239.

# DESENVOLVIMENTO MOTOR GLOBAL E ORAL DE BEBÊS DE 0 A 6 MESES

Ana Lucia Goulart ■ Silvana Bommarito
Paula Giaciani Galbiatti ■ Franciele Eredia Albanez Oishi

O desenvolvimento motor da criança é um processo dinâmico e complexo que envolve a maturação neuromuscular e a adaptação a estímulos ambientais. Nos primeiros 6 meses de vida, os bebês passam por várias fases de desenvolvimento motor que são fundamentais para a aquisição de habilidades motoras mais complexas no futuro. O desenvolvimento motor é um processo flexível e adaptativo e depende de *feedback* contínuo entre o cérebro, o corpo e o ambiente.[1,2]

Após o nascimento, o desenvolvimento do controle motor dá-se por meio de um processo que demanda múltiplos sistemas neurais e musculares. Nos primeiros meses, os movimentos são reflexos primitivos, controlados em nível espinhal e tronco cerebral e, à medida que os bebês crescem, os movimentos voluntários desenvolvem-se e o controle motor passa a ser subcortical.[2,3]

Os reflexos primitivos são cruciais na sobrevivência e no desenvolvimento, a ausência de um ou mais reflexos esperados para a idade em um recém-nascido pode indicar uma patologia, visto que esses movimentos são desencadeados por estímulos externos e controlados pelo tronco cerebral e sistema nervoso fazendo com que os músculos executem os movimentos de forma involuntária, estereotipada e dominante. À medida que o bebê amadurece, os reflexos são inibidos e integrados em padrões mais complexos, evoluindo com controle a nível subcortical e cortical.[3,4]

A aquisição de habilidades motoras segue um padrão craniocaudal influenciado pela origem segmentar dos neurônios motores e pelas dicas de orientação específicas que eles recebem. O cerebelo e o córtex motor primário desempenham papéis distintos no aprendizado e na retenção de habilidades motoras, com o cerebelo sendo crucial para a correção de erros e retenção de memória.[5] Inicialmente, os movimentos são variados, permitindo assim a exploração e a moldagem do sistema nervoso. Por volta dos 3-4 meses, os movimentos, antes muito variados, passam a ter como objetivo a adaptação ao ambiente, ou seja, o bebê passa a selecionar movimentos mais eficientes. A capacidade de adaptação aprimora-se progressivamente à medida que a complexidade neural e a experiência sensorial aumentam, possibilitando ao bebê adquirir controle postural, movimentos grossos e finos, além de competências de comunicação verbal. Esses processos são influenciados pela teoria da seleção de grupos neuronais, que descreve duas fases: variabilidade primária (exploração de movimentos) e variabilidade secundária (seleção de movimentos mais eficientes).[2] A evolução motora implica na interação constante entre habilidades motoras grossas e finas, controle postural e habilidades orais, todas elas auxiliando nas adaptações progressiva e funcional do sistema nervoso do recém-nascido à criança.[2,6]

Hadders-Algra, 2018, fornece uma visão geral do desenvolvimento considerando as fases de variabilidade primária e secundária no desenvolvimento motor grosso, fino e oral. As fases de variabilidade primária e secundária no desenvolvimento motor grosso, fino e oral são descritas como etapas distintas no desenvolvimento motor. Na variabilidade primária, considera-se que o sistema nervoso explora diversas possibilidades motoras espontaneamente, com o objetivo de gerar informações sensoriais e moldar-se por meio dessas experiências, caracterizando-se por movimentos variados e sem adaptações específicas. Já a variabilidade secundária é marcada pela utilização das informações sensoriais para adaptar os movimentos às demandas ambientais, permitindo a seleção de estratégias motoras mais eficientes, por meio de tentativas e erros. No motor grosso, é indicado que essa fase surge entre 3 e 4 meses, enquanto no motor fino a transição ocorre entre 4 e 6 meses. Por sua vez, no motor oral, acredita-se que a variabilidade secundária emerge antes do nascimento, sendo adaptativa a partir da fase fetal tardia.[2]

## DESENVOLVIMENTO MOTOR ORAL

O desenvolvimento motor oral inicia-se na vida fetal, com respostas a estímulos sensoriais desde a sétima semana de gestação e continua até a adolescência, através de processos graduais. O sistema sofre interferências de fatores biológicos como: sexo, idade gestacional e fatores ambientais, como a interação mãe-bebê e a experiência oral [7,8]

O desenvolvimento desse controle é um processo gradual e depende do controle motor. A aprendizagem motora amadurece com o reconhecimento e a correção de erros, as experiências sensoriais e motoras nos primeiros anos de vida servem como base para habilidades mais avançadas, as habilidades motoras dependem da percepção (sensação e propriocepção), força e do tônus dos músculos. Com a repetição dos movimentos, as habilidades oromotoras evoluem de forma contínua, sequencial e cumulativa, portanto o desenvolvimento não é interrompido, acontece em etapas e as habilidades complementam-se para formar padrões motores mais avançados.

As estruturas orofaciais se inter-relacionam e estão ligadas a todo corpo, e sob o comando do sistema nervoso central desempenham diferentes funções do sistema estomatognático como: respiração, sucção, deglutição, mastigação e fala.[9] A sucção é um reflexo instintivo que se inicia intraútero, por volta da 28ª semana, essencial para a sobrevivência do recém-nascido, é disparada pelo estímulo da cavidade oral e apresenta sustentação, ritmo, força e frequência. Podemos classificar didaticamente a sucção em nutritiva, na qual o comportamento segue um fluxo contínuo, e não nutritiva, em que há alternância de grupos de sucção e pausas para descanso. Ainda é possível entender o comportamento da sucção em duas fases: a sucção primitiva (*suckling*), comportamento mais reflexo, caracterizada por movimentos ritmados e amplos da língua e mandíbula no plano horizontal, com extensão e retração, e um controle motor ainda imaturo; e a sucção madura (*sucking*), que surge com o desenvolvimento do controle motor oral. Nesse estágio mais avançado, o movimento evolui para cima e para baixo na planície vertical e há dissociação gradual dos movimentos de elevação e abaixamento da língua e da mandíbula.[9,10]

Durante o primeiro mês de vida, os bebês nascidos a termo apresentam um aumento na velocidade e na organização da sucção e da deglutição. As sucções tornam-se mais rápidas e são organizadas em sequências mais estruturadas. Esse processo de aperfeiçoamento das habilidades orais está relacionado com o desenvolvimento da capacidade de coordenar melhor os movimentos da boca, incluindo a criação de uma vedação mais firme e eficiente.[11] O desenvolvimento motor oral melhora com a prática e a maturação dos músculos envolvidos seguindo um padrão anteroposterior, com controle progressivo da língua e da musculatura oral.[9]

Concomitantemente, o desenvolvimento motor da língua pode ser compreendido didaticamente com proximal-distal, ou seja do centro para extremidade. Nos três primeiros meses de vida o lactente apresenta um movimento de língua anteroposterior (reflexo de protrusão), em conjunto com um movimento para baixo do terço posterior da língua para gerar a pressão negativa para extração eficiente do leite materno, favorecido pela cavidade oral diminuída e a presença de *sucking pads*, estrutura anatômica composta por uma almofada de gordura localizada nas bochechas, essencial para a função de sucção em neonatos. Nessa fase também está presente o reflexo transverso da língua, no qual a língua busca o estímulo na lateral da cavidade oral. Próximo ao quarto mês, com o desaparecimento das *sucking pads* e o crescimento da cavidade oral, o padrão de sucção fica mais complexo exigindo a elevação das margens laterais do terço anterior em direção ao palato duro para criar o vácuo no seio materno. Nessa fase, a língua, a mandíbula e os lábios iniciam uma dissociação dos movimentos e com isso há um aumento na força dessas estruturas e o lactente consegue protrair e retrair a língua de forma voluntária. A partir do sexto mês, o reflexo transverso da língua começa a ser substituído por movimentos laterais voluntários, o que irá contribuir para o início da alimentação complementar.[12,13]

O desenvolvimento motor oral desempenha um papel crucial no crescimento craniofacial, influenciando a morfologia e a função das estruturas faciais, juntamente com o desenvolvimento do cérebro, da via óptica, da fala, da deglutição, das vias aéreas, dos músculos e dos dentes.[14]

## DESENVOLVIMENTO MOTOR GLOBAL

Nos primeiros meses, a atividade muscular reflexa é um pré-requisito importante para o desenvolvimento de habilidades motoras voluntárias. Essa atividade reflexa é modulada por redes neurais no tronco cerebral e na medula espinhal, com a atividade supraespinhal desempenhando um papel crescente à medida que o córtex cerebral e os movimentos coordenados/voluntários se desenvolvem.[2]

O desenvolvimento motor é monitorado pela conquista de movimentos voluntários realizados pela criança de uma forma progressiva, predeterminada e sequencial, em um sentido cefalocaudal, progredindo de uma habilidade para outra. O bebê vai ganhando assim, em cada marco de desenvolvimento motor, um maior controle postural sequencial, passando por diversas posturas horizontais para adquirir um desenvolvimento em direção à verticalização postural.

A progressão e a complexidade do controle postural é uma característica dos sistemas saudáveis e é observada desde cedo no desenvolvimento.[15] Considerando o sentido do desenvolvimento cefalocaudal, o primeiro grande marco de desenvolvimento motor é o controle postural da cabeça, que se apresenta no 3º mês de vida e evolui significativamente nos primeiros 4 meses, com um aumento progressivo na capacidade de manter a cabeça na linha média do corpo e um aumento progressivo na extensão e na velocidade dos movimentos da cabeça. No 3º mês de vida, os seguintes comportamentos motores também devem estar presentes: posição simétrica nas costas na posição supina, trazendo os braços juntos na linha central e apoio simétrico nos cotovelos com rotação isolada da cabeça na posição prona.[1]

No 4º mês, espera-se que a criança comece a experimentar lateralidades, sendo a posição simétrica do tórax essencial para o desenvolvimento do rolamento ao longo do eixo do corpo. Aos 4,5 meses, ao iniciar o alcance intencional em prona, o centro de gravidade se desloca lateralmente, causando uma inclinação pélvica no plano frontal, com o membro inferior flexionado do lado da inclinação e estendido no lado oposto. Um suporte correto e simétrico nos côndilos mediais do úmero são importantes para o desenvolvimento motor posterior, permitindo assim um suporte assimétrico no cotovelo (cerca de 4,5 meses), seguido pelo suporte nos pulsos e extensão parcial dos braços (por volta dos 5 meses), até alcançar suporte nas mãos completamente abertas e braços estendidos aos 6 meses.[1]

À medida que a criança avança no seu desenvolvimento motor, ela ganha mobilidade, uma das conquistas mais importantes da infância. Isso possibilita explorar novos lugares e objetos, promovendo a sua independência. Um grande exemplo de ganho de mobilidade é a habilidade de rolar de supino para prono, que ocorre dos 4 aos 6 meses do bebê. Estudos comprovam que a criança com 4,5 meses, realiza alcances diagonais de bruços e os rolamentos laterais, marcos que influenciam diretamente na sua capacidade de rolar de supino para prono aos 6 meses.

Um estudo comparou as habilidades das crianças entre 3-6 meses e encontrou grandes correlações entre as posturas do desenvolvimento infantil nesta faixa-etária, além da importância de um alinhamento postural adequado para o cumprimento de todas as etapas dos marcos de desenvolvimento motor.[16] No 3º mês de vida, a posição da pelve e das curvaturas adequadas da coluna na posição supina têm grande impacto no desenvolvimento das habilidades de rolar para a posição prona aos 6 meses. Na posição prona, a posição da escápula e da pelve aos 3 meses é essencial para que a criança consiga apoiar-se adequadamente nas extremidades superiores aos 6 meses. As posições da pelve, membros inferiores e cabeça no 3º mês influenciam significativamente o desenvolvimento motor e a posição prona e supina aos 6 meses de idade.[17]

Após passar por todas as etapas do desenvolvimento motor descritas acima, a criança conquista o controle motor voluntário e postural adequado, que permite que ela comece a sentar. Esse marco ocorre por volta dos 6 meses e é também nessa fase, quando todos os sinais de prontidão estão presentes — incluindo a capacidade de sentar de forma alinhada e com apoio — que a introdução alimentar é iniciada. Todo esse processo evidencia a importância de respeitar a sequência natural do desenvolvimento motor infantil, no sentido cefalocaudal, e de estimular cada habilidade de maneira apropriada em cada etapa. Isso garante que a criança desenvolva um controle motor sólido e adequado para sentar e realizar outras atividades com segurança e estabilidade, incluindo manter os alcances manuais livres para se alimentar em sedestação.

## INTEGRAÇÃO ENTRE DESENVOLVIMENTO MOTOR GLOBAL E ORAL

Nos dois primeiros anos de vida as habilidades motoras globais e motoras orais apresentam ganhos simultâneos. Por volta do 3º e do 4º mês percebem-se mudanças nos reflexos primitivos e ganhos motores. A sucção reflexa dá lugar a uma sucção voluntária e as estruturas orofaciais apresentam um ganho de força exponencial. Ao mesmo tempo, o bebê começa a alcançar a linha média quando em decúbito dorsal. As habilidades para a amamentação/mamadeira são bem desenvolvidas, principalmente quando comparada com a competência oral com colher, no qual podemos observar um desempenho inferior pela presença do movimento-padrão oral semelhante aos de sucção sem a habilidade de sorver do utensílio colher.[18]

Próximo ao 4º mês, língua, lábios e mandíbula iniciam a dissociação dos movimentos, o que demanda uma coordenação precisa para a extração do leite e estabilidade da postura da cavidade oral na mama. As habilidades de supino, prono e sentado são equivalentes até então, e ocorre a evolução na aquisição de componentes motores que vão auxiliar à criança sustentar a cabeça e o tronco com estabilidade, simetria e alinhamento desenvolvendo assim uma base motora para a função motora fina das mãos e boca e os movimentos motores orais para alimentação.[12,19]

Para estabilizar o pescoço e a coluna torácica superior, é necessária uma sinergia equilibrada entre os flexores do pescoço e os extensores da coluna. Uma ativação de *feed-forward* dos flexores e extensores do pescoço é um mecanismo necessário para a estabilidade dos movimentos dos membros, bem como para os sistemas visual e vestibular; garantindo, portanto, a estabilização e a proteção da coluna cervical.[19] A motivação do bebê explorar o meio ambiente favorece a rotação do tronco aos 5 meses de idade, quando o bebê pode virar para uma posição lateral e completar o rolamento de decúbito dorsal para prono aos 6 meses de idade.[19]

No 6º mês de vida, com o ganho motor do tronco, a mandíbula apresenta maior estabilidade e o lábio superior inicia o movimento de sorver do utensílio colher, dando condições para o início da alimentação complementar.[18] Ao 9º mês de vida, com maior domínio das posições supino e prono, a habilidade de sentar também amadurece, gerando maior estabilidade para a mandíbula e concomitantemente para as estruturas orais, que elaboram um movimento mais dissociado entre si, melhorando o desempenho de mastigação.[18] Aos 12 meses podem-se observar movimentos diagonais da mandíbula. Estudos ainda complementam que os movimentos rotatórios e controlados e a lateralização da língua aparecem aos 24 meses.[18]

A discussão elaborada no capítulo é apresentada no Quadro 4-1, no qual o desenvolvimento motor global, oral e da língua são organizados por faixa etária. Nela, as etapas e as progressões típicas ao longo dos seis primeiros meses são facilitadas para visualização, oferecendo uma síntese clara das principais mudanças observadas nesse período.

**Quadro 4-1.** Desenvolvimento motor global, oral e da língua organizados por faixa etária

| Idade | Motor global | Motor oral | Motor língua |
|---|---|---|---|
| 1 mês | Padrão flexor e reflexo | Sucção reflexa | Movimentos anteroposteriores limitados pelas *sucking pads* e cavidade oral diminuída |
| 2 meses | Redução do padrão flexor | Sucção reflexa | |
| 3 meses | Controle postural cabeça | Sucção reflexa/voluntária | Reflexo de protrusão e transverso |
| 4 meses | Rolamento lateral | Sucção reflexa em transição para voluntária. Língua, lábios e mandíbula iniciam a dissociação dos movimentos | Elevação das bordas laterais, elevação do terço anterior em direção ao palato. Movimentos de protrusão e retração voluntários |
| 5 meses | Rolamento da posição supina para a posição prona | Sucção voluntária. Ganho exponencial de força nas estruturas orofaciais | Movimentos de protrusão e retração voluntários |
| 6 meses | Na posição prona ocorre um apoio nas extremidades superiores estendidas (empurrar o peito do chão com apoio de braço estendido e palmas das mãos abertas). Sentar com apoio | Posteriorização do reflexo nauseoso | Movimentos laterais da língua de forma voluntária |

Fonte: Elaborado pelas autoras.

## CONSIDERAÇÕES FINAIS

O desenvolvimento motor infantil é um processo dinâmico que envolve a maturação neuromuscular e a interação com o ambiente, integrando habilidades motoras grossas, finas, posturais e orais. O estudo de Hadders-Algra (2018)[2] divide esse processo em duas fases: variabilidade primária, com exploração de movimentos variados, e variabilidade secundária, com seleção e adaptação de movimentos eficientes. Sabemos que o desenvolvimento motor oral começa na vida fetal e evolui gradualmente até a adolescência, sendo influenciado por fatores biológicos e ambientais. Nos primeiros meses, o controle motor oral evolui de reflexos primitivos para movimentos mais complexos e voluntários, favorecendo a alimentação complementar e o crescimento craniofacial. Quanto ao controle postural, iniciado de forma cefalocaudal, é essencial para a conquista de habilidades como rolar e sentar, permitindo a introdução alimentar de forma alinhada e estável. Portanto a integração entre o desenvolvimento motor global e oral nos dois primeiros anos de vida é crucial para a formação de uma base sólida para habilidades motoras avançadas, como mastigação e movimento da língua.

As várias fases do desenvolvimento motor grosso, fino e oral são integradas e progressivas. A falha na aquisição de uma habilidade pode interferir na etapa subsequente, tendo como consequência atrasos nas aquisições motoras ou o surgimento de posturas e movimentos atípicos que podem comprometer o desenvolvimento global, até mesmo em longo prazo. Dessa forma, é fundamental que os profissionais conheçam o desenvolvimento típico da criança nos seus diversos aspectos para detectar seus desvios e orientar intervenções precoces no sentido de promover o melhor desenvolvimento da criança.

## REFERÊNCIAS

1. Gajewska E, Naczk M, Naczk A, Sobieska M. Dynamics of changes in motor development depending on the quality in the 3rd month of life. Front Public Health. 2022.
2. Hadders-Algra M. Early human motor development: From variation to the ability to vary and adapt. Neurosci Biobehav Rev. 2018;90:411-427.
3. Kobesova A, Kolář P. Cinesiologia do desenvolvimento: três níveis de controle motor na avaliação e tratamento do sistema motor. J Bodyw Mov Ther. 2014;18(1):23-33
4. Canevska O. Persistence of primitive reflexes and associated problems in children. Faculté de Philosophie Skopje. 2019.
5. Arnold AJ, Noble L, Deonandan N, et al. Exploring the unmet need for technology to promote motor ability in children younger than 5 years of age: A systematic review. Arch Rehabil Res Clin Transl. 2020;2(2):100051.
6. Gonzalez S, Alvarez V, Nelson E. Do gross and fine motor skills differentially contribute to language outcomes? A systematic review. Front Psychol. 2019;10:2670.
7. Miller JL, Macedonia C, Sonies B. Sex differences in prenatal oral-motor function and development. Dev Med Child Neurol. 2007;48(6):465-470.
8. Castro AG de, Lima M de C, Aquino RR de, Eickmann SH. Desenvolvimento do sistema sensório motor oral e motor global em lactentes pré-termo. Pró-Fono Rev Atualização Científica. 2007;19(1):29-38.
9. Sampallo-Pedroza RM, Cardona-Lopez LF, Ramirez Gomez KE. Description of oral-motor development from birth to six years of age. Rev Fac Med. 2014;62(4):593-604.
10. Shandley S, Capilouto G, Tamilia E, Riley D, Johnson Y, Papadelis C. Abnormal nutritive sucking as an indicator of neonatal brain injury. Front Pediatr. 2021;8:599633.
11. Qureshi MA, Vice FL, Taciak VL, Bosma JF, Gewolb IH. Changes in rhythmic suckle feeding patterns in term infants in the first month of life. Dev Med Child Neurol. 2002;44(1):34-39.
12. Baxter R. Tongue-Tied: How a Tiny String Under the Tongue Impacts Nursing, Speech, Feeding, and More. Alabama: Tongue-Tie Center Publishing; 2018.

13. Morris SE, Klein MD. Pre-Feeding Skills: A Comprehensive Resource for Mealtime Development. Therapy Skill Builders; 2000.
14. Manlove A, Romeo G, Venugopalan S. Craniofacial growth: Current theories and influence on management. Oral Maxillofac Surg Clin North Am. 2020.
15. Dusing SC, Thacker LR, Stergiou N, Galloway JC. Early complexity supports development of motor behaviors in the first months of life. Dev Psychobiol. 2012;55(4):404-414.
16. Gajewska E, Moczko J, Kroll P, Naczk M, Naczk A, Sobieska M. How motor elements at 3 months influence motor performance at the age of 6 months. Medicine (Baltimore). 2021;100(42):e27381.
17. Gajewska E, Sobieska M, Moczko J. Position of pelvis in the 3rd month of life predicts further motor development. Hum Mov Sci. 2018;59:37-45.
18. Telles MS, Macedo CS. Relação entre desenvolvimento motor corporal e aquisição de habilidades orais. Pró-Fono Rev Atualização Científica. 2008;20(2):117-122.
19. Kobesova A, Kolář P. Cinesiologia do desenvolvimento: três níveis de controle motor na avaliação e tratamento do sistema motor. J Bodyw Mov Ther. 2014;18(1):23-33.

# AMAMENTAÇÃO

Rita de Cassia Lopes Bueno Calciolari
Carolina Ribeiro Neves

## INTRODUÇÃO

Amamentação é o encontro de dois corpos que se unem novamente extraútero. Há inúmeras transformações dessa díade lactante e bebê durante os primeiros dias de vida pós-natal. O recém-nascido usa o reflexo primitivo da sucção e vai aprendendo a executar a biomecânica da sucção para extração de leite humano do peito. A lactante vê e sente seu corpo se transformar vivendo a fisiologia da lactação, em sincronia e sintonia com mamadas eficientes e eficazes que o bebê realiza para a saciedade nutricional e psicoemocional.

A amamentação é a primeira forma de comunicação e alimentação do bebê, é a forma como ele interage com a lactante por meio do corpo, estimulando todos os seus canais sensoriais. Durante as mamadas o bebê olha, escuta os sons do corpo, sente o cheiro, o gosto do leite e a textura do peito de quem o alimenta, são os canais sensoriais integrados e direcionando o sistema motor.[1]

O aleitamento ou amamentação, consiste na alimentação do bebê por meio do leite humano. Conhecer e utilizar as definições adotadas pela Organização Mundial da Saúde (OMS) facilitam a comunicação interprofissional pelo mundo. Segundo a OMS, 2007,[2] existem as seguintes classificações sobre o aleitamento:

- *Aleitamento exclusivo:* quando o bebê consome apenas o leite humano, podendo ser diretamente da mama da pessoa lactante ou ordenhado. Preconizado até os 6 meses de vida do bebê.
- *Aleitamento predominante:* quando o bebê recebe outros líquidos à base de água (chás, sucos, água), além do leite humano.
- *Aleitamento complementado:* quando além do leite humano, o bebê recebe alimentos sólidos ou semissólidos a fim de complementar sua dieta. Vale ressaltar que, nesta categoria, o bebê pode também receber outro tipo de leite, porém não sendo considerado como complemento. É preconizado até 2 anos ou mais.
- *Aleitamento misto:* quando o bebê recebe leite humano e outro tipo de leite.

Aleitar não é intuitivo, é um processo aprendido, seja pela lactante e ou pelo bebê. Mas engana-se quem pensa que o aleitamento envolve apenas pega e posicionamento deste bebê. Muitos fatores podem influenciar para que esta prática aconteça de forma adequada. A literatura nos traz diversos fatores que podem atuar como facilitadores e/

ou dificultadores, sendo os principais: fatores emocionais e físicos da pessoa lactante, fatores relacionados com o bebê, e fatores externos que envolvem rede de apoio, maternidade, profissionais envolvidos no atendimento e crendices populares.

Segundo o Estudo Nacional de Alimentação e Nutrição Infantil (ENANI), 2021,[3] a taxa de aleitamento exclusivo no nosso país foi de 45,8%. Taxa em crescente se comparada com levantamentos anteriores, porém ainda com grandes desafios para se alcançar a meta estabelecida pela OMS: até 2025 pelo menos 50% de aleitamento exclusivo das crianças com até 6 meses de vida, com expectativa que esse índice atinja 70% até 2030. Nem sempre o ideal preconizado é possível, mas cabe a nós, fonoaudiólogos que atuamos com amamentação, fazer o possível para garantir o mais próximo do ideal. Portanto, há necessidade em não só falar de promoção e proteção ao aleitamento, mas também garantir sua eficácia e duração.

Para melhorar a prevalência do aleitamento, é de fundamental importância que o trabalho interdisciplinar tenha o olhar integrado à saúde materno-infantil com todos os profissionais da saúde envolvidos na promoção e no incentivo à amamentação. Atualmente preconiza-se que as orientações à pessoa lactante e o/a parceiro/a seja iniciado o mais precocemente possível, durante o pré-natal e continuado após o nascimento através da monitorização, seja nas consultas de puericultura da rede pública ou no seguimento das consultas particulares.

O fonoaudiólogo é o profissional com habilitação plena para atuar na promoção, prevenção e intervenção das dificuldades no manejo da amamentação, assim como na identificação e reabilitação das disfunções orais e dos distúrbios alimentares, a partir do trabalho centrado na saúde materno infantil. O olhar para o bebê tem atenção voltada para o seu neurodesenvolvimento em sintonia com o crescimento e o desenvolvimento das funções orofaciais e de todo o sistema sensório motor oral, visando as adequações funcionais necessárias para o processo da alimentação por via oral segura e eficaz, a fim de garantir um bom desempenho nutricional e global da criança.[4]

Neste capítulo abordaremos sobre o aleitamento e sua importância frente ao desenvolvimento das funções orofaciais. Cabe ressaltar que adotaremos os termos inclusivos de gênero propostos pela Academy of Breastfeeding Medicine Position Statement and Guideline: Infant Feeding and Lactation-Related Language and Gender, 2021.[5]

## IMPORTÂNCIA DA AMAMENTAÇÃO

Quando ainda em desenvolvimento, o feto apresenta os reflexos de sucção e deglutição, que além de auxiliar na regulação do líquido amniótico intrauterino e na maturação do sistema gastrointestinal, terão importante papel na estimulação do crescimento do terço médio da face que será essencial para a respiração nasal após o nascimento. As características do desenvolvimento motor oral e das estruturas estomatognáticas irão influenciar no desempenho de suas funções no recém-nascido.

Há comprovação científica de que o ato de amamentar traz diversos benefícios. Para a puérpera, reduz os riscos de hemorragia no pós-parto, diminui as chances de desenvolver futuramente câncer de mama, ovários e colo do útero, e promove vínculo afetivo com o bebê. Para o bebê, além de contribuir para sua nutrição e imunologia, diminui o risco de hipertensão, colesterol alto, diabetes e obesidade; e contribui para o desenvolvimento cognitivo.[6] Segundo a recomendação do Ministério da Saúde, o aleitamento traz benefícios para a sociedade e o planeta, pois o leite humano é uma fonte sustentável de alimento, ajuda a reduzir os custos do sistema de saúde, e contribui para a melhora da nutrição, educação e saúde da sociedade.

O leite humano produzido será essencial para o crescimento e o desenvolvimento do bebê, além de nutrir, contribuirá para a maturação de seu trato gastrointestinal. O leite humano irá variar em sua composição de acordo com as necessidades desse bebê. O colostro, primeiro leite produzido após o parto, é suficiente para nutrir e hidratar o recém-nascido, não sendo necessária oferta de qualquer outro líquido. Após o colostro, por volta do quinto dia pós-nascimento, há o leite de transição, e em sequência, em torno do sétimo dia, o leite maduro. Vale ressaltar que segundo a recomendação da Organização Mundial da Saúde, o aleitamento exclusivo deve acontecer até o sexto mês de vida do bebê, não sendo necessária complementação de sua dieta.[7]

O aleitamento é considerado o primeiro *input* sensorial e motor no processo da aprendizagem alimentar dos bebês, sejam eles, recém-nascidos prematuros (RNPT), recém-nascidos a termo (RNT) ou lactentes.[8] Além do seu papel nutricional e imunológico, a amamentação está envolvida no crescimento e no desenvolvimento das estruturas orofaciais através da biomecânica da sucção.

## FISIOLOGIA DA FUNÇÃO ORAL DURANTE A AMAMENTAÇÃO

A principal função estomatognática na dinâmica da amamentação é a sucção, inicialmente um reflexo motor oral que visa garantir a extração de leite humano do peito da pessoa lactante. Segundo a literatura, o reflexo de sucção pode ser observado desde a 29ª semana gestacional e apresenta seu amadurecimento por volta da 32ª semana. Do 3º-4º mês de vida do bebê, este ato deixa de ser reflexo e passa a ocorrer de forma voluntária.[9]

Porém, além de ser essencial para a alimentação do bebê durante os primeiros meses de vida, a sucção coordenada desempenha importante papel para o desenvolvimento das estruturas estomatognáticas e influencia a produção láctea da lactante. Sua execução coordenada e rítmica, dependerá de vários fatores concomitantes, envolvendo os reflexos orais e as estruturas estomatognáticas (aspecto, tônus e mobilidade).

Em 1996, Hernandez descreveu dois padrões de sucção: o *suckling*, modo mais primitivo de sucção, onde a língua realiza movimentos de extensão e retração; e o padrão mais maduro denominado *sucking*, onde além de haver um vedamento labial mais eficiente, a língua apresenta maior mobilidade e dissociação dos movimentos.[10]

Podemos classificar a sucção em nutritiva (SN), quando há extração de líquidos, e sucção não nutritiva (SNN), quando não há extração de líquidos para a cavidade oral. Vale ressaltar que o padrão de sucção da SN e da SNN vai se diferenciar quanto ao ritmo e padrão de deglutição. Na SN, quando há extração de leite, há um padrão rítmico contínuo, com poucas pausas para descanso. Já na SNN, há maior alternância entre a sucção e as pausas para descanso, pois haverá necessidade de um número maior de sucções para acumular saliva para deglutir. Segundo estudo realizado pelo Grupo de Engenharia Biomecânica da Universidade Federal de Minas Gerais, o valor médio de número de sucções foi de 7,76 sucções por grupo, sendo a frequência de sucção de 1,05 sucção por segundo. A seguir entenderemos a biodinâmica da sucção nutritiva durante o aleitamento em peito.

O reflexo de busca desencadeia a sucção, sendo um reflexo essencial para iniciar toda sua dinâmica. Segundo a literatura,[7] alguns autores consideram o desenvolvimento da sucção em três etapas. A primeira etapa, denominada "produção de pressão negativa intraoral", consiste no vácuo realizado pelo abocanhamento do bebê no peito da lactante, onde é necessária a ação dos músculos levantadores da mandíbula, para mantê-la elevada; há o selamento anterior realizado pela língua e pelo lábio, e posterior da boca pela elevação da base de língua com a contração do músculo tensor do véu palatino. A segunda etapa se inicia após a elevação mandibular, quando o mamilo se encontra comprimido, momento em que haverá uma pressão positiva devido ao posicionamento elevado de língua e mandíbula. Após, há o canolamento da língua e, enquanto a mandíbula e a língua se abaixam, há novamente a pressão negativa intraoral que "puxará" o leite para a cavidade oral produzindo a sucção. Desta forma, cria-se a mudança da pressão intraoral essencial para a extração do leite.[11] A terceira e última etapa consiste no direcionamento do leite extraído para que haja sua ejeção e seja deglutido. Durante todo esse processo, é necessário que haja a coordenação entre a sucção, a deglutição e a respiração (SDR), garantindo o direcionamento correto do conteúdo deglutido para o esôfago.

A deglutição no recém-nascido é reflexa e está presente desde a 22ª-24ª semana de gestação, porém, a coordenação entre sucção, deglutição-respiração só acontece por volta da 34ª-35ª semana gestacional. Após a sucção e extração do leite humano, sendo o padrão inicial referido pela literatura de duas ou mais sucções para uma deglutição,[12] há a organização e posicionamento do leite na língua para que ocorra sua ejeção e deglutição. Para que a deglutição ocorra de forma coordenada e adequada, o istmo do palato faríngeo, pela ação dos músculos constritores e palatinos, encontra-se fechado e há a elevação e a anteriorização do osso hioide, elevando a laringe. Esta elevação facilita a deglutição, separando as vias respiratória e digestiva, garantindo o direcionamento do leite para o esôfago e protegendo as vias aéreas inferiores. Quando não há essa coordenação, o alimento deglutido vai para as vias aéreas inferiores, causando tosses, engasgos e até aspirações. (Para maior entendimento, ver Capítulo 10 – Disfagias orofaríngeas)

Além dessa biodinâmica da sucção favorecer a ingestão segura da dieta, irá auxiliar no desenvolvimento adequado da musculatura orofacial para posteriormente o bebê mastigar, favorecendo a respiração exclusiva nasal e o crescimento mandibular anterior.[7,11] Alterações anatomofuncionais orofaciais e sua desorganização sensorial e motora podem dificultar o movimento motor oral e consequentemente todo este processo, como em recém-nascido prematuro, com malformações craniofaciais, comprometimento neurológico, portador de síndrome e baixo peso ao nascer.

## DESENVOLVIMENTO NEUROMOTOR E ADAPTAÇÃO DURANTE A AMAMENTAÇÃO

A biomecânica da sucção é coordenada através dos movimentos motores e sensoriais da musculatura orofacial e da língua. Para essa função neurofisiológica, temos a ação sinérgica dos seguintes pares cranianos: trigêmeo (V par), facial (VII par), glossofaríngeo (IX par), e hipoglosso (XII par). Vale ressaltar que, durante a biomecânica da sucção, são ativados três pares cranianos sensoriais (V, VII e IX) para um par craniano motor (XII). Desse modo, a partir do contato do mamilo do peito na língua do bebê e este em contato com o palato duro, ocorrerá a ativação do reflexo da sucção de forma coordenada e harmônica, com ritmo, força e sustentação para realizar a extração e a deglutição do leite. São necessários, também, os reflexos de busca/procura e de sucção, vedamento labial, movimento adequado de língua e mandíbula, ritmo e coordenação de sucção, deglutição-respiração (SDR), assim como o alinhamento biomecânico e postural do bebê ao corpo da pessoa lactante, que é essencial para a manutenção e a harmonia dos grupos de sucção.

O alinhamento postural global (cabeça, pescoço, tronco e pés) é essencial para a eficiência da função sucção e para que haja a correta extração do leite das mamas. Se o bebê estiver desorganizado no posicionamento para mamar, consequentemente não terá uma eficiência na pega e a sucção não será eficaz, ou seja, não terá uma sucção nutritiva que o levará à saciedade neurometabólica nutricional. A postura adequada ao seio é aquela cujo corpo do bebê está com a cabeça alinhada ao corpo e o queixo tocando a mama da pessoa lactante.

No sistema estomatognático os músculos da língua e da mandíbula estão interligados pelos músculos supra-hióideos, estes grupos musculares fornecem uma base estável para o desenvolvimento ósseo e muscular em equilíbrio, bem como para a execução das funções orofaciais. Medeiros *et al.*, 2019[13] traz em seu estudo que, durante a biomecânica da sucção, a mandíbula é muito ativa através dos quatro movimentos: abertura, protrusão, fechamento e retrusão, sendo estes adjuvantes para a ordenha no peito de forma eficiente e equilibrada, para que a mamada seja plena e eficaz.

A coluna cervical e a cintura escapular (ligadas pelos músculos infra-hióideos) formam esta base estável a qual estas estruturas trabalham, oferecendo a estabilidade necessária para os movimentos funcionais orofaciais. Sem a estabilidade da coluna cervical, os músculos da língua e da mandíbula não podem contrair e nem se desenvolver normalmente para o desempenho da sucção de forma adequada. Portanto, qualquer alteração no posicionamento da pélvis ou da cintura escapular repercutirá na coluna cervical modificando o posicionamento da cabeça e, consequentemente, o posicionamento da mandíbula, dos lábios e da língua, desestabilizando os músculos supra e infra-hióideos, interferindo na realização coordenada dos movimentos funcionais orofaciais, podendo comprometer todas as fases dessa biomecânica oromiofuncional para o processo da alimentação.

## DIFERENÇAS ENTRE AVALIAÇÃO DA MAMADA E AVALIAÇÃO DA SUCÇÃO

A fonoaudiologia é a área da saúde no Brasil, com habilitação em decreto de lei (Lei n° 6965) e uma Portaria (n° 661/2022) que trata da avaliação e da intervenção das funções orofaciais em todos os ciclos da vida. Para a avaliação do comportamento da função sucção, alguns autores[14-16] analisaram os seguintes itens durante o desempenho da sucção:

- Postura oral de língua (observado por meio do abaixamento do lábio inferior e, se necessário, da mandíbula):
  - Plana: língua plana, posicionada dentro da cavidade oral, com ponta arredondada.
  - Elevada: ponta da língua em posição elevada, pressionando o palato.
  - Retraída: língua em posição de retração na cavidade oral.
  - Protruída: língua em posição de protrusão na cavidade oral, estando sobreposta aos lábios.
- Sucção não nutritiva – a duração do teste deverá ser de 1 minuto:
  - Movimentação da língua
    - Adequada: movimento anteroposterior e coordenado da língua diante do estímulo intraoral.
    - Alterada: movimento posteroanterior ou incoordenado diante do estímulo intraoral.
    - Ausente: ausência de movimentação.

- Canolamento da língua
  - ♦ Presente: elevação das bordas laterais e presença de sulco na região central da língua.
  - ♦ Ausente: ausência de resposta.
- Movimentação de mandíbula
  - Adequada: reduzida excursão da mandíbula, com amplitude mandibular rítmica e suave.
  - Alterada: ampla excursão da mandíbula e/ou com amplitude mandibular arrítmica e/ou trancamento da mesma.
  - Ausente: ausência de movimentação.

Os itens para avaliação do desempenho da sucção acima corroboram para um melhor raciocínio e direcionador clínico, visto que está alicerçado na anatomia e fisiologia da biodinâmica da sucção.[17,18]

## PROTOCOLOS

Os protocolos são instrumentos que visam auxiliar o profissional durante a avaliação da mamada. Apesar de existir uma variedade de protocolos com esta finalidade, a falta de padronização torna-se um dificultador. Cabe ressaltar que estes protocolos ressaltados aqui, referem-se ao manejo clínico da amamentação, universal para todos os profissionais da saúde. Deste modo, dentre os validados na literatura podemos citar:[7,19-21]

- *Protocolo de avaliação da mamada proposto pela UNICEF:* o protocolo se baseia na observação dos aspectos gerais da pessoa lactante e do bebê, mamas, posição do bebê, pega em mama e sucção do bebê. Avalia os sinais de sucesso ou de dificuldades durante a mamada, classificadas qualitativamente em: bom, regular e ruim (Fig. 5-1).
- *Protocolo* Bristol Breastfeeding Assessment Tool *(BBAT):* este protocolo visa comparar os aspectos relacionados com posicionamento, pega, sucção e deglutição durante a mamada, antes e após o procedimento de intervenção. Os parâmetros avaliados são classificados em 0- ruim, 1- moderada, e 2- boa (Quadro 5-1).

Formulário de observação da mamada
Nome da mãe _____ Data_____
Nome do bebê _____ Idade do bebê_____

| Sinais de que a amamertação está indo bem: | Sinais de possível dificuldades: |
|---|---|
| **GERAL** | |
| Mãe | Mãe |
| ☐ A mãe parece saudável | ☐ A mãe parece doente ou deprimida |
| ☐ A mãe está relaxada a confortável | ☐ A mãe parece tensa e desconfortável |
| ☐ Sinais de vínculo entre a mãe e seu bebê | ☐ Sem troca de olhar entre mãe e bebê |
| Bebê | Bebê |
| ☐ O bebê parece saudável | ☐ O bebê parece sonolento ou doente |
| ☐ O bebê está calmo e relaxado | ☐ O bebê parece inquieto ou chorando |
| ☐ O bebê tenta alcançar ou procura a mama quando tem fome | ☐ O bebê não tenta alcançar ou não procura a mama |
| **MAMAS** | |
| ☐ As mamas parecem saudáveis | ☐ As mamas estão vermelhas inchadas ou doloridas |
| ☐ Não há dor ou desconforto | ☐ Há dor na mama ou no mamiilo |
| ☐ A mama é bem apoiada com os dedos longe do mamilo | ☐ As mamas são apoiadas com os dedos sobre a aréola |
| **POSIÇÃO DO BEBÊ** | |
| ☐ A cabeça e o corpo do bebê estão alinhados | ☐ O pescoço e a cabeça do bebê estão virados para a mama |
| ☐ A boca do bebê está bem aberta | ☐ O bebê não está próximo da mãe |
| ☐ Lábio inferior voltado para fora | ☐ O bebê é apoiado apenas pela cabeça e pelo pescoço |
| ☐ O queixo toca a mama | ☐ O bebê se aproxima da mama com o lábio inferior/queixo apontado para o mamilo |
| **PEGA DA MAMA PELO BEBÊ** | |
| ☐ Mais aréola visível acima do lábio superior do bebê | ☐ Mais aréola visível abaixo do lado inferior do bebê |
| ☐ A boca do bebê está bem aberta | ☐ A boca do bebê não está bem aberta |
| ☐ Lábio inferior voltado para fora | ☐ Lábios apontam para frente ou para dentro |
| ☐ O queixo toca a mama | ☐ O queixo não toca a mama |
| **SUCÇÃO** | |
| ☐ Sucção lenta e profunda com pausas | ☐ Sucção rápida e superficial |
| ☐ Bochechas cheias durante a sucção | ☐ Bochechas vazias durante a sucção |
| ☐ O bebê solta a mama quando termina | ☐ A mãe tira o bebê da mama |
| ☐ A mãe percebe sinais do reflexo da ocitocina | ☐ Não são percebidos sinais do reflexo da ocitocina |

Fonte: UNICEF

**Fig. 5-1.** Protocolo de avaliação da mamada proposto pela UNICEF. (Fonte: UNICEF.)

**Quadro 5-1.** Bristol Breastfeeding Assessment Tool (BBAT)

| Items | 0 Poor | 1 Moderate | 2 Good | Score |
|---|---|---|---|---|
| POSITIONING<br>The baby is well supported, resting on or adjacent to the mother's body; The baby is lying on its side/the head is not bent; The nose is facing the nipple; The mother knows how to hold/grasp the infant | None or very few of the criteria have been met<br>Nedds to have a discussion about positioning | Some of the criteria have been met<br>Still nedds some advice on positioning | Allo f the criteria have been met<br>No divice on positionig is nedded | |
| GRASPING/ATTACHMENT<br>There is a searcing reflex; The mouth is open wide; The baby has sucessfully latehed tissue; the baby is well attached thoughout the fedding | The baby is unable to attach to the beast os the attachment is inadequate<br>None or very few of the criteria have been met<br>Need to have a discussion about attachment | Some of the criteria have been met<br>Some advice is needed about latching onto/attachment to the breast | All of the criteria have been met<br>No advice in needed about latching on/ atachment | |
| SUCKING<br>Na effective eyele of sucking is achieved on both breasts (iniatially rapid sucking followed by slow sucking with pauses); The infant ends the feeding | There is no effective sucking; no sucking cycle | There is some effective sucking; no satisfying sucking; the baby is on and off the breast | An effective sucking is cycle is achieved | |
| SWALLOWING/CULPING<br>There is audicle, regular soft swallowing.No cliching sounds | No sound of swallowing/pulping.<br>No sound of clicking | Intermittent sounds of swallowing/gulping. Some swallowing/gulping is noisy or accompanied by clicks. | There is regularly audible, quiet swallowing/ guling | |

## COMPREENDENDO AS DISFUNÇÕES ORAIS OU OROFACIAIS

As disfunções orais são alterações na fisiologia da sucção que impactam o desempenho do recém-nascido na amamentação.[22] A maioria dos autores[22-25] que se referem às disfunções orais, trazem em seus estudos que a dificuldade durante a amamentação pode ser causada por alteração na cavidade oral do recém-nascido, ou seja, em seus músculos e/ou estruturas do sistema estomatognático:

- Movimentos mandibulares restritos.
- Língua posteriorizada.

- Ausência de vedamento labial no peito.
- Ritmo inadequado de sucção ou sucção débil.
- Ausência ou deficiência do reflexo de procura.
- A dificuldade para manter a pega.
- Abertura oral reduzida na mamada.
- Alterações no frênulo de língua.
- Atraso para eliciar reflexo de sucção.

Segundo Sanches (2004)[23], recém-nascidos (RN) e lactentes saudáveis, sem intercorrências que interfiram na amamentação, ocasionalmente apresentam movimentos orais atípicos, chamados de disfunções **orais** durante a mamada. Essas disfunções orais podem ser transitórias do próprio funcionamento oral do bebê, ou mesmo de algumas características individuais anatômicas que dificultam o encaixe adequado entre a boca do bebê e a mama da pessoa lactante, ou, ainda, de fatores iatrogênicos. As disfunções orais encontram-se entre os vários fatores interferentes para o estabelecimento do aleitamento relacionados com o bebê e podem gerar traumas mamilares, pouco ganho de peso do bebê e até desmame precoce.

A causa mais comum de dor para amamentar e o risco para o desmame precoce se deve aos traumas mamilares por posicionamento e pega inadequados, mamilos curtos/planos ou invertidos, disfunções orais na criança, freio de língua excessivamente curto, sucção não nutritiva prolongada, uso impróprio de bombas de extração de leite, não interrupção da sucção da criança antes de retirá-la do peito, uso de cremes e óleos que causam reações alérgicas nos mamilos, uso de protetores de mamilo (intermediários) e exposição prolongada a forros úmidos.[26]

O frênulo lingual alterado pode ocasionar uma disfunção oral, pois em muitos casos traz uma menor mobilidade da língua, bem como a uma tensão oral compensatória exacerbada, gera dificuldades na sucção do bebê no peito desencadeando atipias durante a mamada, como estalos durante a sucção, a falta de canolamento de língua no peito, contração exagerada dos músculos bucinadores, evidenciado o encovamento das bochechas durante a sucção, além da pressão intraoral reduzida durante a mamada, trazendo impactos à amamentação.[27]

As disfunções orais podem ter etiologias diversas, entre elas:

- Alterações transitórias do próprio nascimento do bebê: adaptações do bebê no pós-natal.
- Alterações morfológicas e ou estruturais: presença de vícios posicionais transitórios, torcicolo congênito, alterações do frênulo lingual em bebês.[28]
- Alterações neurológicas: bebês que apresentam disfunções orais ou disfagia infantil de origem neurológica.

Qual o impacto da disfunção oral no bebê?

- Dificuldades no ganho de peso.
- Desmame precoce.
- Impacto no crescimento e no desenvolvimento harmonioso/equilibrado das estruturas orofaciais.
- Possíveis alterações nas funções orofacial.
- Impacto no desenvolvimento sensório motor oral e global.

## INTERVENÇÃO FONOAUDIOLÓGICA

A intervenção fonoaudiológica contribui para promoção e importância da amamentação e prevenção do desmame precoce, visto que a avaliação qualificada do fonoaudiólogo consegue identificar o impacto das disfunções orais na díade lactante-bebê. A atuação ainda na maternidade e nas primeiras semanas de vida pós-natal amplia as possibilidades de alta hospitalar em aleitamento exclusivo, assim como a manutenção por mais tempo possível.

Medeiros et al.[13] e Santana et al.[24] ressaltam a importância do fonoaudiólogo como um profissional qualificado para a identificação das disfunções orais e intervenção dos recém-nascidos na primeira semana de vida, visto que problemas decorrentes das disfunções orais alteram o processo adequado da transferência de leite do peito para o bebê, compromete o crescimento e o desenvolvimento das funções orais e pode tornar-se uma barreira ao aleitamento exclusivo.

A partir da avaliação fonoaudiológica, o planejamento terapêutico será mais customizado e assertivo para a reabilitação da sucção, e os ajustes necessários no manejo da amamentação.

Vamos apresentar as intervenções mais utilizadas e sugeridas por diversos autores, no seguimento da fonoterapia:[16]

- *Dificuldades na pega:* organizar o alinhamento postural do bebê ao corpo da lactante; ajustar os lábios do bebê ao abocanhar; encaixar a boca do bebê de modo que se observe mais a parte superior da aréola.
- *Ausência ou deficiência do reflexo de procura:* estimular o reflexo de procura tocando com o dedo mínimo a região perioral do bebê.
- *Atraso para eliciar o reflexo de sucção:* estimular o reflexo de sucção: introduzir o dedo mínimo do examinador na boca do bebê, pressionando levemente a língua ou a região da papila no palato. A língua deverá envolver o dedo, ultrapassando a gengiva inferior, iniciando o movimento de sucção.

O exercício não deve ser o objetivo da terapia, mas sim, uma ferramenta que proporcione melhorar sua percepção sensorial e adequar seu tônus, caso alterado. Portanto, é necessário que o terapeuta, antes de pensar nos exercícios que serão utilizados, tenha conhecimentos sobre a anatomia e a fisiologia de todos os músculos orofaciais, assim como saiba avaliar e tratar as alterações das funções orofaciais.[29,30]

## CONSIDERAÇÕES FINAIS

Neste capítulo entendemos toda a complexidade que envolve a amamentação e o desempenho da função oral sucção. Bebês com disfunções orais, sejam elas alterações transitórias pós-natal, alterações estruturais, neurológicas ou congênitas, todas podem ocasionar maior dificuldade na extração e na transferência eficaz do leite humano, podendo comprometer a coordenação sucção/respiração/deglutição e seu desenvolvimento de forma geral. Assim, é de extrema importância que o fonoaudiólogo tenha capacidade técnica para identificar e avaliar os aspectos envolvendo o manejo clínico da pessoa lactante e do bebê, tenha conhecimento das suas habilitações e especificidades para a avaliação dessas estruturas estomatognáticas, assim como das funções orofaciais para uma intervenção eficaz e assertiva na coordenação e no desempenho da sucção, evitando o desmame precoce, favorecendo a manutenção da amamentação por um tempo mais prolongado, estando em consonância com os objetivos do desenvolvimento sustentável (ODS) preconizado pela OMS.

Em muitos casos, faz-se necessária uma abordagem interdisciplinar e multiprofissional para o acompanhamento do quadro clínico do bebê mais de perto, para auxiliar e intervir com eficiência, seja nas dificuldades da amamentação, nas disfunções orais ou nas dificuldades alimentares. Desse modo, podemos recomendar que o fonoaudiólogo esteja sempre atualizado na área da saúde materno-infantil e neonatal, para que possa realizar uma avaliação de forma minuciosa dos aspectos relacionadas com a pessoa que amamenta e o bebê, com anamnese, avaliação das estruturas, reflexos orais e primitivos da mamada, e utilização de protocolos validados.

Durante a elaboração deste capítulo, pudemos observar que se fazem necessários mais estudos robustos (randomizados e metanálises) com essa temática da amamentação e da disfunção oral.

## REFERÊNCIAS

1. Calciolari RCBL. Aleitamento Materno - Sob o Olhar da Fonoaudiologia In: ZImmermann Fabiane, Organizadora. Construindo a Fonoaudiologia Neonatal no Brasil. 1. ed. Ribeirão Preto: Booktoy; 2023. p. 67-85.
2. Indicators for assessing infant and young child feeding practices: part 1 definition [Internet]. www.who.int. Available from: https://www.who.int/publications/i/item/9789241596664
3. Santos NH, Castro IRR, Anjos LA, Lacerda EMA, Normando P, Freitas MB et al. General methodological aspects in the Brazilian National Survey on Child Nutrition (ENANI-2019): a population-based household survey. Cad Saúde Pública 2021;37:e00300020.
4. Conselho Federal de Fonoaudiologia. (2022). Resolução CFFa Nº 661, de 30 de março de 2022. Dispõe sobre a atuação do fonoaudiólogo no aleitamento materno. Brasil.
5. Bartick M, Stehel EK, Calhoun SL, Feldman-Winter L, Zimmerman D, Noble L, Rosen-Carole C, Kair LR. Academy of Breastfeeding Medicine Position Statement and Guideline: Infant Feeding and Lactation-Related Language and Gender. Breastfeed Med. 2021 Aug;16(8):587-590.
6. Victora, CG, França GVA, Bahl R, Rollins NC, Horton S, Krasevec J et al. Breastfeeding in the 21st century: epidemiology, mechanisms, and lifelong eff ect. Lancet, 2016;387:475-90.
7. PERILO, Tatiana Vargas Castro. Tratado do especialista em cuidado materno-infantil com enfoque em amamentação. Belo Horizonte. Mame bem. Editora METHA; 2019.
8. Segala, F, Bolzan, G de P, Nascimento, MD, Gonçalves, DS, Melchior, A, Moraes, MVM de., & Weinmann, ARM. (2022). Influência do estímulo gustativo na pressão de sucção de recém-nascidos a termo. Codas. 34(3):e20210002.
9. Pereira TS, Oliveira F de, Cardoso MC de AF. Associação entre hábitos orais deletérios e as estruturas e funções do sistema estomatognático: percepção dos responsáveis. CoDAS [Internet]. 2017;29(3):e20150301.
10. Hernandez AM. Atuação Fonoaudiológica em Neonatologia: Uma Proposta de Intervenção. In: Andrade CRF (org.) Fonoaudiologia em Berçário Normal e de Risco. São Paulo: Editora Lovise; 1996.
11. Fonseca RP, Ferreira VJA. Relação da Pressão de Sucção e da Pega de Bebês a Termo com o Aparecimento de Fissuras Mamilares no Processo de Amamentação Natural. Rev Cefac. 2004;6(1):49-57.
12. Rodrigues T. Universidade Federal de Santa Catarina Centro de Ciências da Saúde Curso de Graduação em Fonoaudiologia Relação entre o Tempo de Internação e Transtornos da Deglutição em Recém-Nascidos na Unidade de Terapia Intensiva [Internet]. 2013 [acesso em 28 jan 2025]. Disponível em: https://repositorio.ufsc.br/bitstream/handle/123456789/169696/Monografia%20Tatiana%20Nunes%20Rodrigues.pdf?sequence=1&isAllowed=y
13. AMC, Santos, JC de J, Santos, D de AR, Barreto, ID de C, & Alves, YVT. Acompanhamento fonoaudiológico do aleitamento materno em recém-nascidos nas primeiras horas de vida. Rev Audiol Communicat Res. 2017;22(1):1-8.
14. Mosele PG et al. Instrumento de Avaliação da sucção do recém-nascido com vistas à alimentação ao seio materno. Rev. CEFAC. 2014 Set-Out; 16(5):1548-1557.

15. Alves YVT, Santos JC de J, Barreto ID de C, Fujinaga CI, Medeiros AMC. Full term newborns in non-nutritive suction evaluationand their relation on feeding performance. Rev Bras Saude Mater Infant [Internet]. 2019Jul;19(3):621-30. Disponível em: https://doi.org/10.1590/1806-93042019000300008
16. Frois C de A, Mangilli LD. Apresentação de um protocolo clínico direcionado ao aleitamento materno no alojamento conjunto. Audiol, Commun Res [Internet]. 2021;26:e2389. Disponível em: https://doi.org/10.1590/2317-6431-2020-2389
17. Douglas CR. Fisiologia da sucção. In: Douglas CR. Tratado de fisiologia aplicada à fonoaudiologia. São Paulo: Robe; 2006.
18. Hernandez, AM. Sucção e Deglutição – Aspectos Neurofisiológicos. In: Levy DS, Almeida ST, autoras. Disfagia Infantil. 1. ed. Rio de Janeiro: Thieme Revinter; 2017. p. 3-13.
19. Oliveira, FBND, Fernandes, CP, Gurgel, LG, Fujinaga, CI, & Almeida, STD. (2019). Protocolos de avaliação da amamentação e Fonoaudiologia: uma revisão integrativa da literatura. Revista CEFAC, 21, e14018.
20. Sartorio BT, Coca KP, Marcacine KO, Abuchaim É de SV, Abrão ACF de V. Instrumentos de avaliação do aleitamento materno e seu uso na prática clínica. Rev Gaúcha Enferm [Internet]. 2017;38(1):e64675. Disponível em: https://doi.org/10.1590/1983-1447.2017.01.64675
21. Ingram J, Johnson D, Copeland M, Churchill C, Taylor H. The development of a new breast feeding assessment tool and the relationship with breast feeding self-efficacy. Midwifery. 2015 Jan;31(1):132-7.
22. Valério, KD, Araújo, CMT, & Coutinho, SB. Influência da disfunção oral do neonato a termo sobre o início da lactação. Revista CEFAC. 2010;12(3):441-453.
23. Sanches MTC. Manejo clínico das disfunções orais na amamentação. J Pediatr (Rio J). 2004;80(5 Supl):S155-S162.
24. Santana, MCCP, Silva, BK, Araujo, ANFS, Araujo, JFS. Disfunções orais e aleitamento materno: correlação no âmbito da fonoaudiologia. Rev. GEPNEWS. 2023;7(2):74-89.
25. Pinto SS, Duarte MA, Anjos JLM dos. The speech-language pathology in oral dysfunctions in term newborns. Res, Society Devel. 2024;13(6):e14213645532.
26. Giugliani ERJ. Problemas comuns na lactação e seu manejo. J Pediatr (Rio J)[internet]. 2004 Nov;80(5):s147-54. Disponível em: https://doi.org/10.1590/S0021-75572004000700006
27. Marchesan, IQ, Oliveira LR & Martinelli RLC. Frênulo da língua: Controvérsias e Evidências. In Marchesan IQ, Silva, HJ & Tomé, MC. Tratado das Especialidades em Fonoaudiologia. Roca; 2014. p. 283-301.
28. Eyal Botzer, Quinzi V, Salvati SE, L Coceani Paskay, Saccomanno S. Myofunctional therapy Part 3: Tongue function and breastfeeding as precursor of oronasal functions. 2021 Sep 1;22(3):248-50.
29. A. Exercícios utilizados na terapia de motricidade orofacial (quando e por que utilizá-los). In: Marchesan IQ, Justino H, Berretin-Felix G (orgs). Terapia fonoaudiológica em motricidade orofacial. São José dos Campos: Pulso; 2013. p. 43-9.
30. Ferrés-Amat E, et al. Management of Ankyloglossia and Breastfeeding Difficulties in the Newborn: Breastfeeding Sessions, Myofunctional Therapy, and Frenotomy. Case Reports in Pediatrics. 2016 | Artigo ID 3010594 | https://doi.org/10.1155/2016/3010594

## BIBLIOGRAFIA

Bartick M, Stehel EK, Calhoun SL, Feldman-Winter L, Zimmerman D, Noble L, Rosen-Carole C, Kair LR. Academy of Breastfeeding Medicine Position Statement and Guideline: Infant Feeding and Lactation-Related Language and Gender. Breastfeed Med. 2021 Aug;16(8):587-590.

BRASIL. Ministério da Saúde. Secretaria de Atenção à Saúde. Departamento de Atenção Básica Saúde da Criança: nutrição infantil: aleitamento materno e alimentação complementar/ Ministério da Saúde. Secretaria de Atenção à Saúde. Departamento de Atenção Básica. Brasília: Editora do Ministério da Saúde, 2015, 2. ed. Caderno de Atenção Básica, nº 23.https://bvsms.saude.gov.br/bvs/publicacoes/saude_crianca_aleitamento_materno_cab23.pdf

Calciolari, RCBL (2019). O impacto da hipoglicemia transitória neonatal no desempenho da sucção de recém-nascidos a termo. (Dissertação de Mestrado). Faculdade de Ciências Médicas da Santa Casa de São Paulo, São Paulo, Brasil. https://docplayer.com.br/169227983-O-impactoda-hipoglicemia[1]transitoria-neonatal-nodesempenho-da-succao-de-recem-nascidos-a-termo.html

Fonseca RP, Ferreira VJA. Relação da pressão de sucção e da pega de bebês a termo com o aparecimento de fissuras mamilares no processo de amamentação natural. Rev CEFAC. 2024;6(1):49-57.

Mosele PG et al. Instrumento de Avaliação da sucção do recém-nascido com vistas à alimentação ao seio materno. Rev. CEFAC. 2014 Set-Out; 16(5):1548-1557.

Oliveira, FBND, Fernandes, CP, Gurgel, LG, Fujinaga, CI, & Almeida, STD. Protocolos de avaliação da amamentação e Fonoaudiologia: uma revisão integrativa da literatura. Rev CEFAC. 2019;21:e14018.

Steinberg C, Menezes L, Nóbrega AC. Disfunção motora oral e dificuldade alimentar durante a alimentação complementar em crianças nascidas pré-termo. CoDAS [Internet]. 2021;33(1):e20190070.

Tessitore A. Manobras orofaciais e ativação sensorial dos pontos motores da face. Booktoy.com.br. 2023 [acesso em 28 jan 2025]. Disponível em: https://www.booktoy.com.br/index.php?route=product/product&product_id=13526

# Parte II Disfunção Oral

# INTRODUÇÃO

CAPÍTULO 6

### Flávia Ferlin ▪ Silvana Bommarito

O desenvolvimento adequado das estruturas orais e craniocervicais do bebê é fundamental para funções necessárias, como a amamentação, a respiração e a deglutição. Essas estruturas não apenas garantem a nutrição nos primeiros meses de vida, mas também influenciam diretamente o crescimento craniofacial e o desenvolvimento motor global. Nesse contexto, a fáscia muscular desempenha um papel essencial, pois sustenta e modula os movimentos orais e cervicais, garantindo uma harmonia funcional entre as diferentes estruturas.

A fisiologia oral do bebê envolve um conjunto de reflexos primitivos essenciais para a alimentação e a sobrevivência, como a sucção, a deglutição e a respiração coordenada, que também influenciam diretamente o padrão de sono. Nos primeiros seis meses de vida, o desenvolvimento motor global e oral ocorre de forma integrada, promovendo a evolução da mastigação, da fonação e do fortalecimento muscular. Esse processo não apenas contribui para a saúde geral do bebê, mas também impacta seu crescimento craniofacial e corporal.

Sabemos que o Sistema Estomatognático é uma unidade anatomofuncional fisiológica, integrada e coordenada, constituída por um conjunto de estruturas craniofaciais e cervicais, que permitem ao ser humano realizar várias funções fundamentais para a sua sobrevivência: respiração, sucção, deglutição, mastigação e fala. As diversas funções são mantidas por processos fisiológicos que se sustentam em um crescimento correto, desenvolvimento e maturação de suas estruturas anatômicas. Os processos funcionais efetuam-se de maneira progressiva, à medida que o SE amadurece e desenvolve-se. O adequado desenvolvimento das funções propicia um bom desenvolvimento dos órgãos do SE e consequentemente harmonia existente entre o binômio forma e função.[1-9]

O desenvolvimento motor oral é caracterizado pelas modificações que ocorrem em cada estrutura orofacial no desempenho das funções estomatognáticas ao longo de todo o crescimento do indivíduo, mas que tem papel fundamental nos primeiros meses de vida com o início da amamentação.[1-9]

Nos primeiros três meses de vida, a cavidade oral do bebê é pequena, com a língua ocupando quase todo o espaço, enquanto a mandíbula permanece reduzida e retraída, limitando os movimentos linguais. Até os seis meses, espera-se a redução progressiva da flexão fisiológica, favorecendo a anteriorização da mandíbula e ampliando a mobilidade da língua, essencial para a funcionalidade da amamentação. Esse processo estimula o crescimento mandibular, promovendo uma harmonia facial e contribuindo para o desenvolvimento adequado dos órgãos fonoarticulatórios, fundamentais para a articulação dos sons da fala.

A amamentação desempenha um papel essencial nesse desenvolvimento, sendo amplamente reconhecida por seus benefícios nutricionais, imunológicos e fonoaudiológicos. O ato de açúcar ao peito fortalece a musculatura orofacial, garantindo um padrão de crescimento equilibrado e prevenindo possíveis alterações estruturais e funcionais na cavidade oral. No entanto, a presença de disfunções orais pode comprometer esse processo, exigindo intervenção especializada para evitar impactos no desenvolvimento global da criança.

São inúmeros os fatores que podem causar disfunção oral nos bebês, mesmo os nascidos a termo. As disfunções orais ou disfunções motoras orais podem ser consideradas como as alterações na morfologia ou função que causam desordem principalmente na amamentação por alterarem o desenvolvimento normal da coordenação entre sucção, deglutição e respiração. De forma mais clara, os estudos abordam como causas das disfunções orais a prematuridade, o baixo peso ao nascimento, as anomalias craniofaciais como fissura labiopalatina e síndromes genéticas, alterações neurológicas, paralisia facial, macroglossia, hipotonia e hipertonia dos músculos da face, alterações posturais, alteração do frênulo da língua, cardiopatias congênitas, entre outras, que serão abordadas ao longo dos capítulos deste livro.[1-4] Essas alterações podem impactar significativamente a deglutição, a sucção e a respiração, sendo associadas a quadros de disfagias orofaríngeas.

Intercorrências clínicas no momento do parto, como uso de fórceps, por exemplo, ou, logo após, como intubação nasofaríngea e bicos artificiais (quando usados incorretamente), também são consideradas fatores causais de disfunção oral.[5-7]

Os fatores morfológicos, como alteração de frênulo diagnosticado como curto e fissuras labiopalatinas, necessitam de intervenção cirúrgica para que a função possa ser reabilitada. Nestes casos, é imprescindível o acompanhamento por equipe interdisciplinar.

Ademais, disfunções cervicais, como o torcicolo muscular congênito, e alteração do tônus e mobilidade da língua, ou mesmo dificuldades na pega correta durante a amamentação, também são condições relevantes que podem comprometer a função oral e o crescimento equilibrado do bebê. O manejo dessas alterações exige uma abordagem interdisciplinar, o mais precoce possível, incluindo estratégias de prevenção, avaliação, diagnóstico e reabilitação.

Em outras situações, como o refluxo gastroesofágico, o tratamento médico, associado aos tratamentos fisioterápico e fonoaudiológico, é o mais indicado para manejo da disfunção oral. É importante complementar que o refluxo gastroesofágico é uma doença comum em pediatria, ocasionado pela volta do conteúdo gástrico para esôfago e cavidade oral e, nesta condição, as estruturas orais e laríngeas tendem a modificar seu posicionamento e tensão para proteção das vias aéreas inferiores, causando, portanto, disfunção oral. Esta condição pode ocorrer por alterações posturais, quantidade aumentada de leite ou ainda decorrente de alergia à proteína do leite, e, nesses casos, a dieta da mulher que amamenta o bebê precisa ser modificada.[10]

Assim, muitos podem ser os fatores causais da disfunção oral, como alterações congênitas, fatores iatrogênicos, alérgicos, funcionais, teratogênicos e genéticos, que podem ocorrer isolados ou associados. A grande maioria está descrita nos capítulos deste livro.

Um dos maiores problemas da disfunção oral é o desmame precoce, pois sabemos a importância da amamentação para o vínculo emocional, nutrição e saúde do bebê, além de proporcionar crescimento e desenvolvimento adequado, tanto craniofacial quanto das funções do sistema estomatognático. É importante ressaltar que, quando o bebê é amamentado e suga o leite corretamente, a taxa de amamentação por mais tempo é maior.[8]

Estudo recente[11] identificou as principais disfunções orais em recém-nascidos a termo e descreve as principais estratégias fonoaudiológicas para o sucesso da amamentação. Neste estudo, os autores apontaram que há uma tendência de bebês do sexo masculino apresentarem maior prevalência de disfunção oral, sendo alteração de frênulo da língua a alteração mais prevalente. Quanto às disfunções orais encontradas nos recém-nascidos meninos e meninas, os autores descrevem alteração da pega, redução da abertura da boca, alteração do frênulo da língua, atraso no reflexo de sucção, tensão oral, reflexo de *gag* exacerbado, vedamento labial incompetente e alteração no movimento da língua, ou seja, características morfológicas ou funcionais.[11] As estratégias mais utilizadas para o tratamento das disfunções orais foram estímulo sensório-motor oral, estímulo a sucção não nutritiva, estímulo gustativo mínimo, estímulo vestibular e estímulo tátil térmico gustativo.

Outro estudo semelhante abordou os aspectos relacionados com a detecção precoce e o manejo clínico das disfunções orais na amamentação por meio de uma revisão bibliográfica com enfoque no manejo clínico das disfunções orais em crianças amamentadas, e afirmam que as disfunções precisam ser corrigidas precocemente devido às repercussões negativas na amamentação e no desenvolvimento do bebê.[12]

O conteúdo apresentado neste livro abrange a anatomia e fisiologia oral, além de apresentar, de maneira específica, as principais alterações relacionadas com as disfunções orais em bebês de 0 a 6 meses.

Com o objetivo de minimizar os impactos na amamentação e garantir sua manutenção exclusiva até os seis meses de vida, este livro foi elaborado para fortalecer ações de promoção, proteção e prevenção à saúde. Para isso, reunimos profissionais de referência na atuação com bebês, permitindo que sua experiência clínica e acadêmica contribua significativamente para os profissionais da saúde que trabalham com essa faixa etária.

Reforçamos a importância de que observação, avaliação, diagnóstico, intervenção e orientações sobre disfunções orais sejam realizados por uma equipe não apenas multidisciplinar, mas que seja, de fato, interdisciplinar. Essa abordagem possibilita um acompanhamento integral, garantindo que a família e o bebê superem eventuais dificuldades da forma mais rápida e segura.

Nesse contexto, a atuação fonoaudiológica e de equipe interdisciplinar é essencial para a identificação precoce e o tratamento adequado das disfunções orais, proporcionando melhores prognósticos. A prevenção e o diagnóstico precoce ajudam a reduzir os efeitos no desenvolvimento infantil, permitindo a adoção de terapias personalizadas para cada condição. Assim, o estudo aprofundado desses temas se torna indispensável para a compreensão e aprimoramento das abordagens clínicas voltadas para a saúde e bem-estar dos bebês com disfunções orais.

## REFERÊNCIAS

1. Tanigute C. Desenvolvimento das funções estomatognáticas. In: Marchesan I, editor. Fundamentos em fonoaudiologia: aspectos clínicos da motricidade orofacial. Rio de Janeiro: Guanabara Koogan; 2005. p. 1-10.
2. Bu.Lock F, Woolridge MW, Baum JD. Development of coordination of sucking, swallowing and breathing: ultrasound study of term and preterm infants. Dev Med Child Neurol. 1990;32:669-78.
3. Weber F, Woolridge MW, Baum JD. An ultrasonographic study of the organization of sucking and swallowing by newborn infants. Dev Med Child Neurol. 1986;28:9-24.
4. Marmet C, Shell E. Training neonates to suck correctly. J Matern Child Health. 1984;9:401-7.
5. Escott R. Positioning, attachment and milk transfer. Breastfeeding Review. 1989;5:31-7.

6. Bovey A, Noble R, Noble M. Orofacial exercises for babies with breastfeeding problems? Breastfeeding Review. 1999;7:23-8.
7. Glass RP, Wolf LS. A global perspective on feeding assessment in the neonatal intensive care unit. Am J Occup Ther. 1994;48:514-26.
8. Righard L, Alade MO. Sucking technique and its effect on success of breastfeeding. Birth. 1992;19:185-9.
9. Granja L. Desenvolvimento do sistema estomatognático na infância. In: Silva HJ, Cunha D, editores. O Sistema estomatognático: anatomofisiologia e desenvolvimento. São José dos Campos: Pulso; 2011. p. 91-100.
10. Ramos CAV, Pedrosa GP. Atuação fonoaudiológica na doença do refluxo gastroesofágico e alergia a proteína do leite de vaca. In: Feitosa ALF, Depoli GT, Silva HJ, editores. Mapas conceituais em fonoaudiologia: MO. 2ª ed. 2025.
11. Sena S, Duarte MA, Anjos JLM. A atuação fonoaudiológica nas disfunções orais em recém-nascidos a termo. Research, Society and Development. 2024;13(6):e14213645532.
12. Sanches MTC. Manejo clínico das disfunções orais na amamentação. J Pediatr (Rio de Janeiro). 2004;80(5 Supl):S155-S162.

# FISSURA LABIOPALATINA

Maria Natália Leite de Medeiros-Santana
Esther Constantino

## FISSURAS LABIOPALATINAS

As fissuras orofaciais representam o defeito congênito mais comum que atinge a face do ser humano, abrangendo uma ampla gravidade dismorfológica, incluindo as fissuras de lábio e/ou palato, genericamente denominadas fissuras labiopalatinas.[1-3] Estudos epidemiológicos internacionais mostram grande variação quanto à prevalência dessas anomalias entre países ou diferentes regiões de um mesmo país, associando-a à etnia e ao nível socioeconômico. Globalmente, estas anomalias acometem cerca de 1 a cada 700 nascidos vivos.[2,4-5] No Brasil, um estudo epidemiológico recente identificou que a prevalência nacional varia de 0,24 a 0,74 a cada 1.000 nascidos vivos.[6]

A etiologia das fissuras labiopalatinas é heterogênea e complexa, incluindo fatores genéticos, ambientais e sua interação. Do ponto de vista genético, incluem-se variantes genéticas herdadas da mãe ou do pai. Dentre os fatores genéticos ambientais, destacam-se o consumo materno de fumo e álcool, deficiências nutricionais, uso de medicamentos como antiepiléticos e corticosteroides, radiação ionizante e infecção.[2-4] Aproximadamente 70% dos casos de fissuras de lábio (com ou sem o envolvimento do palato) e 50% dos casos de fissuras de palato ocorrem de maneira isolada, ou seja, sem outras anomalias relacionadas, sendo consideradas não sindrômicas. Os demais casos, apresentam características adicionais, incluindo anormalidades cromossômicas, síndromes mendelianas de genes reconhecíveis e síndromes desconhecidas.[1-4]

As fissuras labiopalatinas se estabelecem precocemente durante o período embrionário e início do período fetal, entre a 4ª e 12ª semanas de vida intrauterina. Resultam de falhas na fusão entre os processos nasais mediais e os processos maxilares, que originam a face, e da ausência de fusão entre as lâminas palatinas, derivadas dos processos maxilares, responsáveis pela formação do palato.[2,7-8] Diversas classificações foram propostas por clínicos e pesquisadores ao longo das décadas, porém ainda não há consenso na comunidade científica sobre um sistema único de classificação. Na prática clínica e nas publicações científicas, tem-se adotado as orientações do "Cleft Palate-Craniofacial Journal", periódico de maior relevância na área de fissuras orofaciais, disponíveis nas instruções para os autores, para garantir maior precisão e uniformidade na comunicação científica.[9]

Assim, as fissuras labiopalatinas podem ser classificadas em três categorias principais: (1) fissuras de lábio com ou sem o rebordo alveolar, que podem envolver uma ou ambas as estruturas; (2) fissuras de palato, quando afetam o véu palatino (comumente referido como palato muscular) e/ou o palato ósseo, limitando-se ao forame incisivo; e (3) fissuras de lábio e palato, que incluem o lábio, o rebordo alveolar, os palatos ósseo e muscular. As fissuras de lábio e de lábio e palato podem ser unilaterais ou bilaterais. Por sua vez, as fissuras de palato são classificadas como completas, quando todo o palato é acometido; incompletas, quando apenas parte é comprometida; e submucosas, quando o véu palatino e/ou palato ósseo é afetado, porém permanece recoberto por uma camada de tecido mucoso, mantendo as cavidades oral e nasal separadas.[9]

A abertura no lábio geralmente resulta em comprometimentos de ordem estética, enquanto a abertura na região de véu palatino e palato ósseo leva a comprometimentos funcionais com prejuízos para a alimentação, fala e audição.[1-2,4,10] Isto se dá devido ao fato de que o véu palatino, quando íntegro e ativado, promove a separação das cavidades oral e nasal durante o desempenho das funções de sucção, deglutição e fala, e contribui para o adequado funcionamento da tuba auditiva.[11]

## FISIOLOGIA DA SUCÇÃO

Para evitar ambiguidades na interpretação do leitor sobre a fonte de extração do leite, neste capítulo, o termo "amamentação" será utilizado de forma exclusiva para descrever o ato do bebê extrair o leite diretamente do seio materno, enquanto o termo "aleitamento" se refere à ingestão de leite materno por meio de utensílios, como mamadeira, copo ou colher.

A amamentação, para ser considerada biologicamente exitosa, deve assegurar o crescimento e desenvolvimento adequados do bebê, além estimular a produção contínua de leite. Para tanto, faz-se necessário que o bebê consiga extrair o leite de forma eficiente, com suporte e condições favoráveis à interação harmônica com sua mãe.[12-13]

Fisiologicamente, o processo de sucção ocorre quando a cavidade oral forma uma câmara hermética, o que exige a integridade e a competência neuromuscular de lábios, bochechas, paredes faríngeas, e, principalmente, véu palatino e língua. Em sinergia com a mandíbula, o osso hioide e o palato ósseo, estas estruturas criam as condições ideais para a amamentação.[12-15]

A sucção inicia-se com o selamento labial à aréola, seguido pelos movimentos da língua, que age como um pistão e comprime o bico do seio contra o palato ósseo, gerando a pressão positiva intraoral que permite a extração de uma pequena quantidade de leite.[14-17] Contudo, a extração do leite ocorre predominantemente por meio da pressão negativa (vácuo intraoral).[13-19] Estudos realizados em bebês sem anomalias craniofaciais que utilizaram recursos tecnológicos, como ultrassonografia em tempo real da língua, palato ósseo e véu palatino,[13,16-20] aferição da pressão intraoral com cateter transdutor de pressão[13,16-17] e modelos biofísicos,[20] demonstraram que o vácuo intraoral ocorre quando a parte posterior da língua e o véu palatino se movem para baixo, mantendo o selamento entre eles. Neste momento, o mamilo expande-se, o leite flui para a cavidade oral[13,16-19] e, conforme a língua retorna à posição elevada inicial, o véu palatino movimenta-se em direção à faringe e o processo de deglutição do leite se completa.[13-14,17] Essa ação em cadeia, somada ao vedamento e compressão labiais, resulta na sucção rítmica e coordenada, organizada em grupos que alternam entre movimentos funcionais e pausas, no tempo apropriado.[20]

A prática da amamentação contribui significativamente para o crescimento e desenvolvimento craniofacial, promovendo o fortalecimento das estruturas musculares e direcionando o crescimento ósseo. Embora fatores genéticos desempenhem um papel importante sobre o crescimento craniofacial, aspectos neuro-hormonais e ambientais, como o funcionamento da musculatura orofacial, têm forte influência nesse processo.[20-22]

A interação harmônica entre estruturas ósseas e neuromusculares é fundamental para a realização eficiente das funções orofaciais. Alterações em um ou mais destes componentes, como no caso das fissuras labiopalatinas, podem gerar disfunções orais no bebê que impactem negativamente o crescimento e o desenvolvimento do sistema estomatoglossognático e das funções por ele desempenhadas.[21-22] Portanto, compreender as relações anatômicas e funcionais é essencial para promover intervenções que assegurem a saúde e o bem-estar do bebê.

## DISFUNÇÕES ORAIS

As dificuldades de alimentação associadas às fissuras orofaciais foram documentadas pela primeira vez no século XVII por Fabricius d'Aquapendente, que observou que crianças com essa anomalia craniofacial frequentemente apresentavam incapacidade de sucção, resultando em desnutrição severa e óbito (citado Habel *et al.*, 1996).[23] Somente no século XIX, a natureza desses problemas começou a ser descrita em maior detalhe.[24] Desde então, clínicos e pesquisadores têm apresentado achados sólidos relacionados com as disfunções orais experimentadas por esses bebês, e proposto estratégias para minimizar ou contornar tais dificuldades. Essas disfunções variam conforme o tipo de fissura (lábio e/ou palato) e sua gravidade (unilateral, bilateral, completa ou incompleta), influenciando diretamente o grau de adaptação necessário para compensar as alterações anatômicas presentes.[10,25-27]

### Fissuras de Lábio com ou sem Alvéolo

Bebês com fissuras de lábio, particularmente as unilaterais, frequentemente apresentam limitação no selamento labial ao redor do seio materno, o que representa impacto mínimo sobre a geração de pressão negativa intraoral. Contudo, o bico do seio pode preencher o espaço da fissura, favorecendo a sucção. Quando o alvéolo também está acometido, a pega do bico ou sua manutenção na cavidade oral pode-se tornar mais desafiadora, reduzindo a capacidade de compressão e exigindo compensações, como movimentos mandibulares mais amplos, que podem levar à fadiga precoce. Mesmo nesses casos, a amamentação exclusiva é recomendada.[26-28]

### Fissuras de Palato Completas e Incompletas

Nas fissuras de palato incompletas, como as que atingem pequena porção do véu palatino ou se apresentam como submucosas, a língua pode compensar parcialmente a abertura posterior durante a transição da sucção para a deglutição, permitindo a obtenção limitada de pressão negativa. Nesses casos, a amamentação pode ser viável.[26,28]

Por outro lado, nas fissuras que atingem todo o véu palatino (também denominadas fissuras de palato incompletas) ou se estendem ao palato ósseo até o forame incisivo (fissuras de palato completas), os desafios apresentados pelos bebês são mais significativos. A instabilidade do bico na cavidade oral, a dificuldade de comprimi-lo (pressão positiva) e a incapacidade de gerar pressão negativa adequada resultam em sucção débil, ritmo descoordenado, aerofagia, refluxo nasal de alimento, congestão nasal, tempo prolongado de alimentação, fadiga e ingestão insuficiente de leite. A amamentação exclusiva dificilmente é possível, sendo indicadas estratégias de aleitamento que garantam o crescimento e a hidratação do bebê.[25-26,28]

## Fissuras de Lábio e Palato

Bebês com fissuras de lábio e palato, sejam uni ou bilaterais, enfrentam desafios significativos em todos os aspectos da alimentação. O comprometimento do vedamento labial, combinado com a dificuldade de compressão do seio e da falha na geração de pressão negativa, agrava a extração de leite e prolonga o tempo de alimentação. Esses bebês frequentemente necessitam de manejos mais especiais para minimizar os dados das disfunções orais. Além disso, a alimentação pode-se tornar um momento mais estressante para o bebê e o cuidador. A amamentação raramente é viável.[25-26,28]

A variedade de alterações alimentares observadas em crianças com fissuras labiopalatinas evidencia que suas dificuldades vão além da habilidade reduzida de gerar a pressão negativa intraoral necessária para a amamentação.[25] Na dependência da gravidade dos sintomas associados a essas disfunções, o aumento significativo no gasto calórico durante a alimentação, associado à ingestão insuficiente de nutrientes, pode levar à perda de peso e comprometer o crescimento e o desenvolvimento global.[25,27] Já o crescimento facial, inicialmente influenciado pela própria fissura, passa a ser moldado pelas intervenções ortopédicas e cirúrgicas realizadas no decorrer do tratamento[29] e não guiado pela amamentação ou pelos utensílios utilizados para viabilizar o aleitamento.

## CUIDADOS TERAPÊUTICOS

Diante da complexidade que envolve as fissuras labiopalatinas, seu tratamento exige uma abordagem inter e transdisciplinar, que tem como tripé a Medicina, a Odontologia e a Fonoaudiologia.[29]

Os objetivos da cirurgia plástica em neonatos e lactentes incluem o reparo da fissura labiopalatina, o estabelecimento de uma função velofaríngea adequada e a preservação do crescimento maxilofacial. Essas intervenções visam a promover o funcionamento adequado das estruturas orofaciais e permitir o desempenho adequado da alimentação, fala e função auditiva. A idade ideal para correção das fissuras é amplamente debatida, mas há um consenso crescente de que o reparo cirúrgico primário do lábio (queiloplastia) deve ocorrer entre 3 e 6 meses, e o do palato (palatoplastia) entre 12 e 18 meses.[28-29]

Já o cirurgião-dentista avalia precocemente a cavidade oral para identificar alterações comuns, orienta sobre a higiene oral para prevenir cáries e preservar o suporte ósseo e monitora o crescimento maxilar.[29] O fonoaudiólogo desempenha um papel fundamental no acolhimento familiar; na promoção da saúde desde o período gestacional, proporcionando orientações que facilitam o manejo das dificuldades alimentares e o desenvolvimento adequado da criança; na avaliação, no diagnóstico e no gerenciamento das disfunções orais e auditivas dos neonatos e lactentes antes e após os procedimentos cirúrgicos primários.[30]

## ACONSELHAMENTO E ORIENTAÇÃO FAMILIAR

O diagnóstico precoce das fissuras labiopalatinas é possível por meio de ultrassonografia e costuma ser mais fácil quando estas acometem o lábio, com ou sem o palato. Esse exame pode ser realizado a partir da 14ª semana de gestação, como parte do acompanhamento pré-natal. No entanto, a identificação de fissuras palatinas isoladas é mais desafiadora devido à dificuldade de obtenção de imagens claras do palato e à necessidade de habilidades técnicas específicas do examinador.[31] Por essa razão, o diagnóstico dessas fissuras frequentemente ocorre apenas após o nascimento ou, em alguns casos, após a alta hospitalar, o que pode intensificar as dificuldades alimentares do bebê.[26,29]

Embora o diagnóstico pré-natal de fissura labiopalatina possa gerar angústia inicial para os pais, ele oferece a oportunidade de preparar a família para receber o bebê. O fonoaudiólogo tem um papel essencial nesse processo, acolhendo e orientando a família. Suas ações incluem esclarecer dúvidas, informar sobre centros de tratamento e etapas do tratamento reabilitador, abordar aspectos como alimentação, saúde auditiva, desenvolvimento da fala e promover contato com outras famílias e profissionais, para que se forme uma rede de apoio. Estas ações visam a promover conforto, segurança e diminuir os medos e as incertezas sobre um tratamento que pode se estender até a vida adulta.

Quando o diagnóstico ocorre ao nascimento da criança, todas as estratégias mencionadas anteriormente são oferecidas de forma direcionada. Nessa situação, incluem-se demonstrações práticas e treinamento da família diretamente com o bebê, considerando as dificuldades inesperadas e a ausência de preparação prévia.

## ESTRATÉGIAS TERAPÊUTICAS

O leite materno é considerado um alimento vivo que oferece ao recém-nascido e lactente todos os nutrientes necessários para o desenvolvimento, incluindo proteínas, carboidratos, gorduras, vitaminas e minerais, substâncias imunológicas e fatores de crescimento. A Organização Mundial da Saúde recomenda sua oferta exclusiva até os seis meses de vida.[32]

Idealmente, o leite deve ser oferecido diretamente do seio materno (amamentação), mas, caso não seja possível, pode ser ordenhado e fornecido ao bebê por meio de utensílios específicos, prática denominada aleitamento. Independentemente da estratégia adotada, o leite materno deve sempre ser priorizado como a principal fonte de nutrição.

Dentre as fissuras labiopalatinas, as práticas de amamentação têm-se mostrado mais exitosas nos casos em que a anomalia atinge apenas o lábio ou, ainda, em casos de fissura incompleta de palato com menor acometimento do véu palatino.[26,28] Entretanto, diferentes posições podem ser adotadas no intuito de minimizar as interferências estruturais.

- *Posição tradicional:*[28-29,33-34] consiste em posicionar o bebê semissentado (mínimo de 60°), apoiar a sua cabeça no antebraço da mãe do mesmo lado da mama, a barriga da criança estará em contato com a barriga da mãe e os lábios de frente para o seio da mãe. Esta posição é indicada para fissuras de lábio unilateral (com ou sem alvéolo) possibilitando que a criança abocanhe a aréola e a mãe ajuste a posição do seio de modo que a fissura labial seja vedada. Geralmente o vedamento é mais eficaz quando a fissura está voltada para baixo em relação ao seio.
- *Posição de cavaleiro/cavalinho:*[28-29,33-34] é uma variante da 'posição tradicional' em que o bebê fica sentado de frente para a mama da mãe, com as pernas abertas, na posição de "cavalinho". A mãe apoia a região cervical da criança com uma das mãos e, com a outra, auxilia no posicionamento da aréola na cavidade oral do bebê. Esta postura é indicada para crianças com fissura de lábio unilateral e bilateral (com ou sem alvéolo) e para bebês com fissura de palato.
- *Posição de jogador de futebol americano/invertida:*[28-29,33-34] a criança fica com o corpo e a cabeça apoiados no antebraço da mãe do mesmo lado da mama a ser ofertada. O corpo da criança fica na lateral da mãe com os pés direcionados para as costas dela. Para maior conforto, recomenda-se o apoio do bebê em um travesseiro. Esta posição geralmente é utilizada por mães de bebês com fissura de lábio unilateral (com ou sem alvéolo).

Apesar dessas posições serem indicadas para tipos de fissura específicos, mães de bebês com qualquer tipo de fissura podem tentar a prática da amamentação utilizando uma dessas posições. No entanto, diante das limitações impostas pela própria anomalia, recomenda-se que a dupla seja assistida por um profissional que possa acompanhar o desempenho e ganho de peso da criança, indicando métodos de aleitamento complementares para garantir a adequada nutrição e o desenvolvimento saudável do bebê.

Nos casos em que a amamentação exclusiva não é viável, o leite (materno ou fórmula) pode ser oferecido por mamadeira, copo ou colher. A escolha do utensílio deve ser baseada em uma avaliação criteriosa das condições do bebê, considerando fatores como o tipo e a gravidade da fissura, os reflexos orais, o selamento labial, a disposição das lâminas palatinas e da pré-maxila, além dos movimentos de língua e das características da sucção (ritmicidade, grupos de sucção e pausas). Essa análise detalhada facilita a escolha da melhor estratégia para garantir uma alimentação segura e eficaz.

As mamadeiras disponíveis no mercado nacional apresentam diferentes características que influenciam na escolha, como:

- *Tamanho da garrafa*: maior ou menor capacidade de volume.
- *Rigidez da garrafa*: rígida ou compressível.
- *Tipo de bico*: padrão (redondo), ortodôntico, anatômico, dosador (colher).
- *Diâmetro da base do bico*: estreito ou largo (BIG).
- *Comprimento do bico*: longo ou curto.
- *Material do bico*: silicone ou látex.
- *Rigidez do bico*: macio ou rígido.

A escolha da mamadeira e do bico deve considerar as características pontuadas, além do diâmetro do furo do bico (original ou aumentado) e a viscosidade do líquido ofertado (fino ou engrossado). O furo é considerado adequado quando permite o gotejamento do leite, garantindo que o fluxo seja compatível com a capacidade do bebê em coordenar os movimentos de sucção, deglutição e respiração. A alimentação deve ser funcional e ter duração média de 30 minutos, excluindo-se as pausas.[35-36] Para bebês com maior comprometimento estrutural, recomenda-se bicos cujas características sejam favoráveis à extração do leite e adaptem-se melhor à anatomia da cavidade oral da criança avaliada.

Cuidados adicionais[35-37] são orientados, como:

- Manter o bico da mamadeira cheio de leite, evitando colunas de ar.
- Posicionar o bico na superfície da língua, direcionando-o ao rebordo alveolar do lado não fissurado, no caso de fissuras de lábio e palato unilaterais.
- Posicionar o bico na superfície da língua, direcionando-o ao rebordo alveolar inferior, no caso de fissuras de lábio e palato bilaterais, mantendo-se o cuidado para evitar ulcerações na região do vômer.
- Oferecer um suporte suave à mandíbula e às bochechas pode auxiliar na melhora do controle motor oral.[26]
- Manter a postura do bebê elevada na posição semissentada (mínimo de 60°) durante a alimentação, evitando aumento do risco de escoamento do leite para a orelha média.
- Observar o tempo entre as mamadas (considerando a estimativa de 2 h 30 a 3 h) e o ganho pôndero-estatural.

Nos casos em que a mamadeira dosadora for escolhida, é importante atentar para o tamanho do orifício de escoamento do leite até a colher. A mamadeira dosadora com garrafa rígida possui orifício de escoamento maior, o que pode resultar em um fluxo excessivo de leite, exigindo um manejo mais cuidadoso. Em contrapartida, a mamadeira dosadora de garrafa flexível possui um orifício menor, permitindo que o leite goteje na colher quando a garrafa é inclinada ou pressionada, o que oferece maior controle e segurança, especialmente ao lidar com líquidos de diferentes viscosidades.

A melhor opção de utensílio será sempre aquela com a qual o bebê consiga se alimentar de forma mais adaptada, mantendo o ganho de peso e a nutrição conforme o esperado para a sua idade. Além disso, o conforto do cuidador no manuseio do utensílio deve ser considerado. Assim, não se faz necessário nenhuma mamadeira especial para fissura.

### Alimentação Pós-Queiloplastia

As condutas referentes aos métodos de aleitamento indicados após as cirurgias de lábio variam de acordo com a linha de ação das equipes que atuam nos diferentes centros de reabilitação craniofacial no Brasil e no mundo. Neste caso, o indicado é seguir as recomendações médicas da equipe que realizou a cirurgia da criança.

### Massagens Terapêuticas Pós-Queiloplastia

As massagens na região de lábio após a queiloplastia são iniciadas em torno de 20 a 30 dias após a cirurgia por meio de movimentos leves de deslizamento e circulares no sentido descendente três vezes ao dia, durante seis meses. Esse procedimento tem por objetivo diminuir a tensão muscular, promover a vascularização e a mobilidade do lábio, além de auxiliar no processo de cicatrização da pele e da musculatura.

## CONSIDERAÇÕES FINAIS

A temática "disfunções orais" apresenta inúmeras interfaces ainda pouco exploradas e é um campo de investigação prática em constante evolução. No contexto das fissuras labiopalatinas, as mudanças estruturais que impactam diretamente sobre o desempenho de funções que culminam na nutrição e sobrevivência humana ainda demandam avanços na assistência, pesquisa e formação profissional. Embora as primeiras descrições desses desafios datem do final dos anos 1600, foi somente a partir da década de 1950 que esforços sistemáticos em ciência e assistência começaram a consolidar um corpo de conhecimento mais robusto.

Espera-se que os avanços científicos e tecnológicos, cada vez mais próximos da nossa realidade, aliados a práticas clínicas baseadas em evidências científicas, promovam inovações nos processos de avaliação, diagnóstico e intervenção precoce, que culminem na minimização de danos à saúde da comunicação humana. Deseja-se que esta obra promova o conhecimento mínimo necessário para atuação profissional sólida junto à população neonatal e infantil com comorbidades distintas e que este seja o ponto de partida para a busca pela capacitação individual e de equipes interdisciplinares, que visam a assegurar a reabilitação plena, com foco não apenas na sobrevivência, mas também na qualidade de vida dos pacientes e suas famílias.

Neste capítulo, foram abordados os pontos principais relacionados com as disfunções orais e as possibilidades terapêuticas reabilitadoras. No entanto, atuação fonoaudiológica junto a esta população ocorre até a finalização do processo de reabilitação, por cerca de 20 anos. O fonoaudiólogo é protagonista no momento do nascimento, na primeira palavra falada, no respirar, nos momentos de lazer proporcionados por uma refeição, no sorrir e no comunicar e, por fim, no incluir.

# REFERÊNCIAS

1. Stanier P, Moore GE. Genetics of cleft lip and palate: syndromic genes contribute to the incidence of non-syndromic clefts. Hum Mol Genet. 2004 Apr 1;13 Spec No 1:R73-81.
2. Dixon MJ, Marazita ML, Beaty TH, Murray JC. Cleft lip and palate: understanding genetic and environmental influences. Nat Rev Genet. 2011 Mar;12(3):167-78.
3. Setó-Salvia N, Stanier P. Genetics of cleft lip and/or cleft palate: association with other common anomalies. Eur J Med Genet. 2014 Aug;57(8):381-93.
4. Murray JC. Gene/environment causes of cleft lip and/or palate. Clin Genet. 2002 Apr;61(4):248-56.
5. Kadir A, Mossey PA, Blencowe H, Moorthie S, Lawn JE, Mastroiacovo P, Modell B. Systematic review and meta-analysis of the birth prevalence of orofacial clefts in low- and middle-income countries. Cleft Palate Craniofac J. 2017 Sep;54(5):571-81.
6. Silva RS, Macari S, Dos Santos TR, Werneck MAF, Pinto RDS. The panorama of cleft lip and palate live birth in Brazil: Follow-up of a 10-year period and inequalities in the health system. Cleft Palate Craniofac J. 2022 Dec;59(12):1490-501.
7. Ozawa TO, Silva Filho OG, Almeida AM, Lara TS. Embriologia da cavidade oral. In: Oriá RB, Brito GA, editores. Sistema digestório: integração básico-clínica. São Paulo: Blucher; 2016. p.127-62.
8. Hammond NL, Dixon MJ. Revisiting the embryogenesis of lip and palate development. Oral Dis. 2022 Jul;28(5):1306-26.
9. Cleft Palate-Craniofacial Journal. Author instructions. Disponível em: https://journals.sagepub.com/author-instructions/CPC.
10. Reid J, Reilly S, Kilpatrick N. Sucking performance of babies with cleft conditions. Cleft Palate Craniofac J. 2007 May;44(3):312-20.
11. Perry JL. Anatomy and physiology of the velopharyngeal mechanism. Semin Speech Lang. 2011 May;32(2):83-92.
12. Kent JC. How breastfeeding works. J Midwifery Womens Health. 2007 Nov-Dec;52(6):564-70.
13. Geddes DT, Sakalidis VS. Ultrasound imaging of breastfeeding--A window to the inside: Methodology, normal appearances, and application. J Hum Lact. 2016 May;32(2):340-9.
14. Douglas CR. Fisiologia da sucção. In: Douglas CR. Tratado de fisiologia aplicado à fonoaudiologia. São Paulo: Robe Editorial; 2002. p. 337-44.
15. Reid J, Reilly S, Kilpatrick N. Sucking performance of babies with cleft conditions. Cleft Palate Craniofac J. 2007 May;44(3):312-20.
16. Geddes DT, Kent JC, Mitoulas LR, Hartmann PE. Tongue movement and intra-oral vacuum in breastfeeding infants. Early Hum Dev. 2008 Jul;84(7):471-7.
17. Geddes DT, Sakalidis VS, Hepworth AR, McClellan HL, Kent JC, Lai CT, Hartmann PE. Tongue movement and intra-oral vacuum of term infants during breastfeeding and feeding from an experimental teat that released milk under vacuum only. Early Hum Dev. 2012 Jun;88(6):443-9.
18. McClellan HL, Sakalidis VS, Hepworth AR, Hartmann PE, Geddes DT. Validation of nipple diameter and tongue movement measurements with B-mode ultrasound during breastfeeding. Ultrasound Med Biol. 2010 Nov;36(11):1797-807.
19. Sakalidis VS, Williams TM, Garbin CP, Hepworth AR, Hartmann PE, Paech MJ, Geddes DT. Ultrasound imaging of infant sucking dynamics during the establishment of lactation. J Hum Lact. 2013 May;29(2):205-13.
20. Elad D, Kozlovsky P, Blum O, Laine AF, Po MJ, Botzer E, Dollberg S, Zelicovich M, Ben Sira L. Biomechanics of milk extraction during breast-feeding. Proc Natl Acad Sci USA. 2014 Apr 8;111(14):5230-5.
21. Periotto MC. Amamentação e desenvolvimento do sistema estomatognático. In: Hitos SF, Periotto MC, editores. Amamentação: Atuação fonoaudiológica – Uma abordagem prática e atual. Rio de Janeiro: Revinter; 2009. p.21-49.
22. Alves GA, Pessoa LS, Vasconcelos ML. O sistema estomatognático no neonato e na infância. In: Silva HJ, Tessitore A, Motta AR, Cunha DA, Berretin-Felix G, Marchesan IQ, editores. Tratado de motricidade orofacial. São José dos Campos: Pulso; 2019. p.115-19.

23. Habel A, Sell D, Mars M. Management of cleft lip and palate. Arch Dis Child. 1996 Apr;74(4):360-6.
24. Zickefoose M. Feeding the child with a cleft palate. J Am Diet Assoc. 1960 Feb;36:129-31.
25. Masarei AG, Sell D, Habel A, Mars M, Sommerlad BC, Wade A. The nature of feeding in infants with unrepaired cleft lip and/or palate compared with healthy noncleft infants. Cleft Palate Craniofac J. 2007 May;44(3):321-8.
26. Kummer A. Early feeding problems. In: Kummer A. Cleft palate and craniofacial conditions: A comprehensive guide to clinical management. Burlington: Jones & Barlett Learning; 2020. p.193-218.
27. Merrow JM. Feeding management in infants with craniofacial anomalies. Facial Plast Surg Clin North Am. 2016 Nov;24(4):437-44.
28. Barbosa DA, Pannunzio L. As fissuradas: Guia de informações sobre a fissura labiopalatina. Ribeirão Preto: Booktoy; 2017.
29. Trindade IE, Trindade-Suedam IK, Sampaio-Teixeira AC. Tratado de fissuras labiopalatinas: Avanços no diagnóstico e tratamento interdisciplinar. Rio de Janeiro: Thieme Revinter; 2025.
30. Dutka JC, Pegoraro-Krook MI. Gerenciamento das alterações da alimentação e comunicação nas fissuras labiopalatinas. In: Silva HJ, Tessitore A, Motta AR, Cunha DA, Berretin-Felix G, Marchesan IQ, editores. Tratado de motricidade orofacial. São José dos Campos: Pulso; 2019. p.707-14.
31. Abramson ZR, Peacock ZS, Cohen HL, Choudhri AF. Radiology of cleft lip and palate: Imaging for the prenatal period and throughout life. Radiographics. 2015 Nov-Dec;35(7):2053-63.
32. World Health Organization. Indicators for assessing infant and young child feeding practices: conclusions of a consensus meeting held 6-8 November. Washington: WHO; 2007.
33. Brasil. Ministério da Saúde. Secretaria de Atenção à Saúde. Departamento de Atenção Básica. Saúde da criança: Nutrição infantil: Aleitamento materno e alimentação complementar. Brasília: Editora do Ministério da Saúde; 2009.
34. Barros SP, Tonello C, Alonso N. Manual de amamentação para crianças com fissuras labiopalatinas. HRAC/USP/Smile Train; 2021.
35. Oliveira RP. Abordagem fonoaudiológica das disfagias em malformações craniofaciais. In: Levy DS, Almeida ST, editoras. Disfagia infantil. Rio de Janeiro: Thieme Revinter; 2018. p.155-60.
36. Pegoraro-Krook MI, Dutka JC, Magalhães LC, Feniman MR. Intervenção fonoaudiológica nas fissuras labiopalatinas. In: Fernandes FD, Mendes BC, Navas AL, editoras. Tratado de fonoaudiologia. 2. ed. São Paulo: Roca; 2009. p.504-12.
37. Bautzer AP, Di Ninno A, Barbosa D, Hanayama EM, Rocha I, Weyand IG, Dutka JC, D'Agostino L, Zambrana L, Weitzberg R, Gutierrez R, Oliveira R, Cerruti V, Guedes Z. Administração alimentar no recém-nascido com fissura labiopalatina. Hospital de Reabilitação de Anomalias Craniofaciais da Universidade de São Paulo; 2019.
38. Ferreira TRR, Aguiar KCT, Silva TMS, Lopes IMB. Protocolo de massagem terapêutica realizado pelo setor de fisioterapia após cirurgia de queiloplastia em pacientes com fissura labiopalatina. Anais. 2012. Disponível em: https://repositorio.usp.br/directbitstream/b28947d8-48cc-4d1f-b775-0c74a54e0f15/3158548.pdf

# FRÊNULO LINGUAL

CAPÍTULO 8

Adriana Catia Mazzoni ▪ Paula Giaciani Galbiatti

Para abordar o frênulo lingual e seu impacto na forma e na função da língua, é essencial que o profissional de saúde compreenda profundamente essas estruturas. Esse conhecimento deve incluir uma visão abrangente sobre a forma e a função da língua dentro dos padrões de normalidade. Assim, iniciaremos este capítulo explorando a formação, a anatomia e a função da língua, bem como suas estruturas associadas.[1]

A formação do estomodeu (boca primitiva) ocorre durante o dobramento lateral do embrião, um processo que marca o início do desenvolvimento das estruturas que darão suporte às funções orais essenciais, como a sucção e a deglutição. No início da quarta semana de vida intrauterina, a face é muito pequena em relação ao crânio e encontra-se comprimida entre a cabeça e o coração. A partir da oitava semana de vida, o embrião passa a ser considerado feto e passa a apresentar o aspecto humano bem reconhecível, com a organização inicial de todos os sistemas orgânicos.[1,2]

Ainda na fase embrionária, a boca é um dos primeiros órgãos a se formar e é fundamental para formação do ser humano durante este período, resultando no funcionamento precoce do sistema estomatognático em relação aos outros órgãos.[3] O crescimento e o desenvolvimento da face dependem do desempenho correto da função de todo o sistema estomatognático.[4]

A língua é o maior órgão muscular da cavidade oral. Pode ser dividida didaticamente em duas regiões: a porção móvel, que se localiza na região anterior da língua, e a porção fixa, localizada na região posterior próxima à faringe. Este órgão executa várias funções importantes, como deglutição e sucção, e está envolvido na mastigação, na fala e na respiração, em que a fala e a mastigação precisam de movimentos motores finos, enquanto a manutenção das vias aéreas superiores para a respiração demanda de um tônus muscular sustentado.[5,6]

Ainda no período intrauterino, por volta da quarta semana de vida, inicia-se seu desenvolvimento, que depende da sinalização de múltiplos genes. Nesse período, a face do embrião ainda é constituída de um aglomerado de processos, sendo um frontal, dois maxilares e dois mandibulares.[1]

A partir da quinta semana, ocorre a formação das saliências linguais laterais que aumentam de tamanho e fundem-se, crescendo sobre a saliência lingual mediana, e assim se dá a formação dos ⅔ anteriores da língua. O local de fusão das saliências linguais é indicado pelo sulco mediano, na parte externa da língua e pelo septo fibroso, internamente. O terço posterior da língua é formado por duas elevações, denominadas de cópulas de saliência da epiglote, que se desenvolvem caudalmente ao forame cego. As duas partes, anterior e posterior, fundem-se no sulco terminal. Na região mais posterior da língua, a adesão permanece, dando origem ao frênulo lingual, que auxilia no direcionamento do crescimento da estrutura.[5]

A partir da sexta/sétima semana de vida, a estrutura já está totalmente formada e influência mecanicamente na formação do palato secundário, e, nesse momento, passa a ocupar toda a cavidade bucofaríngea.[5]

A língua é um órgão composto por vários músculos. Sua face inferior está voltada para o assoalho da boca, e as mucosas são contínuas e semelhantes. Está ligada por músculos ao osso hioide, à mandíbula, ao processo estiloide e à faringe. É formada por músculo estriado esquelético, o que permite ter uma das partes sem inserção e com muita mobilidade sem apresentar fadiga muscular. É composta por músculos extrínsecos, que se originam fora e inserem-se na língua (genioglosso, estiloglosso e hioglosso), e por músculos intrínsecos (longitudinal superior, inferior, transverso e vertical).[6,7,8] A parte dorsal da língua pode ser dividida em duas partes: uma porção anterior, que deve ter sua movimentação livre, e uma porção posterior. As duas partes são separadas por um sulco em forma de V (sulco terminal). O lado inferior da língua (ventre lingual) não apresenta papilas, e é de característica mais lisa, mas tem sob a mucosa vasos sanguíneos e nervos, além da presença das carúnculas sublinguais e do freio.[9,10]

Essa estrutura é considerada um hidróstato muscular pela sua capacidade de mover cada uma das partes de maneira separada.[11] A pressão leve e constante da língua contra o palato duro, contrabalanceada com a pressão proporcionada por um vedamento adequado de lábio, serve como guia para o crescimento e a expansão da maxila.[12]

A língua em repouso representa uma das mais importantes fontes de força prolongada na região orofacial. Tem um grande impacto no desenvolvimento dentoalveolar, na oclusão dentária, nas funções orofaciais, na necessidade de tratamento ortodôntico e na estabilidade pós-tratamento da oclusão dentária.[13,14,15]

A língua recebe seu suprimento de sangue, que é drenado pelas veias linguais. Os vasos sanguíneos da língua têm a formação com origem no mesênquima dos arcos faríngeos.[16]

O freio lingual é uma estrutura dinâmica presente em todos os indivíduos, tridimensional, e formado pela mucosa oral, com fixação na fáscia do assoalho bucal ou na crista marginal inferior, ligado ao músculo genioglosso. Essa estrutura aparece a partir da quarta semana no período embrionário através do tubérculo ímpar, e direciona o crescimento da língua. Pode apresentar diferenças de acordo com o tamanho, na forma e na posição durante as etapas de desenvolvimento. É considerado um remanescente da fase embrionária, pela interrupção da apoptose celular neste período, e, em alguns casos, pode restringir movimentos da língua, principalmente durante a elevação e protrusão.[17,18]

## ANQUILOGLOSSIA

A anquiloglossia é uma condição clínica, definida como a presença de mobilidade limitada da língua decorrente de freio lingual restritivo. É considerada uma anomalia congênita, que ocorre quando tecidos remanescentes embriológicos, que deveriam ter sofrido apoptose durante o desenvolvimento embrionário, permanecem na face inferior da língua, restringindo seus movimentos, podendo variar entre uma membrana delgada e translúcida até a presença de fibras musculares.[19,20]

Segundo o documento científico da Sociedade de Pediatria de São Paulo e a nota técnica 52/2023 do Ministério da Saúde, a prevalência da anquiloglossia varia de 4% a 11% em recém-nascidos e de 7% a 10% em lactentes com menos de um ano de idade.[21, 22]

A grande maioria dos bebês possui um frênulo lingual observável, porém sua presença não necessariamente se correlaciona com dificuldades na amamentação.[23, 24]

A etiologia desta condição ainda não está totalmente definida; entretanto, pode-se sugerir ser de natureza hereditária, além da possibilidade de estar ligada ao cromossomo X ou até ser uma mutação do gene *TBX22*. Pode ter uma herança autossômica dominante com penetrância incompleta.[25]

O frênulo lingual é uma estrutura dinâmica, formada por uma prega da linha média em uma camada de fáscia que se insere ao redor do arco interno da mandíbula, formando uma estrutura semelhante a um diafragma no assoalho da boca. Pode ser descrito como uma camada submucosa de fáscia que se estende horizontalmente através do assoalho bucal, com variabilidade na espessura fascial e composição histológica. Esta fáscia suspende as glândulas sublinguais, os vasos e o genioglosso de sua superfície profunda.[20]

A mucosa na região inferior da língua é composta pela fáscia que é um tecido rico em colágeno. A estrutura do freio lingual é composta por feixes de colágeno tipo 1, fibras musculares entrelaçadas, fibras elásticas, agrupadas em feixes, próximas ao epitélio de revestimento. Quando alterado, esse tecido embriológico remanescente na linha média, na face inferior da língua e no assoalho da boca, restringe o movimento normal da língua. O freio lingual pode ser anormalmente espesso e curto, diminuindo a mobilidade da língua, havendo uma limitação funcional além de um achado anatômico, e só com observação da função, junto com o achado anatômico, é possível classificar um freio lingual como alterado.[20, 26]

A limitação nos movimentos da língua, frequentemente causada por alterações no frênulo lingual, leva ao uso de ações musculares compensatórias. Martinelli, Marchesan, Honório e Berretin-Felix (2016) realizaram um estudo clínico experimental com 641 bebês, no qual observaram que, na presença de alterações do frênulo lingual, a língua tende a permanecer na linha média ou com a ponta voltada para baixo, enquanto as laterais apresentam elevação acentuada durante o choro.[27]

As análises histológicas realizadas por De Castro Martinelli *et al.* (2014) demonstraram, por meio de análises histológicas, que o frênulo da língua em crianças com anquiloglossia apresenta características estruturais que favorecem a restrição do movimento da língua, como alta concentração de colágeno tipo I e feixes de fibras elásticas próximos ao epitélio. Considerando que o colágeno tipo I é resistente à tração, exercícios de alongamento podem não produzir o efeito desejado sobre a estrutura do frênulo, o que reforça a indicação da frenectomia lingual como procedimento eficaz para a melhora das funções orais.[28]

Na avaliação das funções, considerando a condição de anquiloglossia, podemos encontrar o posicionamento dos lábios que tendem a ficar entreabertos, enquanto, em bebês com frênulo considerado dentro do padrão de normalidade, os lábios tendem a permanecer com presença de vedamento no repouso (Fig. 8-1a,b). Ainda considerando a função adequada, no repouso, a língua posiciona-se com uma leve e constante pressão contra o palato duro (Fig. 8-1c,d), funcionando como guia para o crescimento e expansão maxilar. Em casos de anquiloglossia, a condição dificulta o acoplamento da língua contra o palato duro (Fig. 8-1e,f), impactando o desenvolvimento.[29]

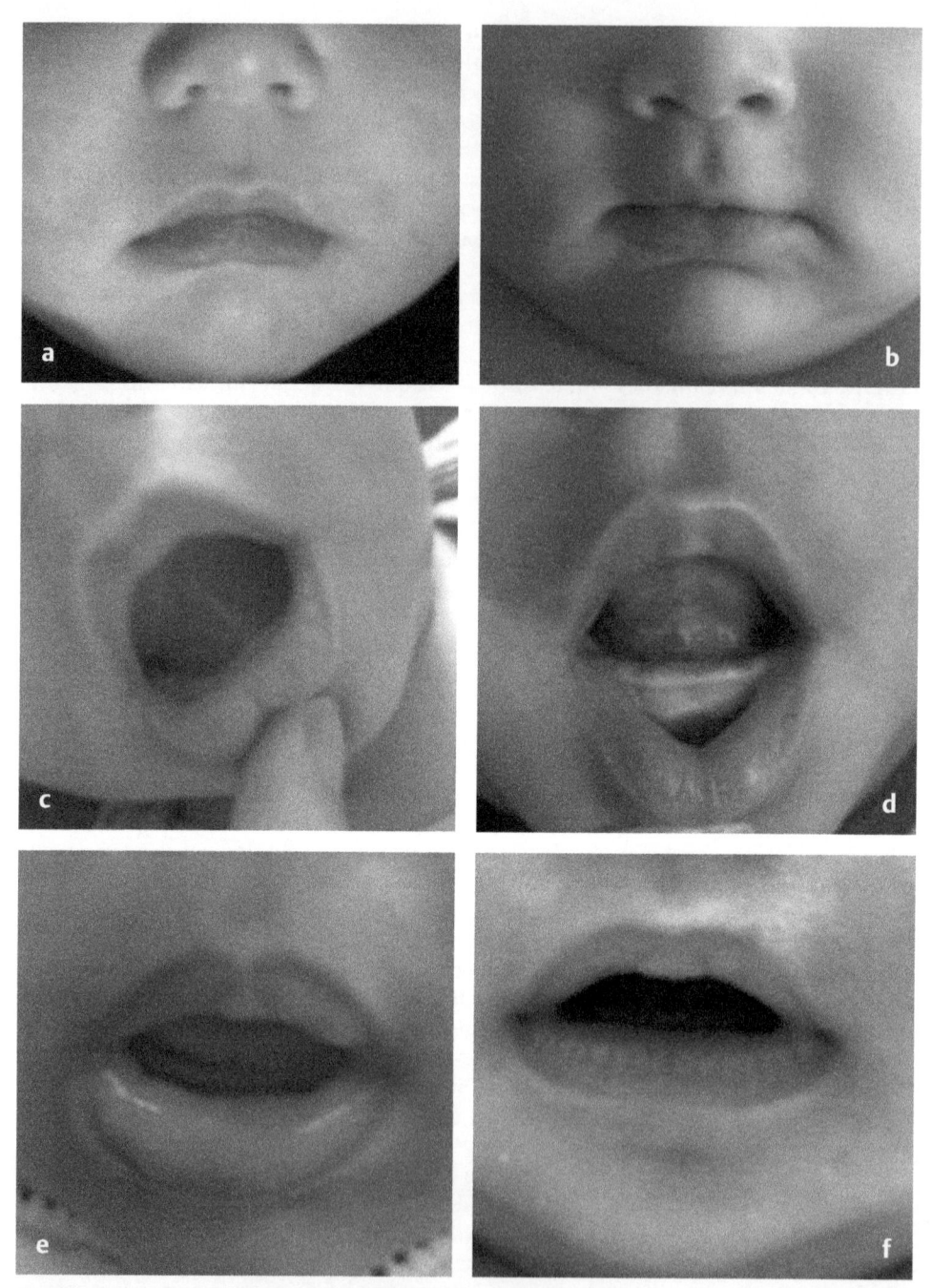

**Fig. 8-1.** Posicionamento das estruturas orais. (**a,b**) Vedamento labial presente no repouso. (**c,d**) Língua mantida em contato com palato duro no repouso (fotos durante o sono). (**e,f**) Alteração da postura de língua, que repousa em soalho bucal com impacto no vedamento labial.

Nota: Embora a anquiloglossia seja uma causa comum de alterações no posicionamento da língua e no vedamento labial, essas manifestações também podem ser secundárias a outras condições, como refluxo gastroesofágico, alterações respiratórias, disfunções (incluindo diminuição da força muscular) e alterações posturais como torcicolo congênito e assimetrias cranianas. Tais condições devem ser cuidadosamente investigadas e tratadas antes da indicação de uma frenectomia, afim de assegurar um diagnóstico preciso e uma intervenção adequada.

À medida que a língua se mantém rebaixada em assoalho bucal, por restrição de mobilidade, pode alterar o crescimento orofacial, impactando particularmente no desenvolvimento da maxila, interferindo no desenvolvimento do palato duro, acarretando uma anatomia alta e estreita, e, secundariamente, respiração oral durante o sono. Essas alterações ocorrem no início da vida, uma vez que o crescimento orofacial é particularmente rápido nos primeiros 2 anos de vida, período crítico para o desenvolvimento adequado da cavidade oral e estruturas associadas.[30, 31]

A correlação entre tecidos moles e duros assim como a necessidade das funções estomatognáticas para a sobrevivência do ser humano levam à ocorrência de adaptações funcionais a fim de viabilizar as funções, independentemente das alterações existentes.[32] Então, em uma situação de anquiloglossia, o bebê ainda pode ser capaz de mamar sem tratamento, porém com movimentos anormais de língua, podendo causar dor materna, vedação inadequada, provocando excesso de estalos e ingestão de ar, levando a sintomas como refluxo e cólica no bebê. Esse cenário acarreta compensações fatigantes e tornam a alimentação menos eficiente, havendo necessidade de os bebês serem amamentados com maior frequência.[33,34,35,36,37] Outro achado importante relacionado à alteração do frênulo lingual é a modificação da estabilidade do mecanismo hiolaríngeo, que pode gerar adaptações nos sistemas fonatório (plano laríngeo), articulatório e ressonantal (plano supralaríngeo). Essas adaptações se refletem em alterações nas medidas de frequência fundamental (f0) e no declínio espectral, sugerindo uma tendência à hiperfunção laríngea e mudanças na posição vertical da laringe. Uma análise preliminar das medidas acústicas das emissões de choro de bebês com e sem anquiloglossia, conduzida por Martinelli, Marchesan, Reis e Camargo (2016), revelou indícios de diferenças nos valores de F1 — parâmetro relacionado ao deslocamento vertical da língua. Esses resultados sugerem que a anquiloglossia pode afetar a mobilidade lingual já nos primeiros meses de vida.[38]

Em crianças maiores (7 a 11 anos), o estudo de Ardekani MD *et al.* (2016), com base na análise cefalométrica de radiografias laterais, demonstrou que a posição do osso hioide em crianças com anquiloglossia é mais posterior e elevada em comparação com crianças sem a condição.[39]

Essa alteração na posição do hioide pode, ainda, representar um fator de risco significativo para distúrbios do sono em idades mais avançadas, uma vez que o impacto no crescimento orofacial pode levar a modificações no lúmen das vias aéreas superiores, aumentando a suscetibilidade ao colapso durante o sono.[40, 41]

Os protocolos de avaliação do freio lingual surgiram pela necessidade de se padronizar o diagnóstico anatômico e funcional, para auxiliar na orientação e conduta dos profissionais de saúde envolvidos e ser base em pesquisas. Portanto, devem ser considerados como instrumentos auxiliares na avaliação clínica transdisciplinar e não como medida para definição de conduta.[42]

Existem diversos protocolos para a avaliação do freio lingual. Todavia, não há consenso na literatura científica sobre qual o protocolo mais acurado para o diagnóstico.

Segundo o Documento científico da SPSP, é essencial a assistência de profissional qualificado, dedicado ao cuidado conjunto da mãe e do bebê, que seja capaz de acompanhar uma mamada desde o início até o fim. Esse especialista deve ser hábil na avaliação da eficácia da sucção na mama, na identificação de quaisquer irregularidades e na orientação à estimulação da produção láctea, evitando uso excessivo de complementação artificial nos casos de dificuldade na amamentação, e, portanto, minimizando o risco de um desmame precoce.[22,43]

É sabido que o frênulo lingual, junto com as outras estruturas do sistema estomatognático, desempenha um papel crucial na realização adequada das funções orais, facilitando o aleitamento materno, considerado o alimento ideal para o recém-nascido, além de ser um estímulo natural para o desenvolvimento crânio-orofacial infantil. No entanto, é importante reconhecer que as dificuldades ou impedimentos ao aleitamento podem ter diversas causas, incluindo malformações congênitas, condições crânio-orofaciais, além de fatores físicos, emocionais e mentais que envolvem tanto a mãe quanto o bebê, os quais demandam diagnóstico preciso e intervenções de múltiplas áreas da saúde.

É fundamental o uso de critérios diagnósticos validados, bem como a capacitação técnica e o conhecimento aprofundado sobre a anatomia e a funcionalidade do frênulo lingual, do aleitamento materno e das funções orais para estabelecer o diagnóstico e o plano de tratamento da anquiloglossia. Quando o diagnóstico do frênulo lingual é incerto, recomenda-se o acompanhamento transdisciplinar. A intervenção cirúrgica para liberação do frênulo lingual deve ser indicada apenas quando houver critérios clínicos claros e sempre com o consentimento da família.[22]

## PROCEDIMENTO CIRÚRGICO DE LIBERAÇÃO DO FREIO LINGUAL

Não há consenso em relação ao mais indicado procedimento cirúrgico de liberação do freio lingual. Quando tratamos deste tema, até a nomenclatura deste tipo de procedimento se confunde e, portanto, chamaremos neste capítulo de liberação cirúrgica do freio lingual em recém-nascidos e lactentes jovens.

No Brasil, preconizamos a Odontopediatria minimamente invasiva, e, em relação a este procedimento cirúrgico, sugerimos que seja minimamente invasivo para pacientes desta faixa etária (Figs. 8-2 e 8-3).[44,45-47]

A cirurgia de liberação do freio lingual pode ser indicada nos casos de anquiloglossia grave, diagnosticados na maternidade e, nos demais casos, se for identificado algum risco para o recém-nascido, como a impossibilidade da amamentação. Para os casos duvidosos, a avaliação deve ser criteriosa, com um olhar atento à dinâmica da amamentação, que deve ser realizada de maneira transdisciplinar. O diagnóstico não precisa ser definido na maternidade, mas o paciente deve ter o acompanhamento transdisciplinar para planejar o melhor tratamento se houver necessidade.[48,49]

Deve-se orientar profissionais e estabelecimentos de saúde sobre a identificação precoce da anquiloglossia em recém-nascidos, como também estabelecer o fluxo de acompanhamento dos lactentes diagnosticados com anquiloglossia na rede de atenção à saúde no âmbito do Sistema Único de Saúde (SUS).

Mediante a confirmação de que a alteração da função da língua está interferindo na amamentação, o lactente deverá ser encaminhado de acordo com o fluxograma sugerido pelo Ministério da Saúde do Brasil.[21]

Sobre a avaliação do frênulo lingual, nas primeiras 48 horas de vida, recomenda-se, portanto, realizar apenas uma avaliação anatomofuncional; nos casos de dúvidas sobre

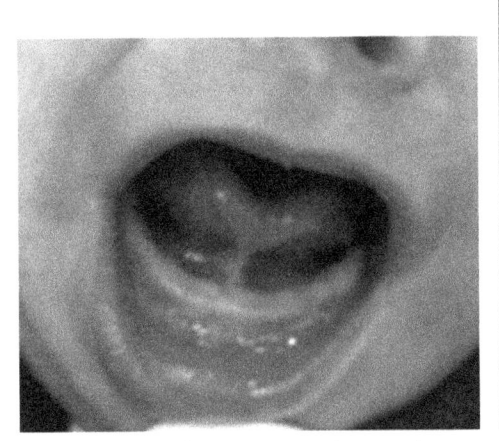

**Fig. 8-2.** Anquiloglossia com impedimento da movimentação da região anterior da língua.

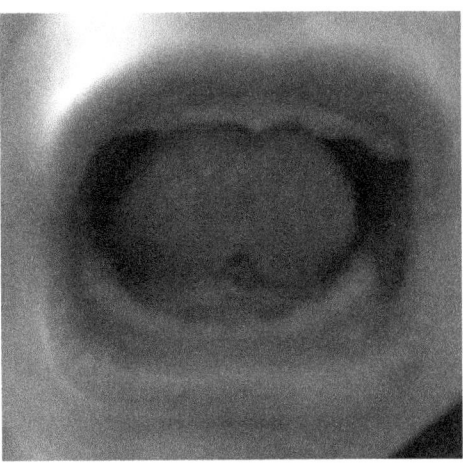

**Fig. 8-3.** Procedimento cirúrgico de liberação do freio lingual minimamente invasivo.

o diagnóstico, o recém-nascido pode ser submetido a um novo teste depois da primeira semana de vida.[21,22, 50, 51]

Após o diagnóstico, que deve ser realizado de maneira transdisciplinar, e na tentativa de um tratamento conservador que não teve o resultado desejado, quando a equipe indica que o plano de tratamento deve ser cirúrgico, então podemos seguir algumas recomendações da nota técnica 52/2023 do Ministério da Saúde e do documento científico da Sociedade de pediatria de São Paulo.[21,22]

Sempre que possível, evitar o procedimento cirúrgico nos primeiros dias de vida, limitando-o somente a situações de diagnóstico grave e dificuldades na mamada. Após a alta da maternidade, é recomendável o acompanhamento contínuo por uma equipe transdisciplinar, que deve oferecer orientação à família sobre a técnica de amamentação, apoiar em quaisquer dificuldades surgidas, e se for confirmado que a anquiloglossia apresente impacto significativo na amamentação e o plano de tratamento incluir a cirurgia, então, segundo a Sociedade de Pediatria de São Paulo, é necessário que o Pediatra confirme o bom estado de saúde geral do paciente para que ele possa se submeter ao procedimento cirúrgico.[22,52]

A avaliação de saúde geral e anamnese detalhada do neonato/lactente jovem antes da intervenção cirúrgica é fundamental para um tratamento cirúrgico dentro dos padrões de segurança.[22]

O procedimento cirúrgico poderá ser realizado por médico-cirurgião ou cirurgião--dentista capacitado/habilitado mediante consentimento informado dos pais e avaliação do médico pediatra sobre o estado geral de saúde do paciente.[21]

Para o procedimento cirúrgico de liberação do freio lingual, é necessário que o cirurgião tenha total conhecimento da anatomia e função desta região, que tenha habilidade na utilização do instrumental cirúrgico escolhido, e, principalmente, que domine a técnica cirúrgica indicada, oferecendo segurança durante o procedimento e no pós-operatório com o máximo conforto, possibilitando a volta à mamada logo após a intervenção. É fundamental o conhecimento e preparo do profissional para socorrer quaisquer intercorrências que eventualmente possam ocorrer. O procedimento cirúrgico deve ser executado em ambiente devidamente equipado, respeitando todas as normas de biossegurança, a fim de que se possa prestar imediato socorro em caso de complicações graves que signifiquem risco à vida dos pacientes, como é o caso das lesões hemorrágicas.[21,22,52]

Antes de começar o procedimento, é necessário realizar uma anamnese detalhada sobre a saúde da família e do paciente, para maior segurança na cirurgia. Como o paciente nesta faixa etária normalmente não apresenta histórico de saúde, é importante que o profissional saiba sobre possíveis discrasias sanguíneas dos familiares, se a mãe toma algum anticoagulante, se o paciente tomou vitamina K, se teve ou está com icterícia, ou como foram os exames na maternidade, como, por exemplo, o teste do pezinho. Estas informações podem orientar o profissional em relação a um procedimento mais seguro.[53]

Os responsáveis pelo paciente devem assinar um termo de consentimento livre e esclarecido. Sugerimos que o termo contenha fotos ou desenhos explicativos das etapas da cirurgia, assim como o que acontece quando existem intercorrências.[55]

Não existe consenso para a técnica ideal ou o melhor instrumento para a realização do procedimento cirúrgico de liberação do freio lingual. O que os profissionais de saúde concordam é que esta cirurgia não é apenas um pique ou picote (o procedimento era executado antigamente pelas parteiras que utilizavam as unhas das mãos ou moedas para a realização do pique ou picote).[54,55]

Obviamente, nos tempos atuais, este procedimento é realizado por cirurgião que tenha conhecimento da anatomia da região, da funcionalidade, da amamentação, sobre o processo cicatricial, e de técnicas e uso dos instrumentos cirúrgicos.

A liberação do freio lingual é um procedimento relativamente simples e seguro, mas que implica em cuidados e intercorrências como quaisquer outros procedimentos, e, portanto, a atenção aos detalhes fará toda a diferença![55]

Atualmente, esta cirurgia é realizada por dois tipos de instrumentos: instrumentos de lâmina fria e instrumentos térmicos. Os instrumentos de lâmina fria podem ser a tesoura Íris, a tesoura Metzembaun e o bisturi de lâmina fria 11 ou 15; os instrumentos térmicos podem ser o eletrocautério, o bisturi eletrônico ou elétrico e o *laser* diodo de alta potência.[52]

Ao planejar uma cirurgia como esta, é fundamental pensar em qual tipo de cicatrização é desejado. A incisão deve ser realizada com base na expectativa do resultado da melhor cicatrização. Entender o processo cicatricial é muito importante, além dos tecidos envolvidos desta região. Na região do ventre lingual, a mucosa está totalmente envolvida com a fáscia. A fáscia é um tecido composto basicamente por colágeno e, portanto, o corte deste tecido deve ser delicado e com o mínimo de aquecimento local, para obter a melhor cicatrização.

O ambiente em que a cirurgia será realizada deve estar dentro das regras de biossegurança. A mesa cirúrgica deve ser preparada com todos os instrumentos e materiais necessários para o procedimento cirúrgico desejado, inclusive os instrumentos e materiais necessários para o caso de acontecer alguma intercorrência (Fig. 8-4). Todos os instrumentos e materiais devem estar à disposição do cirurgião. O paciente pode ser colocado numa posição supina no colo de um dos responsáveis, numa almofada especial ou numa *macri*.

É fundamental anestesiar o paciente. Apesar de ser um procedimento simples, pode ser bastante doloroso. A dor no recém-nascido tem sido estudada desde os anos 1980 e, atualmente, o cuidado para que o paciente tenha o máximo conforto sem sentir dor é prioridade entre os profissionais que cuidam dos pacientes que se encontram nesta faixa etária. Neste procedimento cirúrgico, normalmente, a incisão é aprofundada em torno de 3 a 4 mm. O anestésico tópico é absorvido até em 2 mm de profundidade, quando é

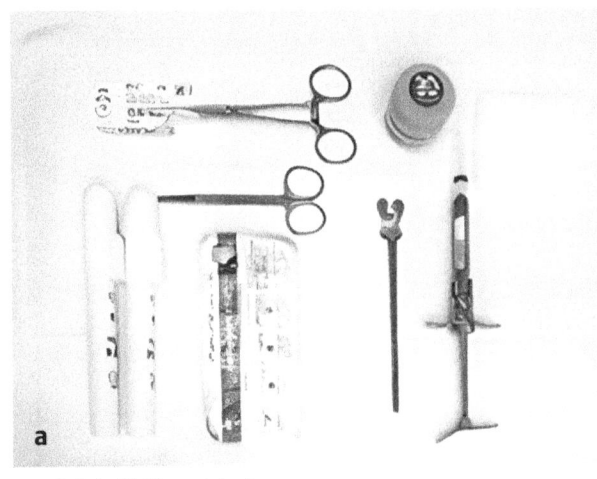

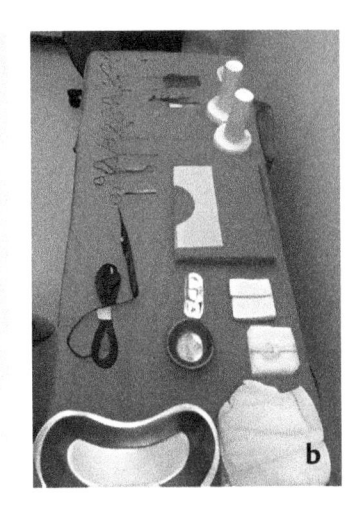

**Fig. 8-4.** (a,b) Mesa cirúrgica.

colocado totalmente dentro do padrão exigido. Sendo assim, é necessário que seja feita a anestesia infiltrativa local de acordo com o peso do paciente. O anestésico mais indicado, por ser menos tóxico, para recém-nascidos e lactentes jovens é a Lidocaína (tópica e infiltrativa). Desta maneira, um paciente anestesiado que sofre qualquer intercorrência pode ser socorrido sem qualquer tipo de dor.[52,56]

O corte para a liberação do freio lingual deve seguir o longo eixo do freio, a fim de reservar as estruturas nobres que estão adjacentes a ele, e ter uma profundidade em torno de 3 a 4 mm. Com a utilização de instrumentos térmicos, é importante que a ponta do instrumento esteja a 45° em relação ao freio lingual esticado, e que sejam feitos cortes em pinceladas de menos de um segundo, com aplicação de gaze embebida em soro fisiológico gelado a fim de resfriar o local e obter-se a melhor cicatrização (Figs. 8-5 e 8-6).

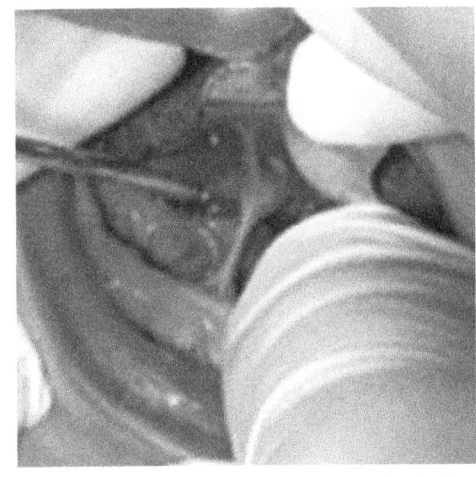

**Fig. 8-5.** Incisão executada com *laser* diodo de alta potência.

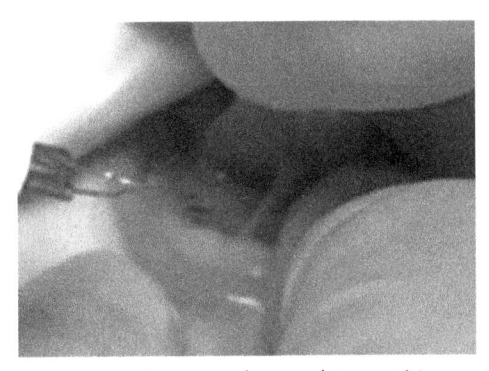

**Fig. 8-6.** Incisão executada com eletrocautério.

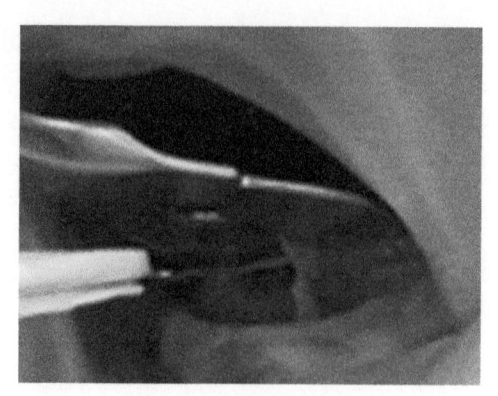

**Fig. 8-7.** Incisão executada por lâmina 15.
(Imagem cedida pela Dra. Sonia Cristina de Souza.)

Os instrumentos térmicos utilizados em cirurgia para a realização de uma incisão cirúrgica facilitam os momentos trans e pós-cirúrgicos por proporcionarem sangramento controlado ou nenhum sangramento durante o procedimento, além de evitar a sutura pós-operatória. A monitoração da temperatura durante a cirurgia com instrumentos térmicos deve ser sempre considerada, além do ângulo da fibra ou ponta posicionada em relação ao tecido. Esta pode ser uma característica que definirá a situação pós-cirurgia.[52]

Para a utilização de instrumentos de lâmina fria, é importante que a incisão seja bastante delicada (mas que remova a região do freio que segura a parte anterior da língua na movimentação) a fim de não ser um corte grosseiro e prejudicar o processo de cicatrização (Fig. 8-7).

A escolha do instrumento a ser utilizado em cada procedimento cirúrgico é sempre um desafio, uma vez que ainda é necessário pesquisas mais robustas e objetivas em relação a este tema.

No que diz respeito à utilização de *laser*, é fundamental que o operador tenha conhecimento profundo sobre este tema, para que execute um procedimento mais assertivo e com a dosimetria adequada para cada caso. Atualmente o *laser* mais indicado para esta cirurgia ainda é o *laser* diodo de alta potência no atendimento de pacientes recém-nascidos e lactentes jovens. E, para esta idade, não foram desenvolvidos protocolos do uso do *laser*. É fundamental que o profissional conheça sobre a utilização do *laser* e elabore os parâmetros de acordo com cada caso [52]. O acompanhamento pós-cirúrgico deve ser feito pelo profissional responsável pela cirurgia, que deve realizar o acompanhamento para verificar o processo cicatricial. Após o procedimento cirúrgico, é fundamental que haja acompanhamento transdisciplinar do binômio mãe-bebê para os cuidados necessários, além da reorganização muscular e o incentivo e apoio à amamentação, sendo necessário, em alguns casos, a reabilitação da mamada.[21,22]

## COMPLICAÇÕES

A melhor forma de prevenir uma complicação cirúrgica é ficar atento a todas as etapas necessárias para a realização de uma cirurgia. Deve ser realizada uma criteriosa anamnese e exame clínico nas consultas iniciais da pré-cirurgia, e, algumas vezes, exames laboratoriais do lactente. Na sequência, deve-se seguir rigorosamente todos os protocolos de procedimento cirúrgico e cuidados pós-cirúrgicos. Uma das complicações mais comuns do

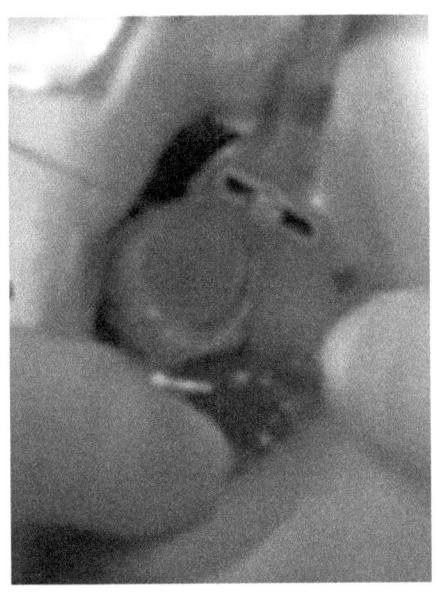

**Fig. 8-8.** Sangramento excessivo durante a cirurgia por rompimento de vaso sanguíneo.

procedimento cirúrgico é a necessidade de reintervenção cirúrgica, descrita na literatura entre 25 e 32% dos casos.[57,58]

A aversão oral do recém-nascido ou lactente após o procedimento cirúrgico, especialmente quando este for muito invasivo, é uma dificuldade severa que deve ser considerada.

O sangramento excessivo durante o procedimento, embora apresente baixa porcentagem de ocorrências descritas na literatura, é questão muito importante e que merece bastante atenção, devendo o cirurgião estar capacitado para realizar a hemostasia do(s) vaso(s) sangrante(s) (Fig. 8-8).[59]

O desmame precoce é outra complicação muito preocupante que pode acontecer por causa do excesso de manipulação no bebê por falta de manejo adequado da mamada, intercorrências durante a cirurgia, indicação inadequada da cirurgia ou no seguimento pós-operatório. A realização da sutura no local da cirurgia pode favorecer o desmame precoce. Não está descrito na literatura nenhum caso de infecção local em pacientes que estão sendo amamentados.[57,58,59,60]

Durante o procedimento cirúrgico, podem ocorrer lesões e danos às glândulas salivares e obstrução das vias aéreas, e o conhecimento profundo da anatomia desta região pode evitar acidentes desta natureza.[58,60]

A lesão sublingual é uma complicação pouco citada, sendo decorrente do uso inadequado do instrumento térmico, que pode levar à necrose extensa na área que sofreu a incisão.[22]

## CONSIDERAÇÕES FINAIS

O pleno domínio sobre a formação, anatomia e função da língua são essenciais para o profissional de saúde que atua nessa área. Compreender profundamente o papel do frênulo lingual e sua interação com as funções orais, como deglutição, fala e respiração, é crucial para a identificação precoce de alterações como a anquiloglossia. Durante o desenvolvimento intrauterino, a língua e suas estruturas associadas, incluindo o frênulo, influenciam diretamente o crescimento do sistema estomatognático, com impacto na formação do palato e no desenvolvimento dentoalveolar. A presença de um frênulo lingual alterado pode resultar em limitações funcionais significativas, afetando a mobilidade da língua e resultando em movimentos compensatórios. A avaliação clínica cuidadosa do freio lingual é essencial para determinar se ele está comprometido funcionalmente, uma vez que o diagnóstico anatômico isolado nem sempre reflete a gravidade da condição. Além disso, é importante considerar a anquiloglossia como um fator que pode prejudicar o desenvolvimento orofacial, com repercussões no crescimento da maxila e nas vias aéreas superiores.

O papel do fonoaudiólogo é essencial no manejo da anquiloglossia, pois, além de realizar uma avaliação minuciosa das funções orais, é responsável por garantir que as estruturas envolvidas apresentem boa mobilidade, força e função. Isso permite a implementação de intervenções terapêuticas adequadas, que assegurem a funcionalidade das estruturas orais e, quando necessário, a indicação assertiva para intervenção cirúrgica. A atuação do fonoaudiólogo é fundamental para proporcionar um diagnóstico preciso e um plano de tratamento eficaz, promovendo o desenvolvimento das funções orofaciais do bebê.

O tratamento cirúrgico pode ser necessário quando os sintomas interferem nas funções orais e no bem-estar do bebê, sendo fundamental a atuação de profissionais qualificados que compreendam a complexidade da condição e ofereçam um acompanhamento contínuo e integrado com a família.

Ainda se faz necessário pesquisas robustas, pré-clínicas e de ensaio clínico para obtermos respostas mais assertivas para as nossas perguntas e, assim, conseguirmos elaborar diretrizes para o diagnóstico e plano de tratamento desta condição. O importante, desde já, é que tenhamos muito critério na abordagem desta anomalia na faixa etária mencionada, que o atendimento seja individual, respeitando a singularidade de cada família, a fim de evitarmos sobre e subdiagnósticos e tratamentos desnecessários em um ser muito sensível que acaba de chegar ao mundo e precisa construir um vínculo positivo com a sua família!

## REFERÊNCIAS

1. Schoenwolf GC, Bleyl SB, Brauer PR, Francis-West PH. Larsen: embriologia humana. Rio de Janeiro: Elsevier; 2009. 472 p.
2. Nazari EM, Müller YMR. Embriologia humana. Florianópolis: Biologia/EAD/UFSC; 2011. 170 p.
3. Moore KL, Persaud TV, Torchia MG. Before we are born: essentials of embryology and birth defects. 9th ed. Philadelphia: Elsevier; 2016.
4. Praetzel JR, Pistóia SP, Saldanha MJ, Rocha NL. A importância da amamentação no seio materno para a prevenção de distúrbios miofuncionais da face. Pró-fono. 1997;9:69-73.
5. Ozawa TO, Silva Filho OG, Almeida AM, Lara TS. Embriologia da cavidade oral. In: Sistema digestório: integração básico-clínica. São Paulo: Blucher; 2016. p. 127-62.
6. Andrezzo M. Desenvolvimento da língua e sua relação com deglutição e sucção pré-natais. Trabalho de conclusão de curso (Graduação em Fonoaudiologia). Universidade Federal de Santa Catarina, Florianópolis; 2014. 41 f. Disponível em: https://repositorio.ufsc.br/handle/123456789/169756.
7. Drake RL, Vogl W, Mitchell AWM. Gray's anatomia clínica para estudantes. Rio de Janeiro: Elsevier; 2005.8. Parada C, Han D, Chai Y. Molecular and cellular regulatory mechanisms of tongue myogenesis. J Dent Res. 2012;91:528-35.
8. Canongia MB. Manual de terapia da palavra, anatomia, fisiologia, semiologia e o estudo da articulação e dos fonemas. Rio de Janeiro: Atheneu; 1981.
9. Araújo SOA. A língua e a deglutição. CEFAC Fortaleza. 2001. p. 3. Disponível em: http://sp.cefac.br.

10. Marshalla P. Oral-motor techniques in articulation & phonological therapy. Millennium ed. Kirkland: Marshalla Speech & Language; 2000.
11. Cockley L, Lehman A. The Ortho missing link: could it be tied to the tongue. JAOS. 2015;15(1):18-21.
12. Mauclaire C, Vanpoulle F, Saint-Georges-Chaumet Y. Physiological correction of lingual dysfunction with the "tongue right positioner": beneficial effects on the upper airways. Int Orthod. 2015;13(3):370-89.
13. Kravanja SL, Hocevar-Boltezar I, Mušič MM, Jarc A, Verdenik I, Ovsenik M. Three- dimensional ultrasound evaluation of tongue posture and its impact on articulation disorders in preschool children with anterior open bite. Radiol Oncol. 2018;52(3):250-6.
14. Volk J, Kadivec M, Mušič MM, Ovsenik M. Three-dimensional ultrasound diagnostics of tongue posture in children with unilateral posterior crossbite. Am J Orthod Dentofacial Orthop. 2010;138(5):608-12.
15. Hellekant G. The blood circulation of the tongue. Front Oral Physiol. 1976;2:130-45.
16. Mills N, Keough N, Geddes DT, Pransky SM, Mirjalili SA. Defining the anatomy of the neonatal lingual frenulum. Clin Anat. 2019;32(6):824-35.
17. Mills N, Geddes DT, Amirapu S, Mirjalili SA. Understanding the lingual frenulum: histological structure, tissue composition, and implications for tongue tie surgery. Int J Otolaryngol. 2020;2020:1820978.
18. Knox I. Tongue tie and frenotomy in the breastfeeding newborn. NeoReviews. 2010;11(9):e51.
19. Mills N, Pransky SM, Geddes DT, Mirjalili SA. What is a tongue tie? Defining the anatomy of the in-situ lingual frenulum. Clin Anat. 2019. [Epub ahead of print].
20. Ministério da Saúde (BR). Nota Técnica Conjunta nº 52/2023-CACRIAD/CGACI/DGCI/SAPS/MS e CGSB/DESCO/SAPS/MS. Sobre a avaliação do frênulo lingual. Brasília (DF): Ministério da Saúde; 2023.
21. Sociedade de Pediatria de São Paulo. Anquiloglossia no recém-nascido e lactente jovem: documento científico do Núcleo de Estudo de Saúde Oral. Departamentos de Neonatologia, Aleitamento Materno, Otorrinolaringologia e Cirurgia Pediátrica. São Paulo; 2024.
22. Haham A, Marom R, Mangel L, Botzer E, Dollberg S. Prevalence of breastfeeding difficulties in newborns with a lingual frenulum: a prospective cohort series. Breastfeed Med. 2014;9(9):438-41.
23. Fujinaga CI, Chaves JC, Karkow IK, Klossowski DG, Silva FR, Rodrigues AH. Frênulo lingual e aleitamento materno: estudo descritivo. Audiol, Commun Res [Internet]. 2017;22:e1762. Available from: https://doi.org/10.1590/2317-6431-2016-1 762.
24. Kantaputra P, Paramee M, Kaewkhampa A, Hoshino A, Lees M, McEntagart M, Masrour N,
25. Moore G, Pauws E, Stanier P. Cleft lip with cleft palate, ankyloglossia, and hypodontia are associated with TBX22 mutations. J Dent Res. 2011;90(4):450-5.
26. Edmunds J, Miles S, Fulbrook P. Tongue-tie and breastfeeding: a review of the literature. Breastfeed Rev. 2011;19(1):19-26.
27. Martinelli RLC, Marchesan IQ, Honório HM, Berretin-felix G. Relação entre frênulo lingual e tendência do posicionamento da língua durante o choro em bebês. Anais do XXIV Congresso Brasileiro de Fonoaudiologia. São Paulo; 2016. p. 8301.
28. De Castro Martinelli RL, Marchesan IQ, Gusmão RJ, De Castro Rodrigues A, Berretin-Félix G. Histological characteristics of altered human lingual frenulum. J Int Pediatr Child Health. 2014;1:5-9. Disponível em: https://savvysciencepublisher.com/jms/index.php/ijpch/article/view/17
29. Campanha SMA, Martinelli RL de C, Palhares DB. Position of lips and tongue in rest in newborns with and without ankyloglossia. CoDAS [Internet]. 2021;33(6):e20200069. Disponível em: https://doi.org/10.1590/2317-1782/20202020069
30. Huang Y, Quo S, Berkowski JA, Guilleminault C. Short lingual frenulum and obstructive sleep apnea in children. Int J Pediatr Res. 2015;1:1.

31. Yoon AJ, Zaghi S, Ha S, Law CS, Guilleminault C, Liu SY. Ankyloglossia as a risk factor for maxillary hypoplasia and soft palate elongation: A functional–morphological study. Orthod Craniofac Res. 2017;1-8.
32. Santos-Coluchi GG et al. Cirurgia ortognática. In: Pernambuco LA, Silva HJ, Souza LBR, Magalhães Jr HV, Cavalcanti RVA, editors. Atualidades em motricidade orofacial. Rio de Janeiro: Editora Revinter; 2012.
33. Genna CW. From: LEAVEN, Vol. 38 No. 2, April-May 2002, pp. 27-29. New York City NY USA.
34. Geddes DT, Langton DB, Gollow I, Jacobs LA, Hartmann PE, Simmer K. Frenulotomy for breastfeeding infants with ankyloglossia: effect on milk removal and sucking mechanism as imaged by ultrasound. Pediatrics. 2008;122(1):e188-94.
35. Siegel SA. Aerophagia induced reflux in breastfeeding infants with ankyloglossia and shortened maxillary labial frenula (Tongue and lip tie). Int J Clin Pediatr. 2016;5(1):6-8.
36. Kotlow L. Aerophagia associated with the maxillary lip tie and ankyloglossia. Clinical Lactation. 2011;(2-4):25-9.
37. Kotlow L. Infant gastroesophageal reflux (GER-benign infant acid reflux) or just plain aerophagia? International Journal of Child Health and Nutrition. 2016;5.
38. Camargo Z, Oliveira LR, Canton PC, Reis N, Rusilo LC, Marchesan IQ. Alterações do frênulo lingual e índices acústicos de qualidade vocal. Rev Intercâmbio, Esp Expressividade. 2017;XXXVI:52-65. São Paulo: LAEL/PUCSP.
39. Ardekani MD, Tabatabaee Z, Halvani N, Tabatabaee H, Uasaee S. Evaluation of hyoid position in children of 7-11 years old with ankyloglossia in lateral cephalometric radiographs. Maedica (Buchar). 2016 Sep;11(3):198-202.
40. Guilleminault C, Huseni S, Lo L. A frequent phenotype for paediatric sleep apnoea: short lingual frenulum. ERJ Open Res. 2016;2.
41. Villa M, Evangelisti M, Barreto M, Cecili M, Kaditis A. Short lingual frenulum as a risk factor for sleep-disordered breathing in school-age children. Sleep Med. 2019;66:119-22.
42. Ministério da Saúde. Secretaria de Atenção Primária à Saúde. Departamento de Gestão do Cuidado Integral. Coordenação-Geral de Articulação do Cuidado Integral. Coordenação de Atenção à Saúde da Criança e do Adolescente. Nota Técnica nº 24/2023-CACRIAD/CGACI/DGCI/SAPS/MS. 2023.
43. Campbell S, Spencer B, Chamberlain K. Lactation Education Accreditation and Approval Review Committee. Core curriculum for interdisciplinary lactation care. 2nd ed. Burlington: Jones & Bartlett Learning; 2023.
44. Tumenas I, Pascottos R, Saade JL, Bassani M. Odontologia minimamente invasiva. Rev Assoc Paul Cir Dent. 2014 Oct-Dec;68(4):305-10.
45. Silva Neto JM de A, Costa Agra LA, Luz MCM, Souza SVP, Santos JV dos, Mendonça ICG de. Os avanços da odontologia minimamente invasiva nos dias atuais. REAS. 2021;13(2). Disponível em: https://doi.org/10.25248/REAS.e6267.
46. Ximenes TA, Ribeiro MM, Gonzalez AF, Lavor LMA, Borges MS. Odontologia minimamente invasiva: do diagnóstico precoce ao tratamento: revisão de literatura. J Health Sci. 2018 Feb 23;19(5):213. Available from: https://journalhealthscience.pgsscogna.com.br/JHealthSci/article/view/5753
47. Carvalho A de O, Costa ALP, Marques BGD, Perpétuo FD, Ferreira LS, Alves LP, Rosa TOG, Brites TP, Barbosa YA, Corrêa LR. Odontologia minimamente invasiva. Anais do Seminário Integrador do Curso de Odontologia da UNIVALE. 2023;2(2).
48. Sanches MTC, Fráguas MVC, Chencinski YM. Anquiloglossia em recém-nascidos e lactentes. In: Chencinski YM, editor. Aleitamento materno na Era Moderna: vencendo desafios. Rio de Janeiro: Atheneu; 2021. p. 101-10.
49. Ministério da Saúde, Secretaria de Atenção à Saúde. Nota técnica nº 09/2016, de 10 de março de 2016.
50. Martinelli RLC, Marchesan IQ, Felix GB. Protocolo de avaliação do frênulo lingual para bebês: relação entre aspectos anatômicos e funcionais. Rev CEFAC. 2013;15(3):599-610.

51. Savian CM, Bolsson GB, Prevedello BP, Kruel CS, Zamberlan C, Santos BZ. Teste da linguinha. Tongue test. Disciplinarum Scientia. Série: Ciências da Saúde. 2018;19(3):623-38.
52. Mazzoni A, Navarro RS, Fernandes KPS, Mesquita-Ferrari RA, Horliana ACRT, Silva T, et al. Comparison of the effects of high-power diode laser and electrocautery for lingual frenectomy in infants: a blinded randomized controlled clinical trial. J Clin Med. 2022;11(13):3783.
53. Griffiths M, Oakley S, Hall N, Ganesan K. ATP - Association of Tongue-tie Practitioners. National guidelines for prolonged bleeding management. 2020.
54. Fernando C. Tongue-tie - From confusion to clarity: A guide to the diagnosis and treatment of ankyloglossia. Tandem. 1998.
55. O'Shea JE, et al. Frenotomy for tongue-tie in newborn infants. Cochrane Database of Systematic Reviews. 2017;91(3):147-9.
56. Silva HL, Silva JJ da, Almeida LF de. Frenectomia: revisão de conceitos e técnicas cirúrgicas. Rev Salusvita (Online). 2018;37(1):139-50.
57. Hale M, Mills N, Edmonds L, Dawes P, Dickson N, Barker D, et al. Complications following frenotomy for ankyloglossia: A 24-month prospective New Zealand Paediatric Surveillance Unit study. J Paediatr Child Health. 2020;56(4):557-62.
58. O'Connor ME, Gilliland AM, LeFort Y. Complications and misdiagnoses associated with infant frenotomy: results of a healthcare professional survey. Int Breastfeed J. 2022;17(1):39.
59. O'Shea JE, et al. Frenotomy for tongue-tie in newborn infants. Cochrane Database of Systematic Reviews. 2017;91(3):147-9.
60. Messner AH, Walsh J, Rosenfeld RM, Schwartz SR, Ishman SL, Baldassari C, et al. Clinical consensus statement: ankyloglossia in children. Otolaryngol Head Neck Surg. 2020;162(5):597-611.

# PARALISIA FACIAL

## Dicarla Motta Magnani

## INTRODUÇÃO

A paralisia facial periférica decorre da lesão neuronal do VII nervo craniano e é referida como a interrupção da informação motora para a musculatura facial, está presente em crianças e pode ser congênita ou adquirida. É uma condição devastadora com sequelas funcionais e estéticas resultando em redução da qualidade de vida, gerando comprometimento de atividades musculares que são vitais para a proteção ocular, fluxo de ar nasal, articulação da fala e continência oral, afetando diretamente atividades da vida diária como a alimentação e a comunicação verbal e não verbal.[1,2,3]

O nervo facial possui anatomia e função complexa, o que causa alterações com base no local da lesão. O nervo facial (VII par craniano) origina-se de múltiplos núcleos do tronco encefálico que são altamente especializados. É um nervo misto constituído por fibras aferentes, eferentes, somáticas e viscerais.[4]

As fibras aferentes somáticas gerais relacionam-se com a sensibilidade de parte do pavilhão auditivo e do meato acústico externo. As fibras aferentes viscerais gerais estão relacionadas com a parte posterior das fossas nasais e parte superior do palato mole. As fibras aferentes viscerais especiais recebem informação sobre a gustação dos 2/3 anteriores da língua. As fibras eferentes viscerais são divididas em dois componentes:

- As fibras gerais, relacionadas com as glândulas submandibular, sublingual e lacrimal.
- As fibras especiais, envolvidas na inervação dos músculos da mímica, do estilo-hióideo e ventre posterior do digástrico.[4]

Compreender a etiologia, o tipo de lesão neural e sua evolução é fundamental para definir o melhor tratamento e prognóstico para a paralisia facial.

A regeneração do nervo depende do grau da lesão (melhor quando há preservação dos tubos endoneurais).[5]

## TIPOS DE LESÃO

- *Neuropraxia*: definida como bloqueio neural fisiológico devido a um aumento transitório da pressão intraneural.
- *Axonotmese*: diminuição do retorno venoso com formação de edema e diminuição do fluxo de nutrientes.
- *Endoneurotmese*: pressão intraneural não regride, causando necrose dos tubos endoneurais.
- *Perineurotmese e epineurotmese*: transecção total ou parcial do nervo.

As possíveis causas da paralisia facial são muitas e podem ser congênitas, infecciosas, neoplásicas, traumáticas ou idiopáticas.[4]

No caso de paralisia facial adquirida pós-nascimento, a causa mais descrita na literatura é a paralisia de Bell que está relacionada com a ativação do vírus do herpes simples. Não existe predileção racial, geográfica ou de gênero para a paralisia de Bell, mas há um risco três vezes maior durante a gravidez e uma incidência quatro vezes maior em diabéticos.[4]

Nos pacientes pediátricos, a causa adquirida pós-nascimento mais comum descrita, no passado, foi a otite média aguda; no entanto, a doença de Lyme vem sendo citada em estudos como causa comum em regiões endêmicas e a caxumba também aparece como causa infecciosa requente em países em desenvolvimento, como é o caso do Brasil.

Harris *et al.* dividiram a paralisia facial congênita em dois grupos, conforme descrito a seguir.[6]

## Adquiridas no Nascimento (Paralisia Facial Traumática)

Alguns fatores de risco para a paralisia facial traumática são peso ao nascer maior que 3.500 g, parto assistido por fórceps e prematuridade. Nas paralisias faciais traumáticas, além de dados sobre o parto, podemos encontrar sinais de traumatismo na face, em região do osso temporal, hematomas e edemas. A paralisia facial traumática pode ser incompleta ou progressiva e aparecer alguns dias após o nascimento. A paralisia facial traumática pós-parto geralmente tem prognóstico melhor que as paralisia faciais causadas por malformação do nervo facial e, em alguns casos, tem indicação cirúrgica na presença de fratura do osso temporal.[6]

## Malformações do Nervo Facial

Esses casos apresentam um prognóstico pior que as paralisias traumáticas, pois raramente apresentam melhora espontânea. Podem ser uni ou bilateral, com identificação imediata ao nascimento, podem apresentar outras malformações craniofaciais associadas ou antecedentes de paralisia facial na família.

As alterações no desenvolvimento do nervo facial ocorrem entre a 4ª e a 8ª semana gestacional, decorrentes do segundo arco braquial, e podem ser classificadas como:

- *Aplasia*: definida como ausência total ou parcial, uni ou bilateral, do nervo facial; um exemplo para aplasia é a síndrome de Moebius, que apresenta como característica a total paralisia dos movimentos da mímica facial.
- *Displasia*: está associada à malformação de alterações do primeiro e segundo arcos braquiais, com diminuição de fibras nervosas, resultando na paralisia de vários músculos da face, e pode estar relacionada com microssomia hemifacial, microtia e a paralisia do músculo depressor do ângulo da boca.
- *Anomalias do trajeto*: alterações que podem aparecer no trajeto do nervo facial desde a sua origem no tronco cerebral até a musculatura da face.
- *Ramificações e bifurcações*: estão normalmente associadas a síndromes congênitas do primeiro e segundo arcos braquiais, como as síndromes de Treacher Collins e Pierre Robin.

As malformações podem também estar intrínsecas ao nervo sem outras alterações associadas, e essas estão divididas em:

- *Deiscência óssea do canal facial*: ocorre devido a uma alteração no processo de ossificação do canal de falópio que deveria se completar no 1º ano após o nascimento.

- *Variação anatômica no curso do canal facial*: alteração na formação da curva do canal que pode ser anterior, posterior ou medial em relação ao segmento timpânico; o segmento mastóideo faz um curso oblíquo externo em vez de vertical ou o forame estilomastóideo pode estar localizado mais lateralmente.
- *Anomalia anatômica do trajeto do canal facial*: normalmente associada à malformação do osso temporal.

Malformações do nervo facial nas síndromes são descritas na literatura como na anencefalia, síndrome da lágrima de crocodilo (de Bogorard), anomalia cardíaca congênita, síndrome do cromossomo desaparecido, síndrome de DiGeorge, síndrome de Goldenhar, síndrome de Moebius, síndrome de Von Recklinghausen, síndrome de Poland, embriopatia causada pela talidomida, síndrome de MacCune-Albright (displasia fibrótica), síndrome de Pierre Robin, síndrome de Treacher Collins, síndrome de Down, paralisia congênita tipo Heller e paralisia congênita unilateral do lábio inferior (Congenital Unilateral Lower Lip Palsy – CULLP).[6,7,8]

A paralisia facial congênita do nervo facial é rara, e não são descritos na literatura dados de prevalência de paralisia facial em população pediátrica de 0 a 6 meses. Sua incidência é baixa entre neonatos vivos: 0,2%. Segundo o trabalho de Falco *et al.* e Gallegos *et al.*, foram encontrados 18 casos de paralisia facial congênita em um grupo de 2.860 casos de paralisia facial, o que corresponde a 0,67%.[6]

## ASPECTOS ANATÔMICOS E FUNCIONAIS

A musculatura da face é altamente complexa e é responsável pela mímica facial, proteção ocular, controle dos esfíncteres oral e nasal e pelas funções de sucção, mastigação, deglutição e fala.[9,10]

Os músculos que são enervados pelo nervo facial são: músculo nasal, depressor do septo, dilatador anterior do nariz, dilatador posterior do nariz, orbicular do lábio, bucinador, risório, levantador do lábio superior, levantador do lábio superior e da asa do nariz, zigomático maior, zigomático menor, abaixador do lábio inferior, mentual, abaixador do ângulo da boca, levantador do ângulo da boca, incisivo do lábio superior, incisivo do lábio inferior, estilo-hióideo, ventre posterior do digástrico, platisma, frontal, corrugador do supercílio, orbicular dos olhos e prócero.[10]

A musculatura da face trabalha de forma sincronizada e delicada na expressão das emoções, tornando o tratamento da paralisia facial complexo, tanto na contração muscular individual como também na associação entre a contração de vários músculos em conjunto.

O bebê que apresenta paralisia facial entre o nascimento e os 6 meses de vida está em uma fase muito delicada de desenvolvimento em que a necessidade de realizar funções vitais como a sucção, a deglutição e a proteção ocular (ausência do fechamento dos olhos pode gerar úlcera de córnea) são prioridades neste momento. Uma lesão no nervo facial impacta negativamente dificultando esse desenvolvimento, podendo alterar o crescimento orofacial e gerar uma dificuldade na comunicação não verbal, o que acarreta muita ansiedade para a família.

## FUNÇÕES ORAIS

### Sucção

A sucção é uma atividade sensório-motora oral, cuja função é a extração de alimento líquido do peito materno, ou alternativamente da mamadeira, para suprir as necessidades nutricionais do bebê.[11] Desde a fase intrauterina, a funcionalidade do sistema sensório-motor é fundamental para o desenvolvimento normal da face. A sucção é a mais precoce das funções e, à medida que ocorrem alterações anatômicas, ocorre também o início de adaptações dos movimentos. A sucção é primariamente controlada por um gerador central de padrão motor (GCP) de sucção, localizado na ponte, e formação reticular do tronco encefálico.[12] Os GCPs para as funções orofaciais são compostos por redes de interneurônios bilaterais que ativam grupos de neurônios motores com o objetivo de gerar programas motores específicos para a tarefa. Eles determinam os músculos que serão empregados para executar a função motora e o modo que será feito. No caso dos pacientes com paralisia facial uni ou bilateral, algumas funções musculares estão alteradas, segundo o que é esperado para um bebê nascido a termo, como, por exemplo, a contração dos músculos orbicular da boca e bucinador. A falta de contração desses músculos dificulta a sucção, mas não impede a realização da função. O GCP pode ser estimulado utilizando orientações de postura que favoreçam principalmente o vedamento labial, gerando atividade motora somática rítmica e, assim, com adaptações musculares adequadas, favorecer a sucção, garantindo a nutrição e a movimentação muscular responsável pelo crescimento da face.[11,12]

## Deglutição

A função de deglutição pode apresentar alterações, principalmente, na fase oral devido à dificuldade de vedamento labial e, consequentemente, uma redução na pressão negativa para ingestão do bolo alimentar. O fonoaudiólogo é o profissional capacitado para orientar e avaliar e tratar as alterações relacionadas com a deglutição e, no caso dos pacientes com paralisia facial, o foco principal é manter o vedamento labial, favorecendo a pressão negativa para ingestão do alimento líquido. A avaliação fonoaudiológica determinará a possibilidade de amamentação no peito ou na mamadeira, tipo de bico e a posição do bebê.[11,12]

## Mímica Facial

As alterações da mímica facial impactam de forma muito importante na comunicação não verbal do bebê. Os músculos da mímica facial fazem parte da comunicação, expressando as emoções e os sentimentos de forma única e muito particular. A distorção nessas informações causa um impacto negativo nas relações interpessoais e psicológicas do indivíduo.[13]

## ABORDAGEM INTERDISCIPLINAR

O atendimento ao paciente com paralisia facial é interdisciplinar. O diagnóstico da paralisia facial é realizado pela equipe médica responsável que, muitas vezes, envolve várias especialidades médicas, como neonatologia, pediatria, otorrinolaringologia, neurologia e o cirurgião plástico. O diagnóstico médico direciona o tratamento possibilitando traçar o plano terapêutico interdisciplinar para cada paciente de forma muito específica, pois a causa da paralisia e a gravidade da lesão definem o prognóstico de cada caso.

Após o diagnóstico, o paciente é encaminhado para a reabilitação fonoaudiológica e, nesse momento, o profissional precisa estar preparado para orientar a família principalmente sobre o que esperar do tratamento naquele momento e a longo prazo.

A maioria dos casos de paralisia facial congênita precisa ser acompanhada a longo prazo devido a malformações do nervo. O fonoaudiólogo precisa orientar a família sobre a importância da proteção ocular e da necessidade de acompanhar o crescimento e o desenvolvimento da criança para caso haja a necessidade de alguma intervenção no futuro como o uso de medicações que minimizam as assimetrias, como é o caso do Botox ou possibilidades de cirúrgicas de reanimação de face.[14-17]

As funções da mímica facial, de sucção, mastigação, deglutição e de fala precisam ser adaptadas para favorecem o crescimento e o desenvolvimento e as relações interpessoais da criança, respeitando cada fase do crescimento, já que essas intervenções cirúrgicas são realizadas a partir de 6 anos de idade.

## TRATAMENTO FONOAUDIOLÓGICO PARA PARALISIA FACIAL EM BEBÊS DE 0 A 6 MESES

### Avaliação Fonoaudiológica

#### *Mímica Facial*

Existem várias escalas descritas na literatura para avaliação da mímica facial, como a escala de House-Brackmann, Sunnybrook (Toronto), escala de Sydney, Yanagihara, E-face, entre outras. Em 2023, foi publicado um artigo sobre o consenso entre especialistas internacionais em terapia facial para o tratamento de adultos com paralisia facial unilateral, e, neste estudo, a escala de Sunnybrook foi citada pela maioria da amostra. Apesar de nenhuma das escalas citadas acima estarem validadas para avaliação de bebês de 0 a 6 meses, é fundamental o registro da avaliação e utilizar o recurso de registro de fotos e filmagens para o controle da evolução do paciente.[18,19]

#### *Funções Orofaciais*

Avaliar a sucção e a deglutição do paciente, seguindo padrões descritos, favorece estabelecer as estratégias terapêuticas adequadas para cada caso. Um protocolo muito utilizado e testado na literatura é o protocolo PAD-PED que é utilizado para avaliação da disfagia pediátrica.[20]

### Terapia Fonoaudiológica

#### *Objetivos Gerais*

- Recuperação da simetria facial e recuperação da mímica facial do lado afetado.
- Manutenção da fisiologia muscular no repouso e no movimento do lado não afetado.
- Manutenção do fluxo sanguíneo e aporte de nutrientes aos músculos da face no intuito de minimizar processos degenerativos decorrentes de déficits na mobilidade muscular.
- Reabilitação das funções miofuncionais orofaciais: de sucção, deglutição, mastigação e fala.[21]

#### *Objetivos Específicos*

##### Orientações

Instruir a família sobre a doença e sobre a terapia fonoaudiológica e fornecer informações sobre funcionamento muscular, proteção ocular e sobre as funções da mímica facial, sucção, mastigação, deglutição e fala.

##### Contração da Musculatura da Face do Lado Paralisado

Contração passiva da musculatura do lado paralisado para auxiliar no fechamento ocular, oclusão dos lábios, simetria na protrusão e favorecimento do vedamento labial, simetria no sorriso, movimentação de músculos responsáveis pela produção de fonemas fricativos e labiodentais.

## Alongamento da Musculatura da Face do Lado Não Paralisado

Alongamento da musculatura facial do lado não paralisado tem o objetivo de reduzir a hiperfuncionalidade dos músculos decorrente da compensação pela falta de movimentação do lado oposto.

## Funções Orofaciais

Adaptar as funções orais de sucção e deglutição utilizando estratégias de posicionamento.

Preparar a musculatura do paciente para as mudanças de consistência alimentar, para a função de mastigação, favorecendo a aquisição e o desenvolvimento da fala.

A intervenção precoce nos casos de paralisia facial em crianças de 0 a 6 meses melhora a movimentação da musculatura da face e das funções orofaciais, proporcionando o crescimento craniofacial para o desenvolvimento da alimentação via oral e para a fala. Para que isso ocorra é muito importante que o fonoaudiólogo acompanhe o crescimento dessa criança orientando em cada fase do desenvolvimento.

## CONSIDERAÇÕES FINAIS

A paralisia facial é uma condição que afeta o ser humano na sua essência, pois precisa de interação com seus pares para o seu desenvolvimento. A face transmite a identidade do indivíduo com o seu entorno. O diagnóstico precoce favorece a evolução por meio da intervenção assertiva para cada caso.

Para o sucesso do tratamento da paralisia facial em bebês de 0 a 6 meses, a interação da equipe interdisciplinar com a família é fundamental. Estabelecer metas com objetivos claros para cada fase do desenvolvimento, apontando também os resultados, favorece o processo evolutivo.

Reabilitar a mímica facial e as funções de sucção, mastigação, deglutição e fala proporciona ao paciente uma melhora estética e funcional minimizando dificuldades psicossociais e melhorando a qualidade de vida do paciente.

## REFERÊNCIAS

1. Wenceslau LGC, Sassi FC, Magnani DM, Andrade CRF. Peripheral facial palsy: muscle activity in different onset times. Codas. 2016;28(1):3-9.
2. Fattah A, Borschel GH, Zuker RM. Reconstruction of facial nerve injuries in children. J Craniofacial Surg. 2011;22(3):782-8.
3. Graciano AJ, Bonin MM, Mory MR, Tessitore A, et al. Translation cultural adaptation and validation of the facial disability index into Brazilian Portuguese. Braz J of Otorhinolaryngol. 2019;774.
4. Geller TH, Nordli DR, Dashe JF. Facial nerve palsy in children. Wolters Kluwer. 2016.
5. Salomone R. Paralisia facial periférica. In: Bento RB, Voegels RL, Sennes LU, Pina FR, Jotz GP (orgs.). Otorrinolaringologia baseada em sinais e sintomas. São Paulo: Fundação Otorrinolaringologia; 2011. p. 55-67.
6. Bento RF. Paralisia facial congênita. In: Bento RF et al. (org.). Tratado de paralisia facial: Fundamentos teóricos – Aplicação prática. Rio de Janeiro; 2018. p. 77-80.
7. Picciolini et al. Moebius syndrome: clinical features, diagnosis, management and early intervention. Italian Journal of Pediatrics. 2016;42:56.
8. Gaudin RA et al. Bilateral facial paralysis: A 13 year experience. Plastic and reconstructive advance online article.
9. Terzis JK, Karypidis D. Therapeutic strategies in post-facial paralysis synkinesis in pediatric patients. Journal of Plastic, Reconstructive Aesthetic Surgery. 2012.64:1009-18.

10. Jowett N. A general approach to facial palsy. Otolaryngol Clin N Am. 2018.
11. Felício CM. Desenvolvimento, bases anatômicas e controle neuromuscular das funções estomatognáticas. In: Felício CM. Motricidade orofacial: Teoria, avaliação e estratégias terapêuticas. São Paulo: Editora da Universidade de São Paulo; 2020. p.13-41.
12. Barlow SW. Central pattern generation involved in oral and respiratory control for feeding in the term infant. Current Opinion in Otolaryngology e Head and Neck Surgery. 2009;17(3):187-93.
13. Altmann EBC. Reabilitação fonoaudiológica na paralisia facial congênita e na sequência de Moebius. In: Bento RF et al. (org.). Tratado de paralisia facial: Fundamentos teóricos – Aplicação prática. Rio de Janeiro; 2018. p 223-9.
14. Nduka C, Hallan MJ, Labbe D. Refinements in smile reanimation: 10-year experience with the lengthening temporalis myoplasty. J Plastic Reconstruct Aesth Surg. 2012;65:851-6.
15. Terzis JK, Konofaos P. Reanimation of facial palsy following tumor extirpation in pediatric patients: Our experience with 16 patients. J Plastic Reconstruct Aesth Surg. 2013;66:1219-29.
16. Leckenby JI, Ghali S, Buther DP, Grobbelaar AO. Reanimation of brow and eye in facial paralysis: Review of the literature and personal algorithmic approach. J Plastic Reconstruct Aesth Surg. 2015;68:603-14.
17. Faria JCM, Baptista RR. Neurectomias e miectomias na paralisia facial. In: Bento RF et al (org.). Tratado de paralisia facial: Fundamentos teóricos – Aplicação prática. Rio de Janeiro; 2018. p 183-5.
18. Fonseca ACO. Avaliação clínica da paralisia facial. In: Bento RF et al. (org.). Tratado de paralisia facial: Fundamentos teóricos – Aplicação prática. Rio de Janeiro; 2018. p 35-39.
19. Neville C, Beurskens C, Diels J, MacDowell S, Rankin S. Consensus among international facial therapy experts for the management of adults with unilateral facial palsy: A two-stage nominal group and Delphi Study. Facial Plastic Surg Aesth Med. 2023.
20. Almeida FCF, Buhler KHB, Limongi SCO. Protocolo de avaliação clínica da disfagia pediátrica (PAD-PED). Brueri: Pró-Fono; 2014.
21. Sassi FC, Andrade CRF. Plano Terapêutico Fonoaudiológico (PTF) para paralisia facial periférica de curta duração. In: Pro-Fono (org). Planos Terapêuticos Fonoaudiológicos (PTFs) – Vol. 1. Barueri: Pró-Fono; 2012. p.483-88.

# PREMATURIDADE

CAPÍTULO 10

Fernanda Miori Pascon ■ Denise Madureira

*"O neonato é um indivíduo que, ao nascer, com sua carga individual e de origem genética, interage imediatamente com o meio ambiente, modificando-se através do amadurecimento global e da influência do meio, modelando a maneira com que irá desenvolver o seu relacionamento com este e com as pessoas que o cercam."*

Meyerhof, P

## INTRODUÇÃO

O trato aerodigestivo superior humano é considerado a unidade neuromuscular mais complexa do corpo humano, desempenhando funções vitais desde o início da vida. Ele serve como ponto de interseção de três sistemas fundamentais:

1. *Digestivo*: responsável pela ingestão e transporte de nutrientes.
2. *Respiratório*: garante a passagem do ar para os pulmões.
3. *Fonatório*: envolvido na produção de sons, especialmente no início da comunicação vocal.

Nos bebês, essas funções estão em pleno desenvolvimento e dependem de uma maturação coordenada e progressiva do sistema neuromuscular. Qualquer alteração nesse processo pode impactar o desenvolvimento motor oral e comprometer funções básicas, como alimentação e respiração.[1]

## IMPORTÂNCIA DO TEMA: IMPACTO NA SAÚDE E DESENVOLVIMENTO DAS FUNÇÕES ORAIS

Intercorrências clínicas durante o período neonatal, prematuridade, tratamentos realizados para tal condição, déficits neurológicos, anomalias congênitas e distúrbios metabólicos podem estar relacionados com o desenvolvimento das disfunções orais.[2,3] Dessa forma, as disfunções orais podem interferir no aleitamento materno e nos reflexos orais de busca, sucção, deglutição, mordida e vômito,[2] e, como consequência, observa-se desmame precoce, baixo ganho de peso e desenvolvimento inadequado das estruturas orais.[4,5]

Bebês prematuros podem apresentar alterações no desenvolvimento dentário, na língua, lábios, bochechas, artérias, veias, nervos e glândulas que apresentam papel fundamental nas funções orais, como a sucção, mastigação, deglutição, fonoarticulação e respiração. Aumento na incidência das lesões de cárie, atraso na cronologia de erupção decídua, defeitos de esmalte e alterações no palato, na maxila e mandíbula são os achados mais frequentemente observados e relatados na literatura.[6]

## DEFINIÇÃO E CLASSIFICAÇÃO DE PREMATURIDADE

De acordo com Sociedade Brasileira de Pediatria, a prematuridade é uma síndrome clínica complexa, com diversos fatores etiológicos, que se inicia antes da gestação, determinada por fatores socioeconômicos, estilo de vida e de trabalho, que interagem de maneira complexa com os fatores biológicos, determinando o nascimento prematuro, com repercussões durante toda a vida da criança.[7,8]

A idade gestacional determina o grau de prematuridade que está frequentemente associado a quadros de desnutrição fetal. De acordo com a idade gestacional do recém-nascido ao nascimento, os subgrupos de risco podem ser categorizados em:

- *Pré-termo*: menor que 37 semanas e 0 dias.
- *Pré-termo tardio:* entre 34 semanas e 0 dias e 36 semanas e 6 dias.
- *Pré-termo moderado/moderadamente pré-termo*: 32 semanas e 0 dias e 33 semanas e 6 dias.
- *Muito pré-termo*: 28 semanas e 0 dias a 31 semanas e 6 dias.
- *Pré-termo extremo*: menor que 28 semanas e 0 dias.[9]

A Organização Mundial da Saúde (OMS) recomenda o uso do termo "pré-termos" para bebês que nascem com menos de 37 semanas de gestação ou antes de completar 259 dias, contados a partir do primeiro dia do último ciclo menstrual da mulher.[10,11] Entretanto, a realização precoce, ou seja, antes da 14ª semana de gestação, da ultrassonografia obstétrica é considerada como padrão ouro para estimar a idade gestacional.[12] Ainda, o recém-nascido (RN) pré-termo moderado pode ser subcategorizado em **RN pré-termo tardio** (34 a < 37 semanas completas). Além disso, o baixo peso ao nascer (menor que 2.500 gramas) caracteriza também bebês prematuros, podendo ser ainda subcategorizado em **muito baixo peso ao nascer**: PN < 1.500 g (até e incluindo 1.499 g); **extremo baixo peso ao nascer**: PN < 1.000 g (até e incluindo 999 g).[10]

## DESENVOLVIMENTO DOS REFLEXOS ORAIS NA VIDA FETAL

O desenvolvimento das funções orais começa cedo na vida fetal e segue uma sequência bem definida. Reflexos como a abertura da boca, a deglutição e a sucção são indicadores de maturidade neurológica e preparam o feto para o nascimento e para a alimentação extrauterina:

- *Abertura de boca*: observada a partir de estimulação perioral ao redor de 9,5 semanas de idade gestacional, indicando o início da maturação do sistema motor oral.
- *Deglutição*: uma das primeiras respostas motoras a surgir, por volta da 10ª à 11ª semana de vida fetal. Esse reflexo é essencial para a ingestão de líquido amniótico, que auxilia no desenvolvimento do trato gastrointestinal e no fortalecimento da musculatura orofaríngea.
- *Sucção*: presente de forma incipiente a partir da 10ª semana, mas torna-se mais evidente entre a 18ª e a 24ª semana de gestação. A sucção é fundamental para a amamentação, contribuindo para a formação de padrões motores que serão utilizados na alimentação pós-natal.

Embora esses reflexos estejam presentes antes do nascimento, a coordenação entre sucção, deglutição e respiração, crucial para a alimentação segura, ocorre apenas ao redor da 34ª semana de gestação. Essa integração funcional depende da maturação neurológica mediada pelo tronco encefálico.[13,14]

## CORRELAÇÃO COM O DESENVOLVIMENTO MOTOR GLOBAL

O desenvolvimento motor oral não ocorre de forma isolada, mas está diretamente relacionado com o progresso do desenvolvimento motor global do feto.

Nos últimos meses de gestação, o crescimento do feto dentro do útero promove uma postura de flexão generalizada. Essa postura promove uma organização neuromuscular e favorece movimentos espontâneos, como levar a mão à boca. Esse movimento desempenha um papel importante no fortalecimento da musculatura oral e na preparação para a resposta de sucção.

O desenvolvimento motor oral e as funções orais possuem uma interdependência funcional. Fetos com tônus muscular adequado e movimentos espontâneos bem estabelecidos tendem a apresentar uma sucção funcional mais eficaz.

Alterações no desenvolvimento motor oral ou global durante a vida fetal podem ter repercussões significativas após o nascimento, como dificuldades na alimentação oral, por exemplo, sucção fraca ou desorganizada, risco aumentado de aspiração devido à falha na coordenação entre sucção, deglutição e respiração, e necessidade de suporte especializado, como alimentação por sonda ou terapia fonoaudiológica precoce.[1,15]

## DESENVOLVIMENTO DAS ESTRUTURAS ORAIS EM FETOS E INFLUÊNCIA DA PREMATURIDADE

Defeitos de esmalte, como hipoplasia e hipomineralização,[16] aumento na incidência de cárie dentária,[17-19] atraso do desenvolvimento e na erupção da dentição decídua e malformação dentária e do palato,[16] estão entre as alterações e disfunções orais observadas em bebês prematuros de baixo peso ao nascer.

Entre essas alterações, o palato arqueado, fissurado ou em formato ogival na região do palato duro bem como as alterações no desenvolvimento ósseo e dentário são mais comuns em crianças prematuras.[20,21] De acordo com a literatura, as alterações orais em bebês prematuros podem ser atribuídas à deficiência respiratória, que exige o uso de ventilação mecânica com tubos nasotraqueais ou orotraqueais. Esse procedimento pode resultar no desenvolvimento de cistos subglóticos, estreitamento bronquial, fendas no palato, ranhuras alveolares, dilaceração dos dentes decíduos, defeitos no esmalte dental, alterações na oclusão, como mordida cruzada e mordida aberta, e dificuldades na fala. A pressão exercida pelos tubos orotraqueais ou pelo laringoscópio é frequentemente citada como fator causador dessas alterações, prejudicando o crescimento normal das estruturas orofaciais.[16] Dessa forma, tem sido recomendado o uso de posicionadores intraorais, reduzindo assim a pressão gerada por ela, promovendo proteção adicional às estruturas bucais durante o período de ventilação mecânica e prevenindo traumas e alterações orofaciais.[21]

Dois fatores que agravam as fissuras palatais são o tempo de intubação da criança e o movimento de sucção, uma vez que a língua desempenha um papel crucial no desenvolvimento anatômico do palato. Quando a língua volta a se movimentar após a remoção da cânula, isto pode contribuir para a recuperação da anatomia normal do palato em até dois anos a depender do grau de dano prévio.[20] Alterações na morfologia do palato de bebês prematuros foram relatadas em uma revisão sistemática da literatura, apontando a intubação oral como fator que contribuiu para as alterações; entretanto, não foram encontradas evidências da correlação entre a presença de maloclusões e prematuridade.[22] Comparando-se bebês prematuros e os nascidos a termo, pesquisadores não observaram diferenças no padrão morfológico dos roletes gengivais, sugerindo ausência de influência entre a prematuridade e a relação oclusal.[23] Entretanto, outros pesquisadores identificaram que bebês prematuros apresentam maior predisposição ao desenvolvimento de mordida aberta anterior, influenciada pelos hábitos de sucção e orais não nutritivos, infecções respiratórias e respiração oral ou nasal inadequada. Esses dados ressaltam a importância da estimulação precoce das atividades funcionais dos músculos mastigatórios, visando a minimizar o impacto dessas condições no desenvolvimento oral.[24]

### Diferenças nas Habilidades Oromotoras entre RNT e RNPT

Bebês a termo (RNT) e pré-termo (RNPT) apresentam diferenças significativas nas habilidades oromotoras devido principalmente à maturação neurológica e ao desenvolvimento estrutural, como assinala o Quadro 10-1.

Essas diferenças ressaltam a necessidade de intervenções precoces para facilitar a maturação das habilidades motoras e prevenir disfunções a longo prazo.

**Quadro 10-1.** Bebês a termo (RNT) e pré-termo (RNPT) em relação a habilidades oromotoras

| RNT | RNPT |
| --- | --- |
| Bebê fletido | Bebê em extensão |
| Estabilidade de pescoço, ombros e tronco | Pobre estabilidade de pescoço, ombros e tronco |
| Anatomicamente pronto para sugar | Pobre estabilidade de bochechas |
| Sucção forte | Sucção débil |
| Vedamento adequado de lábios | Vedamento labial inadequado |
| Estabilidade adequada de mandíbula para manter um bom ritmo de sucção | Estabilidade insuficiente de mandíbula para manter uma sucção adequada |
| Sinais de fome e sede adequados | Sinais inadequados de fome e sede |
| Neurologicamente mais organizado | Desorganizado neurologicamente |
| Ritmo adequado de coordenação sucção, deglutição e respiração | Ritmo diminuído de coordenação, sucção, deglutição e respiração |
| Reflexos motores presentes | Reflexos motores incompletos |

Fonte: Xavier, 1998.

### Maturação das Habilidades Motoras e de Alimentação

A maturação das habilidades motoras e de alimentação ocorre de forma simultânea ao desenvolvimento do sistema nervoso central (SNC). Essa evolução é fortemente influenciada pela experiência de aprendizado, o que reforça a importância da estimulação precoce para promover o desenvolvimento adequado.

O controle postural está diretamente associado ao sucesso alimentar, sendo uma condição essencial para a funcionalidade das estruturas orais. A postura corporal exerce influência sobre a estabilidade das bochechas, da mandíbula e língua, que são cruciais para a coordenação entre sucção, deglutição e respiração.

Crianças com desordens sensório-motoras frequentemente apresentam dificuldades na alimentação, sendo necessário garantir um controle postural adequado e suporte especializado para alcançar um desempenho funcional satisfatório. O manejo dessas condições requer intervenções que associem a estabilização corporal à estimulação das habilidades oromotoras, buscando minimizar os impactos negativos no desenvolvimento alimentar.[25]

## Prevalência de Disfunções Orais em Prematuros

As disfunções orais são comuns em prematuros e estão associadas a diversos fatores, como a idade gestacional (IG) e a gravidade da prematuridade:

- IG < 37 semanas: 10% de prevalência.
- Prematuros de muito baixo peso (MBP): 25% a 45%.
- Alterações no desenvolvimento neuromotor (ADNPM): 33% a 80%.

Esses dados reforçam a importância de acompanhamento especializado para identificação e manejo precoce das dificuldades alimentares.[26,27]

## IMPLICAÇÕES DA PREMATURIDADE NO VÍNCULO MÃE E BEBÊ

O nascimento prematuro de um bebê impede o período completo de gestação tanto para o bebê como também para seus cuidadores principais, implicando em perdas importantes para ambos do ponto de vista orgânico e emocional. A quebra no processo gestacional traz grande ansiedade para os pais que ainda não estão "prontos" para receber o seu bebê.

A segunda metade da gestação é o período mais crítico do ponto de vista do questionamento e aproximação dos pais em relação ao novo bebê, momento em que ocorre a escolha do nome, preparo do enxoval e do quarto do bebê. O nascimento prematuro pode provocar uma desorganização e até um afastamento dos pais em relação ao bebê.

## ABORDAGEM INTERDISCIPLINAR

Bebês prematuros ou com condições médicas precisam de cuidados redobrados em virtude da alta suscetibilidade a complicações e necessidade de suporte contínuo. A unidade de terapia intensiva neonatal (UTIN) é o local no qual estes bebês frágeis e vulneráveis recebem cuidados por equipes interdisciplinares altamente especializadas.[28-30]

A equipe multidisciplinar envolve a participação de diversos profissionais da saúde, como médicos neonatologistas, enfermeiros, fisioterapeutas, fonoaudiólogos, psicólogos, assistentes sociais, entre outros, que trabalham de forma integrada para oferecer os cuidados necessários e abrangentes às múltiplas dimensões da saúde dos bebês prematuros,[31-33] englobando os cuidados médicos de alta complexidade, a vigilância e assistência dos bebês, até mesmo oferecimento de suporte emocional e orientação às famílias, que enfrentam momentos de incerteza e ansiedade diante da saúde fragilizada de seus filhos.[33-35] Nesse sentido, a abordagem multidisciplinar na UTIN é a base essencial para assegurar a sobrevivência, a qualidade de vida e o desenvolvimento futuro desses bebês prematuros.

## Avaliação Precoce das Funções Orais e Intervenções Necessárias

Devido à complexidade no cuidado de bebês prematuros e/ou com baixo peso ao nascer, a atuação multidisciplinar torna-se indispensável. A colaboração entre os profissionais é fundamental e deve ocorrer de maneira estruturada e harmoniosa. Os avanços nos cuidados neonatais têm contribuído para a melhoria significativa das condições de sobrevivência de crianças com menor idade gestacional e/ou baixo peso ao nascer. O cuidado da equipe de saúde deve ser iniciado no período pós-natal, sendo fundamental a inclusão do pré-natal odontológico como educação em saúde e como medida preventiva contra possíveis alterações futuras.[36,37]

## Estratégias Terapêuticas Fonoaudiológicas

Os sinais e sintomas mais comuns de disfunções na deglutição em prematuros incluem atraso na elicitação da resposta de sucção, sucção fraca, coordenação inadequada entre sucção e movimentos de língua, extração insuficiente de leite, atraso na fase faríngea da deglutição, regurgitação nasofaríngea, irritabilidade, alterações do ritmo respiratório, déficit de movimentos peristálticos e aversão oral.

O planejamento terapêutico deve ser com base em uma avaliação clínica e instrumental detalhadas, considerando a objetividade, o direcionamento das intervenções, expectativas realistas e flexibilidade. Além disso, o plano terapêutico deve ser integrado às demais necessidades do bebê, contemplando:

- *Adequação nutricional*: garantir aporte energético suficiente para o crescimento e desenvolvimento.
- *Função gastrointestinal*: manejar condições como refluxo gastroesofágico, que pode interferir na alimentação.
- *Estabilidade pulmonar*: minimizar riscos de aspiração e promover a coordenação entre respiração e deglutição.
- *Desenvolvimento sensório-motor oral*: estimular a função oral para a progressão de habilidades alimentares.
- *A atuação fonoaudiológica* deve, ainda, respeitar a individualidade de cada bebê e estar em sintonia com a equipe multiprofissional para garantir um manejo global e eficaz.[1]

## Método Canguru

O Método Canguru destaca-se como uma abordagem humanizada que promove o cuidado integral ao recém-nascido pré-termo e sua família. Com base no contato pele a pele precoce e no envolvimento dos pais nos cuidados com o bebê, o método oferece múltiplos benefícios:

- Redução do tempo de separação entre bebê e família.
- Fortalecimento do vínculo pai-mãe-bebê.
- Promoção do aleitamento materno.
- Estímulo ao desenvolvimento sensorial e motor do bebê.
- Melhora no controle térmico e redução do risco de infecções hospitalares.
- Redução do estresse e da dor do recém-nascido.

A continuidade desse cuidado, desde o pré-natal até o acompanhamento ambulatorial, é essencial para assegurar um desenvolvimento harmonioso e favorecer a integração do bebê à rotina domiciliar.

## Prognóstico e Reabilitação

O prognóstico do desenvolvimento das funções orais em prematuros depende de diversos fatores, como a gravidade da prematuridade, a presença de comorbidades, o suporte oferecido durante a internação e a continuidade do acompanhamento após a alta.

A reabilitação fonoaudiológica visa não apenas a funcionalidade das estruturas orais, mas também a integração do bebê à amamentação e à alimentação segura. Esse processo exige intervenções individualizadas e a colaboração da família no manejo das necessidades específicas do bebê.

O acompanhamento a longo prazo é essencial para a promoção da saúde oral e a prevenção de dificuldades alimentares futuras. Além disso, a evolução das habilidades alimentares deve ser monitorada, promovendo transições adequadas entre as diferentes etapas do desenvolvimento alimentar.

Com uma abordagem integrada, humanizada e baseada em evidências, é possível minimizar os impactos das disfunções orais em bebês prematuros, permitindo que eles alcancem seu pleno potencial de crescimento e desenvolvimento.

## CONSIDERAÇÕES FINAIS

Dada a complexidade do atendimento e os fatores de risco aos quais os bebês prematuros estão expostos, é essencial garantir atenção integral por parte de toda a equipe médica e odontológica. É crucial que esses profissionais estejam informados sobre as possíveis alterações orais, possibilitando um tratamento adequado e promovendo melhora na qualidade de vida para os bebês prematuros.

A área de obstetrícia e dos cuidados pré e pós-natais tem avançado tecnologicamente, o que contribuiu para a redução da mortalidade de bebês prematuros. Nesse contexto, é fundamental a implementação de programas que assegurem um atendimento integral precoce, iniciando na vida intrauterina até o período pós-natal, ressaltando, assim, a importância do diagnóstico e da intervenção precoce. O planejamento deve iniciar com a saúde da gestante, com objetivo principal de educar e prevenir as doenças materno-infantis. A equipe de saúde deve estar preparada para encaminhar os bebês prematuros para atenção especializada, para que profissionais possam diagnosticar e tratar as disfunções orais, e, assim, a atuação multidisciplinar da equipe de saúde seja efetivamente estabelecida. Medidas preventivas primárias e secundárias devem fazer parte de projetos de saúde, promovendo desenvolvimento adequado do sistema estomatognático, contribuindo então para o desenvolvimento global dos pacientes infantis, com consequente melhora na qualidade de vida.

O desenvolvimento das funções orais nos prematuros é um processo complexo que depende de uma integração entre maturação neurológica, postura corporal e estimulação adequada. Alterações anatômicas e funcionais são frequentes nessa população, mas podem ser minimizadas com intervenções precoces e manejo especializado.

As disfunções orais em bebês prematuros representam desafios significativos para o desenvolvimento adequado das funções alimentares e para a promoção da saúde global. A atuação de uma equipe interdisciplinar é essencial no processo de identificação precoce, manejo terapêutico e reabilitação desses pacientes, garantindo melhor qualidade de vida a curto e a longo prazo.

## REFERÊNCIAS

1. Arvedson JC, Brodsky L, Lefton-Greif MA. Pediatric swallowing and feeding: assessment and management. 1st ed. Plural Publishing Inc; 2019. 562 p.
2. Sanches MTC. Manejo clínico das disfunções orais na amamentação. J Pediatr. 2004;80(5 Suppl):S155-S162.
3. Steinberg C, Menezes L, Nóbrega AC. Oral motor disorder and feeding difficulty during the introduction of complementary feeding in preterm infants. CoDAS. 2021;33(1):1-6.
4. Buswell CA, Leslie P, Embleton ND, Drinnan MJ. Oral-motor dysfunction at 10 months corrected gestational age in infants born less than 37 weeks preterm. Dysphagia. 2009;24:20-5.
5. Valério KD, Araújo CMT, Coutinho SB. Influência da disfunção oral do neonato a termo sobre o início da lactação. Rev CEFAC. 2010;12(3):1-13.
6. Cortines AAO, Costa LR. Associated factors and persistence of palatal groove in preterm infants: a cohort study. BMC Pediatr. 2016;16:143.
7. Goldenberg RL, Gravett MG, Iams J, et al. The preterm birth syndrome: issues to consider in creating a classification system. Am J Obstet Gynecol. 2012;206(2):113-18.
8. Barros FC, Papageorghiou A, Victora CG, et al. The distribution of clinical phenotypes of preterm birth syndrome: implications for prevention. JAMA Pediatr. 2015 Jan 5; published online.
9. American Academy of Pediatrics/AAP & The American College of Obstetricians and Gynecologists. Guidelines for perinatal care. 8th ed. Elk Grove Village, IL; 2017.
10. WHO, March of Dimes, PMNCH, Save the Children. Born too soon: The global action report on preterm birth. Geneva: World Health Organization; 2012.
11. Chawanpaiboon S, Vogel JP, Moller AB, Lumbiganon P, Petzold M, Hogan D, et al. Global, regional, and national estimates of levels of preterm birth in 2014: a systematic review and modelling analysis. Lancet Glob Health. 2019;7:e37-46.
12. Committee on Obstetric Practice, the American Institute of Ultrasound in Medicine, the Society for Maternal-Fetal Medicine. Committee opinion no 700: methods for estimating the due date. Obstet Gynecol. 2017;129:e150–e154.
13. Bu`Lock F, Lusobridge MW, Baum JD Development of co-ordination of sukling, swallowing and breathing: Ultrasound study of turn and preterm infants. Developmental Medicine and Child Neurology. 1990;32:669-78.
14. Als H. The Thigle – Risk Neonate: Developmental therapy perspectives. New York: The Hawort; 1986.
15. Xavier C. Assistência à alimentação de bebês hospitalizados em neonatologia: Um convite à atuação fonoaudiológica. In: Basseto MCA, Brock R, Wajnsztejn R. Ed. Lovise; 1998. cap. 34. p. 255-76.
16. Seow WK, Brown JP, Tudehope DI, O'Callaghan M. Developmental defects in the primary dentition of low birth-weight infants: adverse effects of laryngoscopy and prolonged endotracheal intubation. Pediatr Dent. 1984;6:28-31.
17. Saraiva MC, Chiga S, Bettiol H, Silva AA, Barbieri MA. Is low birthweight associated with dental caries in permanent dentition? Paediatr Perinat Epidemiol. 2007;21:49-56.
18. Shulman JD. Is there an association between low birth weight and caries in the primary dentition? Caries Res. 2005;39:161-7.
19. Nicolau B, Marcenes W, Bartley M, Sheiham A. A life course approach to assessing causes of dental caries experience: the relationship between biological, behavioural, socio-economic and psychological conditions and caries in adolescents. Caries Res. 2003;37:319-26.
20. Duke PM, Coulson JD, Santos JI, Johnson JD. Cleft palate associated with prolonged orotracheal intubation in infancy. J Pediatr. 1976;89:990-1.
21. Erenberg A, Nowak AJ. Palatal groove formation in neonates and infants with orotracheal tubes. Am J Dis Child. 1984;138:974-5.
22. Paulsson L, Bondemark L, Söderfeldt B. A systematic review of the consequences of premature birth on palatal morphology, dental occlusion, tooth-crown dimensions, and tooth maturity and eruption. Angle Orthod. 2004;74:269-79.

23. Almeida MN, Siqueira TO, Ribeiro SM. Evaluation of the occlusion in pre-dental period in premature born in Santa Casa de Misericórdia do Pará. Rev Para Med. 2007;21:31-6.
24. Harila-Kaera V, Grön M, Heikkinen T, Alvesalo L. Sagittal occlusal relationships and asymmetry in prematurely born children. Eur J Orthod. 2002;24:615-25.
25. Coriat LF. Maturação psicomotora no primeiro ano de vida da criança. SP: Cortez & Moraes, 1977.
26. Germano et al. Associação entre prematuridade e dificuldades alimentares na infância: revisão sistemática.
27. Lameira LAM, Monte AG, Freire DGP, Pacheco DC, Oliveira FL, Paniago FOA, Rosa GPC, Torres GB, Sammour HB, Zornitta JF, Gomes MP, Barros RKP, Pimentel YMB, Filho GAF. Transtorno da compulsão alimentar pediátrica em crianças e adolescentes, uma revisão bibliográfica. Braz J Health Rev. 2023;6(6).
28. Gaíva MAM, Rondon JN, de Jesus LN. Segurança do paciente em unidade de terapia intensiva neonatal: percepção da equipe de enfermagem. Rev Soc Bras Enferm Ped. 2017;17(1):14-20.
29. Latorre Souza V, Miyahara Kobayashi DR, Simonetti DSH. Construção de competências do enfermeiro para implantar unidade de terapia intensiva neonatal cardiológica. Nursing (São Paulo). 2020;23(264):3894-905.
30. Manzo BF, Corrêa ADR, Vieira CPV, et al. Bundle de cateter central: comportamento de profissionais da saúde em neonatologia. Rev Enferm UFPE online. 2018;12(1):28.
31. Subutzki LS, Smeha LN, Costenaro RS, Backes DS. Processo de morte e morrer em unidade de terapia intensiva neonatal à luz da complexidade. Rev Pesqui Cuid Fundam (Online). 2018;25-8. Disponível em: https://pesquisa.bvsalud.org/portal/resource/pt/biblio-905224
32. Toole CA, et al. Informing leadership models: Nursing and organizational characteristics of neonatal intensive care units in freestanding children's hospitals. Dimens Crit Care Nurs. 2018;37(3):156-66.
33. Zuliani LL, Jericó MC. Estudo comparativo do consumo e gasto com medicamentos em Unidades Pediátricas de Terapia Intensiva e Semi-intensiva. Rev Paul Pediatr. 2012;30:107-15.
34. Nonato LF. Relações de poder nas práticas cotidianas de profissionais de uma Unidade de Terapia Intensiva Neonatal. repositorioufmgbr. 2018. Disponível em: https://repositorio.ufmg.br/handle/1843/ENFC-B9DNL5.
35. Sales CB, et al. Protocolos operacionais padrão na prática profissional da enfermagem: utilização, fragilidades e potencialidades. Rev Bras Enferm. 2018;71(1):126-34.
36. Machado FC, Ribeiro RA. Defeitos de esmalte e cárie dentária em crianças prematuras e/ou de baixo peso ao nascimento. Pesq Bras Odontoped Clin Integr. 2004;4(3):243-7.
37. Diniz MB, Coldebella CR, Zuanon ACC, Cordeiro RCL. Alterações orais em crianças prematuras e de baixo peso ao nascer: a importância da relação entre pediatras e odontopediatras. Rev Paul Pediatr. 2011;29(3):449-55.
38. Viana KA, et al. Hábitos relacionados à saúde bucal em crianças nascidas prematuras: uma preocupação para equipes multiprofissionais de saúde. Arq Odontol. 2013;49(3):140-6.

# MACROGLOSSIA

Silvana Bommarito ▪ Carolina Ribeiro Neves

## INTRODUÇÃO

A macroglossia é uma condição rara, definida pelo aumento do tamanho da língua. Nesta condição, a língua em repouso encontra-se projetada além da cavidade bucal, impactando o sistema estomatognático devido ao seu tamanho e posicionamento, causando prejuízos às suas funções: respiração, sucção, deglutição, mastigação e fala.

Segundo a literatura, a macroglossia pode ser classificada como *verdadeira* ou *relativa*, e ambas podem ser congênitas (desde o nascimento) ou adquiridas.[1,2] Nos casos de macroglossia congênita, é possível sua constatação nos exames realizados durante a gestação. Na maioria dos casos está associada a distúrbios hereditários ou congênitos, sendo os mais comuns: síndrome de Beckwith-Wiedemann, acromegalia, amiloidose primária, hipotireoidismo congênito, síndrome de Down, síndrome de Apert, dentre outros. São raros os casos em que a macroglossia ocorre de forma congênita, como um achado isolado. Quando considerada característica herdada isolada, esta condição é transmitida como um traço genético autossômico dominante. Este gene pode ser herdado dos pais ou resultado de uma nova mutação ocorrida durante o desenvolvimento genético do indivíduo. Segundo dados da National Organization for Rare Disorders (NORD), há 50% de chances de transmissão do gene anormal quando herdado dos pais, independentemente da sexagem deste bebê.[3] Já quando adquirida, a macroglossia pode ser um sinal de distúrbios metabólicos/endócrinos, doenças inflamatórias ou infecciosas.

A macroglossia *verdadeira* refere-se a aumento do tamanho da língua, geralmente nas três dimensões, seja pelo crescimento excessivo longilíneo (comprimento), alargamento transverso (largura) e espessura vertical (altura) correlacionada a anormalidades histológicas.[4,5] As causas mais comuns são malformações vasculares, hipertrofia muscular, tumores e associação a síndromes, como no caso da síndrome de Beckwith-Wiedmann.

Já a macroglossia *relativa*, também conhecida como pseudomacroglossia,[6] é definida quando o espaço intraoral é insuficiente para o órgão, gerando um desequilíbrio para execução de sua função devido à falta de espaço intraoral. Neste caso, o aumento aparente da língua não se relaciona com alterações patológicas em sua histologia. Sua principal causa é a síndrome de Down.

O diagnóstico da macroglossia pode ser desafiador, uma vez que não existem, descritos na literatura, critérios diagnósticos objetivos ou método prático e eficaz para dimensionar o tamanho de língua considerado dentro da normalidade ou patologicamente aumentado. Desse modo, seu diagnóstico deve se basear em sua classificação e etiologia, assim como nos aspectos da língua que envolvem volume, posição na cavidade oral, mobilidade e seu desempenho nas funções estomatognáticas (respiração, sucção, deglutição, mastigação e deglutição).[6]

Vale ressaltar que, apesar de Wolford e Cottrell[7] (1996) terem descrito características clínicas, radiográficas e cefalométricas como sinais e sintomas da macroglossia, tais parâmetros não são considerados parâmetros diagnósticos mas apenas para fins de análise ortodôntica.

Em relação à sua prevalência, por ser uma condição rara principalmente quando ocorre de forma isolada, há limitação de contabilização devido a poucas informações descritas na literatura. Já nos casos em que ocorre de forma secundária, sua prevalência dependerá do distúrbio subjacente, como por exemplo, nos casos de síndrome de Beckwith-Wiedemann, que possui a prevalência estimada de 1 em cada 10.300 a 13.700 indivíduos.[8]

## ASPECTOS ANATÔMICOS E FUNCIONAIS

A língua é um órgão complexo, sensorial e muscular, localizado na cavidade oral e que atua nas cinco funções estomatognáticas: respiração, deglutição, sucção, que são funções inatas e a mastigação e a fala que são funções adquiridas. Além disso, tem importante papel para propriocepção oral, através da percepção gustativa, sendo uma das principais estruturas do sistema sensório-motor oral.

É formada por dois grupos musculares: intrínsecos (longitudinal superior, vertical, transverso, longitudinal interior) e extrínsecos (genioglosso, hioglosso, estiloglosso, palatoglosso); ligados à epiglote, ao osso hioide, palato mole, faringe e laringe.[9] Do ponto de vista anatômico temos a seguinte divisão da língua:

- *Ápice (ponta da língua):* extremidade anterior, responsável por tocar o palato e os dentes.
- *Corpo da língua:* maior parte da língua, situada no meio, entre o ápice e a raiz. Possui superfície dorsal (superior) rugosa, onde se localizam as papilas linguais, e superfície ventral (inferior) lisa, que é fixada ao assoalho da boca pelo frênulo lingual.
- *Raiz da língua:* parte posterior, que se liga à faringe.

Na superfície dorsal (superior), há pequenas elevações que cobrem a superfície da língua, contendo: células gustativas, chamadas de papilas; e receptores das sensações táteis, chamados de corpúsculos de Krause.

Os principais tipos de papilas são:[10] papilas fungiformes, localizadas principalmente na ponta da língua e nas laterais, são as mais abundantes na língua com formato de cogumelo; papilas foliáceas, encontradas na borda posterior da língua, tem forma semelhante a uma folha; papilas filiformes, criam uma textura áspera e abrasiva que auxilia na limpeza da boca, na mastigação e na fala; e papilas circunvaladas, localizadas na parte posterior da língua perto da entrada para o esôfago, tem estrutura circular, formando uma linha em "V".

Já os corpúsculos de Krause são receptores sensoriais que fazem parte do sistema nervoso periférico, encontrados em várias partes do corpo, incluindo a língua, onde desempenham papel importante nas sensações táteis.

As glândulas salivares são glândulas exócrinas, localizadas em torno da língua. São responsáveis por produzirem saliva, que além de manter a lubrificação da cavidade oral, auxiliam na percepção gustativa e nos estágios iniciais da digestão, durante a mastigação dos alimentos e sua ejeção.

Em relação à sua composição muscular, temos os músculos extrínsecos, que estão ligados a alguma estrutura óssea adjacente possibilitando sua movimentação; e os intrínsecos, que alteram sua forma, sendo os responsáveis por ajustar seu formato e sua orientação na

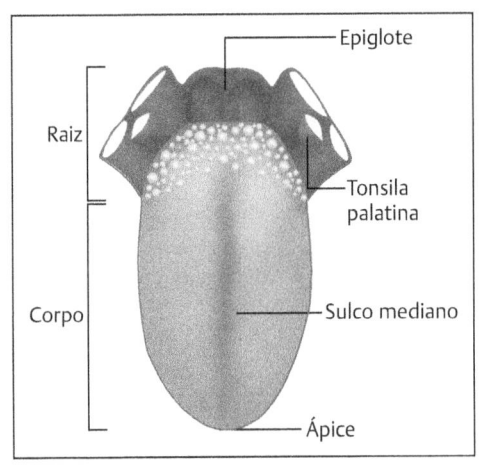

**Fig. 11-1.** Partes da língua. (Fonte: Arquivo pessoal do autor.)

cavidade oral.[11] As laterais da língua auxiliam em seu movimento e na manipulação dos alimentos para adequada ejeção.

Além disso, a língua tem importante papel no desenvolvimento das estruturas estomatognáticas. Sabemos que a relação da língua com a cavidade oral ocorre desde a 4ª semana do desenvolvimento embrionário até as funções mais complexas e essenciais para o ser humano. O feto necessita que a língua se desenvolva de forma adequada, tanto em seu posicionamento intraoral quanto em mobilidade, para que as funções de sucção e deglutição, inicialmente reflexas, auxiliem no desenvolvimento do terço médio da face.

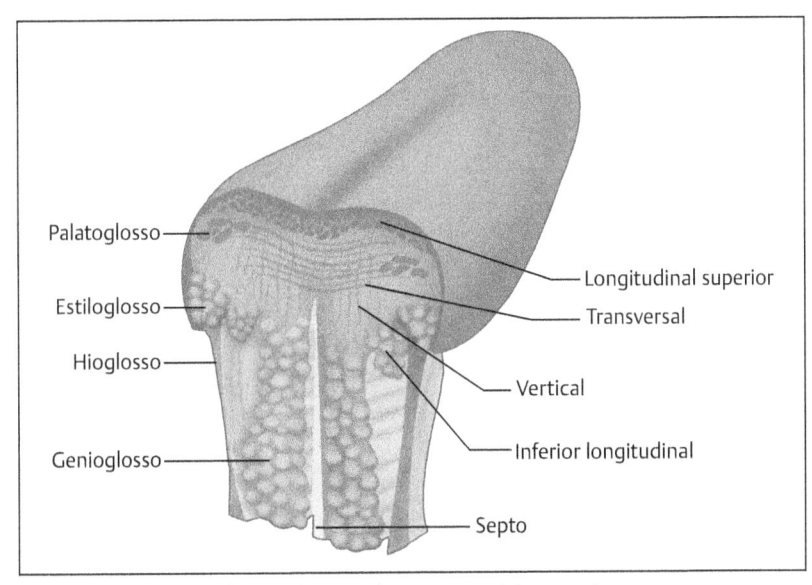

**Fig. 11-2.** Músculos da língua. (Fonte: Arquivo pessoal do autor.)

No pós-nascimento espera-se que as estruturas estomatognáticas desse recém-nascido tenham se desenvolvido o suficiente para que as funções sensório-motoras oral, respiração, deglutição e sucção consigam garantir sua sobrevivência e dar continuidade ao crescimento musculoesquelético.

## IMPLICAÇÕES FONOAUDIOLÓGICAS

Devido à incompatibilidade do tamanho da língua com a cavidade oral, e todas as alterações que esta pode acarretar no indivíduo, os mecanismos miofuncionais orais e orofaciais são desenvolvidos de modo compensatório. Caberá ao fonoaudiólogo, após uma avaliação detalhada, atuar nas estruturas envolvidas nas funções estomatognáticas, melhorando seu tônus e mobilidade, com a finalidade de diminuir o impacto negativo nestas funções.

As alterações estruturais envolvendo esta condição estão relacionadas com deformidades dentárias e musculoesqueléticas, consideradas por alguns autores como fator etiológico para: desenvolvimento anormal da mandíbula e dentes, espaçamento entre os arcos dentários, mordida aberta, e protrusão bimaxilar (saliência dos incisivos superiores e inferiores em relação à base do crânio e alveolar). As principais alterações de oclusão descritas na literatura são: Classe III dentária, mordida aberta anterior e o prognatismo mandibular.[12] Vale ressaltar que todas essas alterações vão impactar no crescimento craniofacial e, consequentemente, na aparência facial do indivíduo.

Os possíveis impactos da macroglossia nas funções do sistema estomatognático podem ser:

- *Respiração:* na maioria dos casos, há redução do tônus muscular e diminuição da mobilidade, principalmente, da língua e lábios, impactando diretamente na **postura da respiração**, que geralmente é oral devido à dificuldade em manter o vedamento labial, além do fato da hipotonia de a língua e sua mobilidade reduzida aumentarem a dificuldade para adequada preparação oral e ejeção, aumentando o risco para engasgos e aspirações, principalmente quando acomete lactentes e crianças pequenas; além disso podem apresentar incontinência salivar.
- *Sucção:* pode ser realizada de forma adaptada por meio da projeção da língua fora da cavidade oral, não havendo condições físicas de manter a língua dentro da cavidade oral.
- *Deglutição*: é considerada alterada, podendo ter escape de líquidos e participação da musculatura peribucal ou simplesmente ausência de vedamento labial devido ao tônus geralmente diminuído, que também pode ocorrer por meio de pressionamento da língua contra o bico da mamadeira e o palato, compensações como elevação de cabeça e projeção de língua, além de postura labial sem contenção.
- *Mastigação:* ineficiente devido à pouca mobilidade da língua e incapacidade de recolhimento do bolo alimentar no centro da língua, além de manter um posicionamento da língua entre os dentes, podendo haver traumas e ferimentos do órgão, acarretando sangramento e dor. Também, a dificuldade em realizar o movimento adequado da mastigação, realizando prioritariamente amassamento do alimento, dificultando sua organização para adequada ejeção, mastigação sem vedamento labial, ruidosa, com resíduo em cavidade oral e escape de alimento.
- *Fala*: pode gerar várias manifestações que estão relacionadas com a dificuldade com ponto articulatório dos fonemas e expressão verbal, gerando distorções, trocas e omissões, chegando, em maior idade, a causar ininteligibilidade. Além disso, a falta de compreensão

da fala pode levar a retraimento social por medo de ser mal compreendido ou ridicularizado, promovendo o isolamento social.

Esta dificuldade também pode impactar diretamente na obstrução da cavidade oral, dificultando a respiração, principalmente durante o sono, apresentando maior probabilidade de roncos e apneia. Assim a macroglossia pode impactar significativamente na qualidade do sono, especialmente devido às alterações que ela pode causar nas vias aéreas superiores. Dentre os principais impactos temos:

- *Obstrução das vias aéreas superiores:* onde uma língua aumentada pode obstruir parcial ou totalmente as vias aéreas durante o sono, especialmente na posição deitada. Isso pode levar àpresença de ronco intenso e a apneia obstrutiva do sono (AOS).
- *Respiração bucal:* devido ao aumento da língua, pode haver dificuldade em manter a boca fechada, resultando em respiração predominantemente pela boca. Isso pode levar à maior propensão à fragmentação do sono, levando ao desenvolvimento diferencial de posições adaptativas, além de impactar fortemente no crescimento e desenvolvimento infantil. O tratamento após diagnóstico médico vai incluir algumas abordagens terapêuticas como: uso de dispositivos como CPAP (pressão positiva contínua), cirurgia de redução da língua (glossectomia), ortodontia para avaliação da oclusão e proposta de reabilitação, fonoaudiologia para melhorar a posição da língua e o funcionamento das vias aéreas, assim como das demais funções de sucção, deglutição, mastigação e fala.

Sabemos que a amamentação em peito é importante para estimular o crescimento craniofacial pelos seguintes fatores: promove respiração exclusivamente nasal, pelo intenso trabalho muscular, e pelos movimentos protrusivos e retrusivos mandibulares. Para que a mamada seja efetiva e eficiente, deve haver adequada pega, extração de leite pela sucção e coordenação entre sucção, deglutição e respiração. Nos lactentes esta desproporção da língua pode impactar desde a pega até a adequada deglutição do leite, tornando desafiadora a duração da amamentação até o tempo preconizado pela Organização Mundial da Saúde. (Para melhor compreensão sobre a amamentação, ver Capítulo 5).

Outro aspecto fundamental que não podemos deixar de mencionar é o impacto emocional causado pela macroglossia.[12] Esta condição acaba por trazer implicações psicológicas significativas, especialmente devido ao impacto que causa na alteração na autoestima e na socialização. Esses efeitos são particular e altamente pronunciados em crianças e adolescentes, fases em que a autoimagem e a interação social são cruciais para o desenvolvimento emocional.

A aparência de uma língua aumentada ou protrusa pode ser percebida como "anormal", "esquisita" ou "estranha", levando ao desconforto com a própria imagem, o que pode gerar problemas de autoimagem e autoestima, assim como a percepção da presença da diferença ao se comparar com outras crianças, adolescentes ou adultos; nos bebês o impacto dessa condição acaba por afetar as relações familiares e sociais, uma vez que a recepção de comentários negativos, *bullying* ou exclusão social podem impactar na confiança e na aceitação familiar.

Com o decorrer da idade pode haver seu isolamento e a sensação de inadequação podem levar a estados depressivos, assim como problemas de interação escolar, levando as crianças a evitarem participar de atividades em grupo, apresentações ou mesmo conversas cotidianas, o que pode impactar no aprendizado e na integração escolar. Algumas estratégias podem ser utilizadas a fim de minimizar o impacto psicológico, como por exemplo, realizar terapia psicológica ou psicopedagógica para ajudar na construção da autoestima e no desenvolvimento de habilidades sociais. Participar de grupos de apoio pode ser útil para conectar o indivíduo com outras pessoas que enfrentam desafios semelhantes.

## ABORDAGEM INTERDISCIPLINAR

Desde o diagnóstico até o tratamento, a abordagem em pacientes com macroglossia deve ser interdisciplinar, envolvendo medicina, fonoaudiologia, odontologia e psicologia. O médico irá realizar a investigação da causa desta macroglossia, assim como sua relação com outras comorbidades, acompanhamento clínico, tratamento medicamentoso, caso seja necessário, e intervenção cirúrgica. O fonoaudiólogo avaliará as estruturas estomatognáticas e suas funções, podendo realizar o tratamento com a terapia miofuncional orofacial. O especialista em ortodontia avaliará e tratará as disfunções dentofaciais, e o cirurgião bucomaxilofacial encarregar-se-á do tratamento cirúrgico. A Psicologia contribui com importante apoio para a família e paciente, auxiliando na construção da autoestima e no desenvolvimento de habilidades sociais devido ao impacto emocional que esta condição pode gerar.

Nos casos de macroglossia adquirida, deve-se, inicialmente, identificar a causa para discutir o tratamento mais assertivo para este paciente. Já na macroglossia congênita é necessária a avaliação interdisciplinar para melhor conduta, sendo comum a intervenção cirúrgica. Como medida de intervenção, a terapia miofuncional orofacial (TMO) é uma alternativa de tratamento que trata a adequação ou a adaptação das funções do sistema estomatognático de maneira não invasiva.

Por se tratar de um procedimento invasivo, a indicação da intervenção cirúrgica ocorre, principalmente, nos casos mais graves, que impactam diretamente na sobrevivência do indivíduo, como obstrução de vias aéreas e problemas de deglutição. Porém, pode ser realizada também em casos de dificuldades de articulação, problemas de mobilidade da língua e até relacionado com as desordens psicológicas ocasionadas pela aparência do paciente. Os procedimentos cirúrgicos visam reduzir o tamanho e volume da língua.[12,13]

## CONDUTAS TERAPÊUTICAS FONOAUDIOLÓGICAS

Como medida de intervenção, a terapia miofuncional orofacial (TMO) é uma alternativa de tratamento que trata as praxias orofaciais e a adequação e/ou a adaptação das funções do sistema estomatognático de maneira não invasiva. Alguns autores sugerem a TMO como conduta inicial no tratamento da macroglossia, principalmente, nos primeiros anos de vida.

A TMO vai consistir, principalmente, no fortalecimento dos lábios e no aumento da mobilidade da língua para que, posteriormente, seja obtido o vedamento labial seguro, mantendo a língua acomodada dentro da cavidade oral.

Cada função do sistema estomatognático será trabalhada a fim de garantir a melhor forma de adaptação, minimizando o impacto físico do desenvolvimento craniofacial e das arcadas dentárias. Serão realizadas técnicas para melhorar a eficiência na alimentação e da comunicação, assim como orientações para pais sobre o manejo da alimentação e realização de exercícios em casa.

Portanto, a TMO terá como objetivo principal adaptar as funções de sucção, respiração, deglutição, mastigação e fala e, como objetivos específicos, o fortalecimento dos lábios, língua e bochechas, assim como o aumento da mobilidade dessas estruturas orofaciais.

## Prognóstico

O prognóstico dessa condição pode variar de acordo com a causa subjacente, a presença de sintomas associados e se há ou não intervenção cirúrgica.

Quando a macroglossia é tratada cirurgicamente, os resultados geralmente são bons, especialmente se a cirurgia for realizada para corrigir o aumento da língua e melhorar a função da mastigação, fala e respiração.[14] A cirurgia pode envolver a redução do tamanho da língua ou, em alguns casos, a remoção de tecido excessivo. Sendo os principais benefícios da intervenção cirúrgica:

- Melhora da função respiratória, uma vez que a língua não obstrui as vias aéreas.
- Melhora na função da alimentação e fala.
- Redução do risco de complicações secundárias, como dificuldade para engolir ou respiração obstruída.

Porém, a cirurgia também pode ter riscos, como infecções, problemas na cicatrização e possíveis danos às estruturas ao redor da língua.

Já nos casos em que a macroglossia é tratada sem intervenção cirúrgica, o prognóstico depende muito da causa subjacente. Dependendo da situação, o manejo pode ser mais complexo e o tratamento conservador pode ser necessário para controlar os sintomas.

Sem cirurgia, a macroglossia pode causar:

- Dificuldade para mamar e respirar.
- Em casos mais graves, pode ocorrer obstrução das vias aéreas durante o sono ou até mesmo na vigília, o que pode levar a complicações como apneia do sono.

A intervenção não cirúrgica geralmente inclui o uso de medicamentos, terapia fonoaudiológica e, em alguns casos, tratamentos para doenças sistêmicas subjacentes. O acompanhamento médico especializado é essencial para determinar o melhor plano de tratamento para cada caso, assim como o acompanhamento e necessidade de ajustes nas terapias ao longo do crescimento.

## CONSIDERAÇÕES FINAIS

O diagnóstico precoce e intervenções adequadas nos casos de macroglossia são cruciais para evitar complicações, promover funções estáveis, prevenir complicações graves e melhorar o desenvolvimento infantil. Uma abordagem proativa aumenta significativamente conforme o acaso.

Nos primeiros dias de vida o foco principal será garantir a amamentação que, na maioria das vezes, deverá ser adaptada. Vale ressaltar que a macroglossia não impede a amamentação em seio, mas interfere na biomecânica da sucção e, assim, na efetividade da mamada. Dessa forma, o fonoaudiólogo deverá avaliar e realizar as adaptações necessárias para garantir uma amamentação segura e eficaz.

O crescimento exagerado da língua pode alterar a forma da mandíbula e do maxilar, causando deformidades dentofaciais, como:

- Prognatismo mandibular.
- Mordida aberta ou cruzada.
- Alargamento do arco dentário inferior.

Tais consequências poderão impactar significativamente na futura comunicação, alimentação, estética e característica emocional. Portanto, diagnosticar e tratar a macroglossia precocemente pode minimizar ou prevenir essas alterações estruturais, especialmente se combinadas com monitoramento ortodôntico.

Lembrando que a abordagem ideal de macroglossia em bebês é multidisciplinar, onde a equipe mínima deve ser formada por pediatra, fonoaudiólogo, ortodontista, cirurgião pediátrico ou bucomaxilofacial para o estabelecimento de uma melhor qualidade de vida.

## REFERÊNCIAS

1. Gasparini G, Saltarel A, Carboni A, Maggiulli F, Becelli R. Surgical management of macroglossia: discussion of 7 cases. Oral Surg Oral Med Oral Pathol Oral Radiol Endod. 2002 Nov;94(5):566-71.
2. De Assis Alves Teixeira F, De Assis Alves Teixeira Junior F, Da Silva Freitas R. Macroglossia: revisão da literatura. Rev Bras Cir Craniomaxilofac [Internet]. 2010;13(2):107-17.
3. Macroglossia [Internet]. NORD (National Organization for Rare Disorders). Available from: https://rarediseases.org/rare-diseases/macroglossia/
4. Vogel J, Mulliken J, Kaban LBDDS. Macroglossia: uma revisão da condição e uma nova classificação. Cirurgia Plástica e Reconstrutiva. 1986 Dez;78(6):715-23.
5. Brioude F, Kalish JM, Mussa A, Foster AC, Bliek J, Ferrero GB, et al. Clinical and molecular diagnosis, screening and management of Beckwith-Wiedemann syndrome: an international consensus statement. Nat Rev Endocrinol. 2018;14(4):229-49.
6. Santos IAD, Carvalho MMM de, Souza JSM, Azevedo RA de. Glossectomia parcial associada à cirurgia ortognática: relato de caso. Rev Odontol Araçatuba (Impr) [Internet]. 2017;41-5.
7. Wolford LM, Cottrell DA. Diagnosis of macroglossia and indications for reduction glossectomy. American Journal of Orthodontics and Dentofacial Orthopedics. 1996 Aug;110(2):170-7.
8. CP, Winter T, Mack L. Prenatal diagnosis of Beckwith-Wiedemann syndrome. American Journal of Roentgenology. 1997 Feb 1;168(2):520-2.
9. Cobourne MT, Iseki S, Birjandi AA, Adel Al-Lami H, Thauvin-Robinet C, Xavier GM, et al. How to make a tongue: Cellular and molecular regulation of muscle and connective tissue formation during mammalian tongue development. Seminars in Cell & Developmental Biology. 2019 Jul;91:45-54.
10. A. C. M. et al. Percepção de sabor: uma revisão. Visão Acadêmica, v. 12, n. 1, 2011.
11. Cobourne MT, Iseki S, Birjandi AA, Adel Al-Lami H, Thauvin-Robinet C, Xavier GM, Liu KJ. How to make a tongue: cellular and molecular regulation of muscle and connective tissue formation during mammalian tongue development. Semin Cell Dev Biol. 2019 Jul;91:45-54.
12. Alonso-Rodriguez E, Gómez E, Martín M, Muñoz JM, Hernández-Godoy J, Burgueño M. Beckwith-Wiedemann syndrome: open bite evolution after tongue reduction. Med Oral Patol Oral Cir Bucal. 2018;23(2):e225-9.
13. Aleixo, Gomes E, Ferreira E, Ponzoni D, Langie R, Puricelli E. Abordagem interdisciplinar no tratamento da macroglossia na síndrome de Beckwith-Wiedemann: relato de caso. Audiol, Commun res [Internet]. 2023 [cited 2025 Jan 18];e2740-0.
14. Binhezaim A, Al Qurashi AA, Alissa S, Alyazeedi IA. Effective collaboration in the surgical management of macroglossia in Beckwith-Wiedemann syndrome. Plast Reconstr Surg Glob Open. 2024 Mar 8;12(3):e5635.

# HIPOTONIA E HIPERTONIA DOS MÚSCULOS DA FACE

Mariana da Rocha Salles Bueno
Pamela Manchado Pereira Gonçalves

## INTRODUÇÃO

O tônus muscular se refere ao estado de contração do músculo em repouso, que, controlado pelo sistema nervoso, mantém o músculo parcialmente contraído para manutenção da postura durante o repouso, sendo a tonicidade adequada fundamental para ação muscular durante as funções orofaciais.[1]

A hipotonia é o baixo tônus muscular, tem como característica ser um músculo mais flácido, mais relaxado. O tônus muscular mais elevado, mais tenso, é chamado hipertonia. O tônus mais alto pode variar de ligeira rigidez até uma tensão maior. Dependendo do grau de alteração do tônus, pode resultar em uma dificuldade de movimentação[1,2] interferindo na função, podendo levar a uma disfunção oral.

O baixo tônus, hipotonia, pode ter diversas causas, como: o funcionamento de forma inadequada das células musculares (miopatia, distrofia muscular), pela falta de inervação do músculo por células nervosas periféricas (paralisia da medula espinal, paralisia de Erbs), quando um nervo craniano ou núcleo está danificado (síndrome de Moebius, paralisia de prega vocal) ou por disfunções no sistema nervoso central (hipotonia central, paralisia cerebral hipotônica, ataxia), pode ser causada por síndromes genéticas, uma das mais conhecidas a trissomia do cromossomo 21, síndrome de Down.[2] Além destas causas, pode ser observada em prematuros devido à imaturidade dos sistemas.[3]

A hipertonia geralmente é resultado de algum dano presente no cérebro ou na medula espinal. Pode ser devida a uma disfunção neurológica específica, como espasticidade ou rigidez. Existem também alguns casos que essa tensão muscular pode ser secundária a uma compensação realizada pelo indivíduo na tentativa de ajuste do baixo tônus, ou para estabilidade postural.[2]

A alteração de tônus muscular, hipertonia e hipotonia, pode ser observada em áreas pontuais ou pode estar presente em todo corpo, o que pode vir a ser um preditor de atraso no desenvolvimento motor global.[4]

Na prática clínica podemos observar alguns bebês sem patologia de base, com tônus mais alto, com tensão, ou mais baixo, trazendo uma flacidez, em que ambos podem impactar também nas funções orofaciais.

Entre os fatores que são impeditivos para o aleitamento na primeira hora de vida estão o desconforto respiratório e a hipotonia apresentados pelo bebê e condições maternas desfavoráveis.[5] A amamentação iniciada na primeira hora de vida é indicador de saúde perinatal, com impactos significativos na morbidade e mortalidade neonatal.[6] Sendo alterações de tônus muscular um fator importante para que esta *golden hour* ocorra de forma efetiva e prazerosa para mãe e bebê.

## ASPECTOS ANATÔMICOS E FUNCIONAIS

Anatomicamente, o sistema estomatognático dos bebês e dos adultos tem diferenças significativas. Nos bebês a mandíbula é menor e um pouco retraída, o que traz a impressão de a língua ter tamanho maior. O espaço intraoral é pequeno e a língua preenche praticamente toda a cavidade oral. As *sucking pads*, que são as "almofadinhas nas bochechas", estão presentes nos bebês e não existem nos adultos; elas promovem uma firmeza nas bochechas e proporcionam uma estabilidade no sistema oral como suporte para os padrões iniciais de sucção. A língua tem uma movimentação limitada unidirecional devido ao espaço intraoral reduzido, fazendo, inicialmente, apenas movimentos para frente e para trás. O véu palatino e a epiglote se mantêm bem próximos, funcionando como um mecanismo de proteção. A laringe é mais estreita e verticalizada e isso reduz a necessidade de um mecanismo mais sofisticado de fechamento laríngeo para proteção durante a deglutição. O hioide é formado por cartilagem no neonato diferentemente dos adultos e a tuba auditiva mais horizontalizada, além da respiração, que até os 6 meses de vida do bebê é predominantemente nasal.[7-9]

A laringe, a traqueia e os brônquios são mais maleáveis, o que aumenta o índice de colapsabilidade da via aérea do bebê. O tônus muscular adequado garante a estabilidade da mandíbula e do hioide, garantindo a permeabilidade da via aérea, fundamental para a respiração. A hipotonia pode causar obstrução grave de vias aéreas nesta população.[10,11]

Os bebês pequenos não mastigam, uma vez que não possuem espaço intraoral para lateralizar a língua nem maturidade neurológica e digestiva para desempenharem tal função,[7-9] sendo a sucção o meio para obtenção de alimento.

A sucção é uma função reflexa e vital ao nascimento, desencadeada pelo toque no ápice da língua e na papila palatina, que garante, além do alimento, prazer, sensação de bem-estar e proteção, também contribui para desenvolvimento e amadurecimento morfológico e funcional do sistema estomatognático. Após o aprendizado da mastigação, a sucção deixa de ser a forma principal de ingestão de alimento.[1,2]

Além do reflexo de sucção, outros reflexos são importantes para garantir segurança durante a alimentação, como o reflexo de procura, em que o recém-nascido movimenta a cabeça com abertura da boca e protrusão da língua em resposta ao estímulo tátil nos lábios ou bochechas. O reflexo de deglutição, que é desencadeado pelo estímulo na região posterior da língua, palato mole, faringe e epiglote. O reflexo de mordida é o movimento mandibular desencadeado ao toque na região interna das gengivas. O reflexo de vômito é desencadeado pelo estímulo na ponta da língua quando há negação total da deglutição, e o reflexo de tosse e espirro em resposta à presença de partícula na via aérea, para proteção.[1]

Dependendo da alteração muscular, hipotonia ou hipertonia, ou alteração na sensibilidade extra e/ou intraoral, podemos observar ausência de um ou mais dos reflexos citados acima, assim como na ausência de reflexos, observamos alteração de tonicidade. Na presença de reflexos preservados, pode haver alteração na execução do movimento, comprometendo assim a função. Ou seja, podemos ter reflexo de sucção e deglutição presentes, porém, ineficientes devido a outros fatores.

A sucção nutritiva deve acontecer de forma coordenada entre a sucção, a deglutição e a respiração, seja ela no peito ou mamadeira. Para que isso ocorra é necessário que estejam presentes os reflexos de procura, para a pega correta, de sucção, para ditar o ritmo e movimentação adequada da língua e mandíbula gerando diferenças de pressão, que provoca a ejeção do leite, de deglutição, com a elevação do hioide e contração das paredes laterais e posteriores da faringe, movimentando o leite em direção ao esôfago e apneia da deglutição. O aleitamento materno estimula adequadamente as estruturas para, posteriormente, exercer outras funções orofaciais mais complexas.[1,12-15]

O crescimento e o desenvolvimento craniofacial recebe influências do desenvolvimento intrauterino, de fatores genéticos, nutricionais e hormonais, dos estímulos orais e das funções orofaciais.[12-14] Sendo assim, alterações no tônus muscular podem impactar o crescimento e desenvolvimento craniofacial.

## IMPLICAÇÕES FONOAUDIOLÓGICAS

De modo geral, vários fatores podem causar alterações na sucção, na mamada e no processo alimentar do bebê. Interferências clínicas, baixo peso ao nascer, como nos prematuros, distúrbios metabólicos, alterações neurológicas e síndromes, que podem causar as alterações de tônus muscular – hipotonia e hipertonia discutidas neste capítulo. Anomalias congênitas e práticas clínicas, como uso de sondas e intubação prolongada, também podem interferir em um padrão adequado e coordenado das funções orais de sucção, deglutição e respiração.[16]

As alterações de tônus muscular implicam alterações posturais e funcionais do bebê, com dificuldades durante a amamentação e deglutição, bem como ao desenvolvimento e crescimento craniofacial, futuramente impactando na comunicação.

Na hipotonia observa-se fraco vedamento labial e sucção ineficiente, pressão intraoral reduzida, aumento do risco de aspiração e, com o desenvolvimento, há prejuízo na formação do bolo alimentar e, por consequência, também, na deglutição.

Na hipertonia, pode haver restrição de movimentos devido a aumento da tensão, dificuldade na vedação labial, padrão de sucção inadequado, com movimentos mais verticalizados nas mamadas e travamento mandibular.

As desordens motoras de tônus e mobilidade nos bebês e crianças levam a dificuldades em coordenar os movimentos da língua e na deglutição.[17]

Em ambos os casos, hipo ou hipertonia, neste momento inicial de vida, podemos ter uma dificuldade em todo o processo de alimentação, relacionado com a amamentação, podendo levar à uma incoordenação das funções de sucção, deglutição e respiração.[18]

A hipotonia e a hipertonia podem estar ligadas a casos de comprometimento neurológico, e podem levar a dificuldades no posicionamento dos bebês no colo, durante a sucção em seio materno, além de maior risco em relação à broncoaspiração.[16]

## ABORDAGEM INTERDISCIPLINAR

Para o cuidado de um bebê com disfunções orofaciais é necessário um acolhimento humanizado, escuta profunda da família, compreensão dos mecanismos das disfunções orais, bem como a atuação em parceria com a equipe multidisciplinar, pediatras, neuropediatras, fisioterapeutas, terapeutas ocupacionais, psicólogos, nutricionistas, entre outros.

Antes de iniciarmos a avaliação de um bebê é necessário observarmos o estado de alerta, para isto podemos utilizar a avaliação dos estados comportamentais do bebê descritos por Brazelton[19] (Quadro 12-1).

**Quadro 12-1.** Avaliação dos estados comportamentais do bebê

| Estado Comportamental | Características do bebê |
|---|---|
| Sono profundo | Olhos fechados firmemente, respiração profunda, quase sem nenhuma atividade motora, com pequenos sobressaltos eventuais separados por longos intervalos |
| Sono leve | Olhos fechados, eventuais movimentos, respiração rápida com irregularidades, presença de movimentos orais, faciais e corporais leves |
| Sonolência | Os olhos abrem e fecham rapidamente, aparência entorpecida, ocorrência de movimentos suaves de membros inferiores e superiores |
| Alerta | Olhos abertos, brilhantes, respiração regular, estímulos do ambiente geram respostas rápidas. É o estado que mais favorece a interação |
| Alerta com atividade | Olhos abertos, aumento da atividade corporal, choramingo, pode indicar desconforto |
| Choro intenso | Presença de choro forte, expressa desconforto, aumento da frequência cardíaca e respiratória |

A avaliação fonoaudiológica deve-se iniciar com uma anamnese detalhada sobre os antecedentes familiares, dados dos períodos peri, pré e pós-natais, além de uma avaliação detalhada e cuidadosa em relação às estruturas orais, tônus muscular à palpação, sensibilidade, reflexos orais, coordenação das funções de sucção-deglutição-respiração, e a dinâmica de movimentação dos lábios, língua, bochechas e mandíbula dos bebês, posicionamento durante a alimentação, em seio materno, mamadeira ou outro utensílio que a criança faz uso.

A partir dos achados na avaliação, o fonoaudiólogo deverá desenvolver o raciocínio clínico para definir a conduta para cada caso. Ao observar alterações sensório-motoras e dificuldades no processo de alimentação, inicia-se um trabalho terapêutico com as especificidades de forma individualizada.

### Estratégias Terapêuticas Fonoaudiológicas

Ao iniciarmos as estratégias terapêuticas com um bebê é necessário observar e entendermos sobre o quadro de cada criança, ter um olhar de forma ampliada para este bebê, se há uma patologia existente e as principais alterações relacionadas com o complexo orofacial.[20] Em ambos os casos, bebês com hipotonia ou hipertonia, será preciso, inicialmente, pensarmos no posicionamento, para que assim possamos começar os estímulos orofaciais adequados para cada caso.

Além dos programas de estimulação oral,[21] com algumas manobras, massagens, dedo enluvado para sucção não nutritiva, que tem como objetivo a melhora da sensibilidade, do tônus, da mobilidade e da amplitude de movimento das estruturas motoras orofaciais extra e intraorais, precisaremos, em alguns casos, fazer adequações posturais, controle de volume, modificações de utensílios para controle de fluxo, modificação de consistência com espessamento da dieta e temperatura.

Na hipotonia as estratégias terapêuticas serão iniciadas pelo posicionamento, mudanças na postura de cabeça e/ou corpo para proteção de vias aéreas e organização para as funções, estímulos sensoriais que funcionarão como guia para a função motora. Para o fortalecimento podemos usar algumas técnicas para ativação da parte muscular, como toques, alisamento, tração, pressão e vibração. Nos casos de tônus mais baixo, hipotonia, devemos fazer o movimento mais rápido para ativação desta musculatura.[20,22]

Na hipertonia as estratégias terapêuticas também se iniciam pelo posicionamento do bebê, mudanças na postura de cabeça e/ou corpo para proteção de vias aéreas e organização para as funções. Os estímulos sensoriais também promoverão um guia para a função motora, mas nestes casos precisaremos pensar no relaxamento muscular, diminuição das tensões, podemos usar toques, alisamento, tração, pressão e vibração, porém, com toques mais lentos, com estímulos mais profundos e prolongados, para que ocorram os ajustes musculares e, com isso, a melhora funcional.[20,22]

## PROGNÓSTICO E REABILITAÇÃO

O prognóstico nos bebês com disfunção oral devido ao tônus vai depender se há ou não patologia de base, as intercorrências que ocorreram, bem como do diagnóstico adequado e intervenção precoce. O diagnóstico precoce permite aplicar as estratégias adequadas e personalizadas caso a caso, maximizando o progresso e a qualidade de vida do binômio mãe-bebê. Para isso, o alinhamento entre os profissionais que compõem a equipe de cuidados é fundamental.

Tendo em vista a grande plasticidade e atividade neuronal nos primeiros anos de vida, a estimulação precoce, além de proporcionar o melhor desenvolvimento possível, reduzindo sequelas do desenvolvimento neuropsicomotor e de linguagem, contribui para estabelecimento de vínculo mãe-bebê e estabelece novas conexões neuronais.[4]

O acompanhamento contínuo é crucial para a promoção das funções orofaciais, uma vez que as necessidades do bebê vão mudando com crescimento e desenvolvimento. A avaliação regular permite que os fonoaudiólogos e toda a equipe de profissionais de saúde ajustem as intervenções para atender às novas demandas e desafios que surjam nesse período.

É de grande importância que a família seja acolhida e que os profissionais de saúde que trabalham com a primeira infância tenham uma escuta ativa e profunda, para que consigam orientar e encaminhar os bebês e suas famílias para profissionais específicos quando houver a necessidade. É o caso de mães que relatam sentir muita dor ao amamentar, com fissuras mamilares, de bebês que apresentam tosse, engasgos durante ou após as mamadas, choro e/ou irritabilidade durante a alimentação, estalos durante a mamada, que apresentam muita sonolência para mamar, cansaço respiratório durante ou após as mamadas, dificuldade de coordenação da sucção-deglutição-respiração, escape de leite oral ou nasal, tempo prolongado de mamadas, roncos ou ruídos laríngeos durante a alimentação, alteração na qualidade vocal ou choro e problemas respiratórios frequentes.

## CONSIDERAÇÕES FINAIS

No inglês existe a expressão *"nourishment"*, que significa alimentar e nutrir o corpo proporcionando crescimento, bem-estar, saúde, além de nutrir também o espírito. Comer é muito além do que nutrir um corpo com nutrientes, é nutrir alma, corpo e coração. Nós, como fonoaudiólogos, juntamente à equipe multidisciplinar ou, melhor dizendo, transdisciplinar, devemos proporcionar uma alimentação segura e prazerosa para a criança e para sua família, construindo assim experiências positivas e afetivas em relação à alimentação, de forma segura e efetiva. O diagnóstico e a intervenção precoce vão garantir a habilitação ou melhor adaptação para uma amamentação segura e prazerosa para o binômio mãe-bebê e, consequentemente, favorece o desenvolvimento e o crescimento craniofacial, para que todas as funções ocorram de forma adequada.

## REFERÊNCIAS

1. Douglas CR. Fisiologia aplicada a fonoaudiologia. 2. ed. Rio de Janeiro: Guanabara Koogan; 2007.
2. Morris SE, Klein MD. Factors that limit oral motor skills. In: Morris SE, Klein MD, editors. Pre-feeding skills: a comprehensive resource for mealtime development. Texas: Pro Ed; 2000. p. 121-37.
3. Campos B, Susanibar F, Carranza CA, Oliveira NCM. Embriologia do sistema estomatognático. In: Susanibar F, Marchesan IQ, Ferreira VJA, Douglas CR, Parra D, Dioses A (Eds.). Motricidade orofacial: fundamentos neuroanatômicos, fisiológicos e linguísticos. Ribeirão Preto: Book Toy; 2015. p. 23-60.
4. Brasil. Ministério da Saúde. Secretaria de Atenção à Saúde. Diretrizes de estimulação precoce: crianças de zero a 3 anos com atraso no desenvolvimento neuropsicomotor. Brasília: Ministério da Saúde; 2016. 184 p.
5. Szymanski et al. Factors associated with early initiation of breastfeeding. ABCS Health Sci. 2024;49:e024201.
6. Boccolini CS, Carvalho ML, Oliveira MI, Pérez-Escamilla R. Breastfeeding during the first hour of life and neonatal mortality. J Pediatr (Rio J) [serial on the Internet]. 2013. Mar-Apr;89(2):131-6.
7. Morris SE, Klein MD. Anatomy and physiology of eating. In: Morris SE, Klein MD, editors. Pre-feeding skills: a comprehensive resource for mealtime development. Texas: Pro Ed; 2000. p. 43-56.
8. Arvedson JC, Lefton Greif MA. Anatomy, embryology, physiology, and normal development. In: Arvedson JC, Bordsky L, Lefton Greif MA (Eds.). Pediatric swallowing and feeding: assessment and management. San Diego: Plural Publishing; 2020. p. 11-74.
9. Dodrill P, Gosa MM. Pediatric dysphagia: physiology, assessment and management. Ann Nutr Metab. 2015;66 Suppl 5:24-31.
10. Hammer J. Acute respiratory failure in children. Paediatric Respiratory Reviews. 2013;14(2):64-9.
11. Matsuno AK. Insuficiência respiratória aguda na emergência pediátrica. In: Emergências pediátricas. Organização de Ana Paula de Carvalho Panzeri Carlotti, Alessandra Kimie Matsuno. São Paulo: Editora da Universidade de São Paulo; 2024.
12. Tambeli CH, Berretin-Felix G, Mourão LF, Gavião MBD, Bueno MRS, Martinelli RLC. Sucção e deglutição. In: Tambeli CH. Fisiologia oral. São Paulo: Artes Médicas; 2014. p. 77-88.
13. Felício CM. Desenvolvimento normal das funções estomatognáticas. In: Fernandes FDM, Mendes BCA, Navas ALPGP (Eds.). Tratado de fonoaudiologia. 2. ed. São Paulo: Roca; 2009.
14. Bianchini EMG. Aspectos miofuncionais nos diferentes ciclos de vida. In: Marchesan IQ, Justino H, Tomé MC (Eds.). Tratado de especialidades em fonoaudiologia. São Paulo: Guanabara Koogan; 2016.
15. Felício CM, Trawitzki LVV, Marques AP, Fernandes FDM, Ferreira VJA. Interfaces da medicina, odontologia e fonoaudiologia no complexo cérvico-craniofacial. Barueri: Pró-Fono; 2009.
16. Castelli CTR, Lewandowski DC, Almeida ST. Aleitamento materno em situações de risco para disfagia. In: Levy DS, Almeida ST (Eds.). Disfagia infantil. Rio de Janeiro: Revinter; 2018. p. 97-101.
17. Marrara JL, Duca AP, Dantas RO, Trawitzki LV, Lima RA, Pereira JC. Swallowing in children with neurologic disorders: clinical and videofluoroscopic evaluations. Pro Fono. 2008 Oct-Dec;20(4):231-6.

18. Lefton-Greif MA, McGrath-Morrow SA. Deglutition and respiration: development, coordination, and practical implications. Seminars en Speech and Language. 2007;28(3).
19. Brazelton TB, Nugent JK. Neonatal behavioral assessment scale. London: Mac Keith Press; 1995.
20. Morales RC. A terapia de regulação orofacial segundo RCM. In: Terapia de regulação orofacial. Ed. Memnon; São Paulo; 2002.
21. Fucile S, Gisel E, Lau C. Oral stimulation accelerates the transition from tube to oral feeding in preterm infants. J Pediatr. 2002;1:230-6.
22. Morris SE, Klein MD. Specifics of oral motor treatment. In: Morris SE, Klein MD, editors. Pre-feeding skills: a comprehensive resource for mealtime development. Texas: Pro Ed; 2000. p. 353-400.

# RETRO E MICROGNATIA

### Maurício Yoshida ▪ Paula Giaciani Galbiatti

As condições de micrognatia e retrognatia são anormalidades relacionadas com o desenvolvimento da mandíbula que podem causar prejuízos nas suas funções, tanto no período fetal quanto no neonatal. Neste capítulo serão abordados os aspectos clínicos e as implicações das deformidades mandibulares.

O crescimento mandibular é um processo multifatorial e sofre interferência de condições genéticas e ambientais. O equilíbrio do seu desenvolvimento é direcionado pela atividade pré-natal dos músculos mastigatórios e pelo crescimento da língua, entre outros fatores.[1]

A retrognatia é definida como um desenvolvimento insuficiente da mandíbula resultando numa posição anormal em relação à maxila. A micrognatia, por sua vez, é caracterizada por uma hipoplasia mandibular, gerando uma retração no posicionamento do mento, promovendo uma aparência de mandíbula pequena e uma situação de sobremordida na oclusão dentária.[1,2]

Embora a micrognatia se apresente frequentemente como uma alteração isolada, ela pode estar associada a outros achados clínicos como glossoptose e obstrução respiratória, caracterizando a sequência de Robin.[1-3]

A sequência de Robin é uma condição congênita com incidência de aproximadamente 1 caso em 8.500 nascidos-vivos, caracterizada por uma sucessão de alterações interrelacionadas. Nesta condição, a micrognatia determina a diminuição do volume intraoral, promovendo o posicionamento mais posterior da língua (glossoptose) e, consequentemente, a obstrução da via aérea superior (Fig. 13-1). As fissuras palatinas estão presentes em 60 a 90% dos casos dos pacientes com sequência de Robin e são tradicionalmente descritas como em forma de "U" em função da sua grande amplitude.[4] A associação a síndromes é estimada em 50% dos casos, sendo as síndromes de Stickler, velocardiofacial e fetal alcoólica as mais frequentes.[3]

Os sintomas clínicos de comprometimento respiratório na criança com sequência de Robin incluem estridor, esforço respiratório, diaforese, apneia e agitação, que podem ser observados com a criança acordada, dormindo ou ao se alimentar. Outras manifestações abrangem disfagia, aspiração e dificuldade no ganho ponderal. O crescimento da criança com essa condição pode ser limitado na infância precoce em função da obstrução crônica da via aérea e do aumento do gasto energético relacionado com maior esforço respiratório.[5]

O diagnóstico de micrognatia ou retrognatia pode ser realizado durante o pré-natal por meio de ultrassonografia bidimensional (2D) e tridimensional (3D), sendo de grande

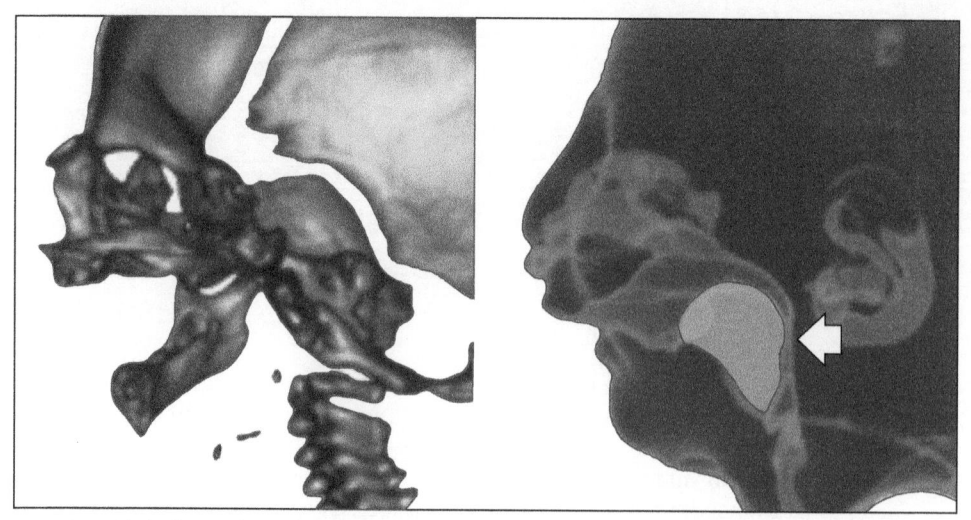

**Fig. 13-1.** Tríade da sequência de Robin: micrognatia, glossoptose (área à direita em destaque) e obstrução da via aérea (seta).

importância para o atendimento neonatal, uma vez que tais alterações podem estar associadas à hipóxia, dano cerebral e morte.[6]

A glossoptose pode ser diagnosticada a partir de exame intraoral revelando uma língua posteriormente posicionada, minimamente visível. A nasofaringolaringoscopia permite uma visão complementar mais ampla da região orofaríngea, possibilitando uma identificação do grau de glossoptose e o reconhecimento de outros sítios de obstrução.[5]

Nos pacientes com suspeita de sequência de Robin recomenda-se também a investigação complementar da obstrução da via aérea através da polissonografia e a sonoendoscopia.

A polissonografia é considerada o exame padrão ouro para o diagnóstico de apneia obstrutiva do sono e avalia a gravidade da obstrução da via aérea superior durante o sono, visto que nessa condição a gravidade e o relaxamento muscular tendem a exacerbar a glossoptose. Este exame monitora múltiplos parâmetros como atividade cerebral cortical, padrões respiratórios, atividade muscular, oxigenação e ventilação,[3,5,7] porém, os critérios adequados para definição da gravidade da obstrução em crianças abaixo de 2 anos de idade ainda não foram estabelecidos.[8,9]

A sonoendoscopia avalia a região faríngea por meio de um endoscópio flexível durante um estado de sono induzido por drogas e permite a identificação de glossoptose ou de outros sítios de obstrução[10] na cavidade nasal, nasofaringe, véu, orofaringe lateral, supraglote e glote.[11]

Além do prejuízo na função respiratória, efeitos secundários da obstrução da via aérea incluem atraso no desenvolvimento, anomalias no crescimento dos dentes e da mandíbula, refluxo gastroesofágico, dificuldades de alimentação, retenção de $CO_2$, insuficiência cardíaca, dano cerebral e morte súbita.[5,12]

A gravidade e o momento da apresentação da obstrução da via aérea na sequência de Robin podem variar. Em casos de obstrução leve, o tratamento inicial pode ser conservador, com o posicionamento em posição prona, com ou sem oxigênio suplementar. Essa posição permite que a mandíbula e a base da língua avancem, aliviando a interferência da língua, com taxas de sucesso relacionadas entre 44% e 69%, porém, ela apresenta o risco de morte por sufocamento em recém-nascidos. Já em crianças que mantêm a obstrução persistente mesmo na posição prona, medidas adicionais de curto prazo incluem o uso de pressão positiva contínua nas vias aéreas (CPAP) ou cateter nasal de alto fluxo, que geram uma pressão positiva na nasofaringe enquanto se aguarda uma intervenção definitiva na via aérea.[12]

Após o controle adequado da obstrução da via aérea, é necessário realizar uma avaliação cuidadosa da alimentação nas crianças com sequência de Robin, visto que 38% a 62% deles dependem de alimentação suplementar por via alternativa.[4,12]

A ingesta alimentar segura depende de uma cadeia de movimentos complexos, ritmados, coordenados e sucessivos, com sucção, seguida de deglutição e intercalada pela respiração. A via aérea livre proporciona, à criança, tempo para coordenar a deglutição e a respiração.[3,5,12]

A condição de micrognatia pode gerar impacto nas funções de sucção e deglutição. Aspectos como posição inadequada da língua, obstrução da via aérea superior, disfunção orofaríngea e sucção débil contribuem para as dificuldades na alimentação, e, desta forma, quanto maiores as alterações presentes, mais difícil será iniciar a alimentação oral segura.[5,12]

A maioria desta população apresenta, frequentemente, problemas na alimentação relacionados com desordens de deglutição que resultam em desnutrição e deterioração das condições gerais do paciente, comprometendo e prolongando o processo de reabilitação da criança. Além disso, muitos pacientes são habitualmente dependentes de nutrição por sonda gástrica/enteral por tempo prolongado, ou por gastrostomia.[13,14]

A criança pode apresentar dificuldades como: períodos prolongados de alimentação, ingesta oral reduzida, recusa do utensílio de oferta, tosse ou engasgo, dor ao engolir, risco de aspiração durante a alimentação e complicações respiratórias. Sintomas como taquipneia e aumento do esforço respiratório impactam negativamente na mecânica da alimentação e potencializam o refluxo gastroesofágico; a produção de secreção induzida pelo refluxo e o aumento da inflamação das vias aéreas afetam a coordenação entre alimentação e respiração. As dificuldades alimentares tendem a melhorar após o 4º mês de vida.[5,12-14]

A avaliação clínica da alimentação por profissionais experientes nos primeiros dias de vida deve considerar qualidade da mamada, tempo de alimentação, impacto no padrão respiratório, ganho ponderal e crescimento. A adequada identificação de aspiração de leite para a via aérea pode exigir a realização de exames mais objetivos da deglutição como videofluoroscopia ou videoendoscopia.[5,12-14]

Dentre os procedimentos cirúrgicos para o tratamento da obstrução respiratória nos pacientes portadores de sequência de Robin, incluem-se a adesão da língua ao lábio, a traqueostomia e, mais recentemente, a distração osteogênica da mandíbula. Porém, embora os dois primeiros procedimentos citados possam salvar a vida da criança, eles não corrigem a micrognatia, componente anatômico básico da sequência.[13] Além disso, a incidência de complicações com a traqueostomia é significativa e a idade média de decanulação destes pacientes é de 28 meses, expondo a criança e sua família à sobrecarga social e médica.[15] Ademais, do ponto de vista econômico, observa-se que: 1) os custos diretos (admissão hospitalar, procedimentos diagnósticos, cirurgia e *homecare*) relacionados com a traqueostomia são 3 vezes maiores do que os da distração osteogênica; 2) os custos indiretos (ausência no trabalho) são quase 5 vezes maiores no grupo das crianças traqueostomizadas; 3) os custos totais (diretos e indiretos) são 3 vezes maiores no grupo dos pacientes submetidos à traqueostomia; e 4) o índice de complicações é 4 vezes menor nos pacientes submetidos à distração osteogênica.[16]

A distração osteogênica caracteriza-se como um processo dinâmico que consiste no alongamento do esqueleto da face e de partes moles adjacentes obtido através de tração gradual aplicada em duas superfícies ósseas osteotomizadas, por meio de um dispositivo mecânico denominado distrator[17] (Figs. 13-2 e 13-3). Embora existam diferentes protocolos de distração descritos na literatura 14, didaticamente, a distração osteogênica pode ser dividida em 3 estágios: 1) período de latência: correspondente à formação do coágulo e calo ósseo (2 a 5 dias); 2) período de ativação: correspondente ao alongamento do calo ósseo (10 a 15 dias); 3) período de consolidação: correspondente à calcificação óssea (6 a 8 semanas).[19]

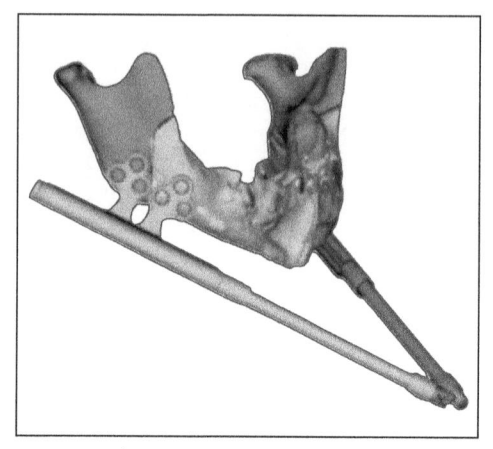

**Fig. 13-2.** Planejamento virtual de osteotomia mandibular com aplicação de distratores.

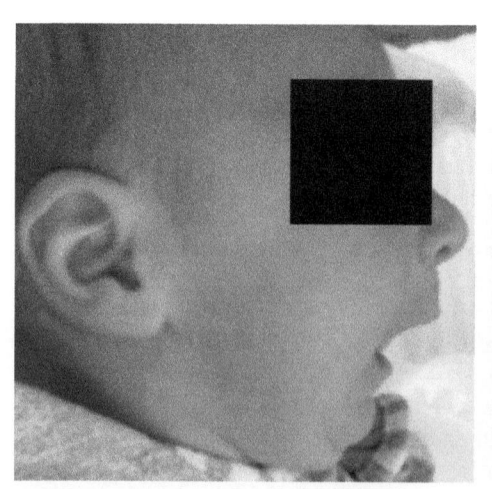

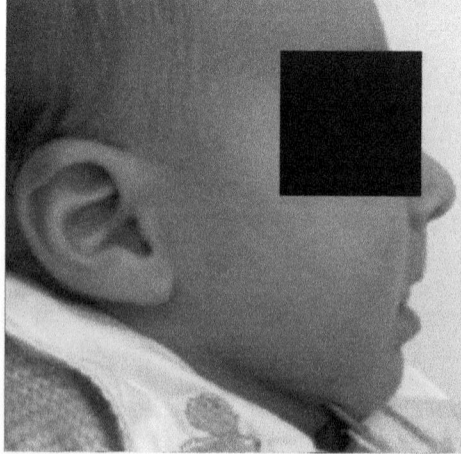

**Fig. 13-3.** Fotos pré e pós-operatórias de paciente com sequência de Robin, submetido à distração osteogênica da mandíbula.

Em comparação aos pacientes com sequência de Robin submetidos à adesão língua-lábio ou traqueostomia, aqueles tratados com distração osteogênica de mandíbula evoluem de forma mais favorável quanto à função de deglutição e da nutrição via oral[20] e apresentam maiores chances de serem poupados da necessidade por tempo prolongado de alimentação por sonda gástrica/enteral ou por gastrostomia, com melhora associada do quadro de refluxo gastroesofágico.[21]

O acompanhamento multidisciplinar é essencial no manejo de pacientes com alterações de retrognatia, micrognatia e sequência de Robin devido à complexidade dos sintomas que afetam a respiração, a alimentação e o desenvolvimento global. A perinatalogia é responsável pelo diagnóstico inicial no período pré-natal e coordenação do parto em centro especializado no manejo de obstruções complexas da via aérea. A neonatologia é responsável pelo reconhecimento inicial da micrognatia e da obstrução respiratória, e estabilização da ventilação, assim como coordenação do tratamento inicial da obstrução da via aérea e da disfunção na alimentação, e identificação de condições associadas. A identificação de síndromes associadas exige a avaliação e o acompanhamento clínico com a genética, uma vez que sinais e sintomas adicionais se tornam mais evidentes com o desenvolvimento da criança. A pneumologia e a medicina do sono estão envolvidas na avaliação do comprometimento ventilatório na presença da obstrução da via aérea. A gastroenterologia, a nutrologia e a fonoaudiologia estão implicadas na avaliação e no tratamento das disfunções alimentares. A fonoaudiologia trata dificuldades no processo de alimentação e deglutição, prevenindo complicações como aspiração e atraso no crescimento.[3] Além de identificar e avaliar os riscos nas disfunções da alimentação, a atuação fonoaudiológica visa elaborar estratégias para promover o sucesso alimentar através de treino miofuncional, treino para coordenação sucção-deglutição-respiração, adequação de utensílios, adequação de consistência e orientações posturais. A cirurgia craniofacial atua no diagnóstico, acompanhamento evolutivo dos pacientes com Sequência de Robin e, principalmente, no tratamento cirúrgico das fissuras palatinas e das deformidades esqueléticas da face. A otorrinolaringologia está envolvida na avaliação e no tratamento de outros sítios de obstrução da via aérea e na promoção de uma saúde auditiva adequada. A ortodontia exerce um papel no desenvolvimento dentário e esquelético.

## CONSIDERAÇÕES FINAIS

A compreensão das implicações clínicas da micrognatia e retrognatia no período neonatal é essencial para o manejo seguro e eficaz dessas crianças. O diagnóstico precoce, o suporte multidisciplinar e as estratégias terapêuticas individualizadas têm permitido avanços significativos nos desfechos funcionais e no desenvolvimento global dos pacientes.

Com a evolução contínua das técnicas cirúrgicas, da abordagem fonoaudiológica e do cuidado interdisciplinar, novas perspectivas se abrem para reduzir as complicações e melhorar a qualidade de vida dessas crianças, reforçando a importância da pesquisa e da inovação constante nessa área.

## REFERÊNCIAS

1. Sanz-Cortés M, Gómez O, Puerto B. Micrognathia and retrognathia. Obstetric Imaging: Fetal Diagnosis and Care. 2018; 321–327.e1.
2. Cang Z, Cui J, Pei J, Wang Z, Du Y, Mu S, et al. Diagnóstico pré-natal de micrognatia: uma revisão sistemática. Front Pediatr. 2023;11:1161421. doi:10.3389/fped.2023.1161421.l.

3. Giudice A, Barone S, Belhous K, Morice A, Soupre V, Bennardo F, et al. Pierre Robin sequence: A comprehensive narrative review of the literature over time. J Stomatol Oral Maxillofac Surg. 2018;119(5):419-28.
4. Mermans JF, Ghasemi SM, Lissenberg-Witte BI, Griot JPWD. The reproducibility of the mandible index in measuring healthy newborns. Cleft Palate Craniofac J. 2019;105566561988572.
5. Breugem CC, Evans KN, Poets CF, Suri S, Picard A, Filip C, et al. Best practices for the diagnosis and evaluation of infants with Robin sequence. JAMA Pediatr. 2016;170(9):894.
6. Rotten D, Levaillant JM, Martinez H, Ducou le Pointe H, Vicaut E. The fetal mandible: a 2D and 3D sonographic approach to the diagnosis of retrognathia and micrognathia. Ultrasound Obstet Gynecol. 2002;19(2):122-30.
7. Stowe RC, Afolabi-Brown O. Pediatric polysomnography — A review of indications, technical aspects, and interpretation. Paediatr Respir Rev. 2020;34:9-17.
8. Polytarchou A, Moudaki A, Perck EV de, Boudewyns A, Kaditis AG, Verhulst S, et al. An update on diagnosis and management of obstructive sleep apnoea in the first 2 years of life. Eur Respir Rev. 2024;33(171):230121.
9. Reddy VS. Evaluation of upper airway obstruction in infants with Pierre Robin sequence and the role of polysomnography – Review of current evidence. Paediatr Respir Rev. 2016;17:80-7.
10. Baldassari CM, Lam DJ, Ishman SL, Chernobilsky B, Friedman NR, Giordano T, et al. Expert Consensus Statement: Pediatric Drug-Induced Sleep Endoscopy. OtolaryngolHead Neck Surg. 2020;165(4):578-91.
11. Li C, Kou Y, DeMarcantonio MA, Heubi CH, Fleck R, Kandil A, et al. Sleep Endoscopy and Cine Magnetic Resonance Imaging Evaluation of Children with Persistent Obstructive Sleep Apnea. OtolaryngolHead Neck Surg. 2023;168(4):848-55.
12. Cohen S, Greathouse ST, Rabbani C, O'Neil J, Kardatzke M, Hall T, Tholpady S. Robin sequence: What the multidisciplinary approach can achieve. J Multidiscip Healthc. 2017;10:121-32. doi:10.2147/jmdh.s98967.
13. Monasterio FO, Molina F, Berlanga F, López ME, Ahumada H, Takenaga RH, et al. Swallowing disorders in Pierre Robin sequence: its correction by distraction. J Craniofacial Surg. 2004;15(6):934-41.
14. Breik O, Umapathysivam K, Tivey D, Anderson P. Feeding and reflux in children after mandibular distraction osteogenesis for micrognathia: a systematic review. Int J Pediatr Otorhinolaryngol. 2016; 85:128-35.
15. Demke J, Bassim M, Patel MR, Dean S, Rahbar R, Aalst JA van, et al. Parental perceptions and morbidity: tracheostomy and Pierre Robin sequence. Int J Pediatr Otorhi. 2008;72(10):1509-16.
16. Paes EC, Fouché JJ, Muradin MSM, Speleman L, Kon M, Breugem CC. Tracheostomy versus mandibular distraction osteogenesis in infants with Robin sequence: a comparative cost analysis. Br J Oral Maxillofac Surg. 2014;52(3):223-9.
17. Alonso N, Yoshida M. Síndromes com deformidade craniofacial. In: Shirley Pignatari; Wilma Anselmo-Lima, Wilma Anselmo-Lima (Org.). Tratado de otorrinolaringologia. 3. ed. Rio de Janeiro: Elsevier; 2018.
18. Ow ATC, Cheung LK. Meta-analysis of mandibular distraction osteogenesis: clinical applications and functional outcomes. Plast Reconstr Surg. 2008;121(3):54e-69e.
19. Tonello C, Peixoto A, Yoshida M, Brandão MM, Antoneli MZ, Alonso N. Distração osteogênica nas malformações craniofaciais. In: Associação Brasileira de Odontologia; Pinto T, Garib DG, Janson G, Silva Filho OG (Orgs.). PRO-ODONTO/Ortodontia – Programa de Atualização em Ortodontia: Ciclo 7. Porto Alegre: Artmed Panamericana; 2014. p. 41-79.
20. Hong P, Brake MK, Cavanagh JP, Bezuhly M, Magit AE. Feeding and mandibular distraction osteogenesis in children with Pierre Robin sequence: a case series of functional outcomes. Int J Pediatr Otorhinolaryngol. 2012;76(3):414-8.
21. Ghoul KE, Calabrese CE, Koudstaal MJ, Resnick CM. A comparison of airway interventions and gastrostomy tube placement in infants with Robin sequence. Int J Oral Maxillofac Surg. 2020;49(6):734-8.

# CARDIOPATIAS

CAPÍTULO 14

Marcela Dinalli Gomes Barbosa ▪ Andyara Cristiane Alves

## INTRODUÇÃO

Os neonatos e lactentes com cardiopatias congênitas (CC) apresentam condições desafiadoras, pois os sistemas cardiovascular e respiratório são interdependentes e, em decorrência dessas alterações, podem comprometer o crescimento motor e o desenvolvimento nutricional. As condições cardíacas podem impactar não apenas na saúde física, mas também na capacidade de alimentação e no desenvolvimento motor-oral, contribuindo para uma condição clínica que exige cuidados especializados e uma abordagem interdisciplinar.

Este capítulo descreve os aspectos anatômicos, fisiológicos e as implicações clínicas relacionadas com o cuidado de crianças com CC, com ênfase na atuação fonoaudiológica. A amamentação é fundamental para o desenvolvimento de muitos bebês, entretanto, nas crianças com CC pode ser um desafio, exigindo estratégias alternativas de alimentação e acompanhamento. Além disso, a interação entre os diferentes profissionais de saúde – médicos, nutricionistas, fisioterapeutas e psicólogos – se torna importante para um cuidado integral que contemple tanto as necessidades fisiológicas quanto o suporte emocional para as famílias.

O capítulo promove uma visão refinada do impacto das cardiopatias congênitas sobre o desenvolvimento motor-oral das crianças, destacando a importância de um diagnóstico adequado, da avaliação cuidadosa e dos cuidados da equipe multiprofissional. Ao compreender as complexidades que abrangem o cuidado de neonatos com CC, é possível proporcionar um tratamento assertivo, promovendo o desenvolvimento integral das crianças e suas famílias.

## ASPECTOS ANATÔMICOS E FISIOLÓGICOS

As cardiopatias congênitas (CC) são caracterizadas por uma ou mais alterações na estrutura e na função cardiovascular que ocorre no período intrauterino e está presente ao nascimento mesmo que seu diagnóstico seja feito posteriormente.[1] Elas possuem causa desconhecida, mas geralmente estão relacionadas com as alterações genéticas, cromossômicas, história familiar, exposição a drogas cardioteratogênicas ou doenças maternas como o diabetes melito.

As cardiopatias que se manifestam nos primeiros dias de vida são mais complexas e de maior gravidade. As manifestações clínicas no período neonatal ocorrem por causa das mudanças fisiológicas da circulação fetal para a neonatal em decorrência do fechamento do canal arterial e devido à queda da resistência vascular pulmonar (RVP) após o nascimento.

As CC podem ser classificadas como sendo de hiperfluxo, normofluxo ou hipofluxo pulmonar e pelo grau de oxigenação sanguínea em acianóticas e cianóticas que estão descritas no Quadro 14-1.

**Quadro 14-1.** Classificação das cardiopatias congênitas

| Acinóticas e hiper-refluxo pulmonar | Acianótica obstrutiva | Cianóticas e hipofluxo pulmonar | Cianótica complexa |
|---|---|---|---|
| Comunicação interatrial (CIA) | Estenose pulmonar | Tetralogia de Fallot (T4F) | Transposição das grandes artérias (TGA) |
| Comunicação interventricular (CIV) | Estenose aórtica | Atresia tricúspide | *Truncus* arteriosos |
| Persistência do canal arterial (PCA) | Coarctação de aorta | Atresia pulmonar | Síndrome de hipoplasia do ventrículo esquerdo (SHVE) |
| Defeito do septo atrioventricular (DSAV) | Cor *triatritum* | | Drenagem anômala de veias pulmonares |
| Janela aortopulmonar | | | |

A cianose se caracteriza pela coloração azul-arroxeada da pele e das mucosas ocasionada pela diminuição da pressão arterial de oxigênio ($PaO_2$) e da saturação ($SatO_2$). Seu reconhecimento pode ser dificultado em situações de anemia ou icterícia e ela é mais bem observada nos lábios, língua, ponta do nariz, lóbulos das orelhas, extremidades das mãos e dos pés.

O diagnóstico precoce tem grande impacto positivo na sobrevida da criança com CC, pois permite um melhor planejamento e direcionamento terapêutico. Nas últimas décadas o número de crianças que já nascem diagnosticadas pela ecocardiografia fetal vem aumentando e esse fator está fortemente associado à diminuição da morbidade e da mortalidade neonatal. O teste de triagem conhecido por "teste do coraçãozinho" é considerado um instrumento de elevada especificidade e sensibilidade para detectar precocemente as cardiopatias congênitas no recém-nascido com idade gestacional superior a 4 semanas. A Portaria SCTIE/MS nº 20 de 10 de junho de 2014 tornou pública a decisão de incorporar a oximetria de pulso como parte da triagem neonatal no SUS.[2]

Os sinais e sintomas mais comuns no período neonatal são o sopro cardíaco, taquipneia, cianose, arritmias e insuficiência cardíaca congestiva (ICC). Já nas crianças as manifestações clínicas geralmente são cansaço aos esforços, déficit ponderoestatural e quadros de infecções respiratórias de repetição.[3] As alterações estruturais e fisiológicas do sistema cardiovascular da criança com CC estão relacionadas com mudanças da mecânica respiratória e da função pulmonar. As particularidades anatomofisiológicas do sistema respiratório que predispõem a criança a quadros de obstrução de vias aéreas e insuficiência respiratória, associadas às CC, têm como agravante maior limitação cardiovascular diante de situações que aumentem sua demanda metabólica, pois o aumento do débito cardíaco não ocorre como o esperado, prejudicando a oferta de $O_2$ aos tecidos.

Após o diagnóstico o tratamento apropriado para a CC deve ser estabelecido e sua eleição dependerá do tipo de cardiopatia, da idade da criança e da presença de comorbidades associadas. O tratamento conservador pode estar indicado em alguns casos, porém, a grande maioria das crianças com CC necessitará de tratamento cirúrgico com correção paliativa ou total da cardiopatia. Em algumas ocasiões, a correção da cardiopatia também poderá ser feita por via endovenosa (cateterismo cardíaco), associada ou não a procedimento cirúrgico.

A sobrevida da criança com CC aumentou nas últimas décadas em virtude dos avanços no diagnóstico e tratamento clínico e cirúrgico,[4] porém, uma parcela crescente enfrentará alterações no desenvolvimento neuropsicomotor ou sequelas neurológicas relacionadas com a fisiologia e a gravidade da cardiopatia, eventos intrauterinos, cuidados intraoperatórios, débito cardíaco no pós-operatório, tempo de internação hospitalar, prematuridade, dentre outros.

A criança com CC pode apresentar, em algum momento do pré ou do pós-operatório, crise convulsiva, atraso sensório-motor, alterações cognitivas, comportamentais e neurológicas, bem como atraso de linguagem. Os distúrbios genéticos estão presentes em ⅓ das crianças com CC, sendo um deles a trissomia 21 (síndrome de Down) presente em 40% dos pacientes.[5] Outras desordens cromossômicas encontradas são as microdeleções 22q11 (Síndrome de DiGiorge) e as mutações como a síndrome de Noonan.

Cabe ressaltar que durante os primeiros 2 anos de vida o coração do neonato passa por transformações estruturais importantes.[6] Nesse período também ocorrem avanços no desenvolvimento motor global, motor fino e motor oral.[7] Para garantir um desenvolvimento saudável, é essencial manter o equilíbrio entre as estruturas e as funções, promovendo um crescimento harmônico ao longo de todas as fases da vida.

O sistema cardiovascular e o respiratório atuam interdependentes a fim de garantir a eliminação do gás carbônico e a oferta de oxigênio aos tecidos através do volume de sangue bombeado pelo coração. A ICC ou CC influencia o sistema respiratório alterando a mecânica e a função pulmonar, podendo levar a edema pulmonar, compressão das vias aéreas e infecções pulmonares de repetição agravando a oferta de oxigênio nos tecidos.[8-10]

Geralmente os neonatos com cardiopatias acianóticas recebem menos intervenções que aqueles com cardiopatia cianótica.[11] Nos casos pré-operatórios, a alteração na mecânica respiratória pode estar relacionada com o fluxo sanguíneo pulmonar e com a pressão na artéria pulmonar. Já no pós-operatório, fatores complexos como a toracotomia mediana, a anestesia, a circulação extracorpórea, a hipotermia e a ausência de ventilação durante a cirurgia podem comprometer ainda mais a função pulmonar.[8,12,13]

Conforme a gravidade do caso, essas crianças podem enfrentar internação hospitalar prolongada, restrição na mobilidade, ventilação mecânica, circulação extracorpórea favorecendo os quadros de hipersecreção pulmonar, estenose subglótica, traqueomalacia, atelectasias, infecções respiratórias, paralisia diafragmática, derrames pleurais, quilotórax, bronquite plástica e fraqueza muscular.[12]

A fisiologia cardíaca alterada e os cuidados perioperatórios aumentam os riscos de desfechos adversos na alimentação, pois os neonatos podem apresentar altas taxas de intolerância alimentar, fluxo sanguíneo comprometido para o intestino, enterocolite necrosante, baixa ingestão calórica, suporte nutricional inadequado, cianose crônica, aumento da pressão pulmonar média e desnutrição.[14,15]

A desnutrição é influenciada por aumento do gasto energético, hipermetabolismo, má absorção, malformações gastrointestinais, refluxo gastroesofágico e interrupções frequentes da alimentação. A presença de déficits nutricionais pode levar a alterações no crescimento, atraso no desenvolvimento neurológico, social e emocional.[16] Portanto, pode ser necessária a terapia nutricional enteral ou parenteral, indicação de fórmulas infantis e uso de mamadeira.

## IMPLICAÇÕES FONOAUDIOLÓGICAS

A amamentação é uma função complexa que requer a coordenação das funções de sucção, respiração e deglutição. No entanto, a clínica dessa população é caracterizada por taquipneia, dispneia, taquicardia ou bradicardia, hipoatividade, dependência de medicamentos sedativos, sucção fraca, levando a interrupções frequentes nas mamadas e incoordenação das funções.[17,18] Em decorrência dessas características podem apresentar risco aumentado para aspiração e complicações pulmonares.[11,19,20]

Lactentes com cardiopatias podem demonstrar menor prontidão para iniciar a alimentação oral. No entanto, os lactentes com CC acianótica tendem a apresentar maior prontidão e melhores habilidades motoras orais em comparação àqueles com cardiopatia cianótica.[19-21]

Cabe ressaltar que outros fatores também impactam negativamente no aleitamento materno nessa população como, por exemplo, o longo período de internação e cirurgia, separação do binômio mãe-bebê após o nascimento, percepção materna de inadequação do leite materno frente ao estado nutricional do lactente.[22] Em virtude desses achados, podem necessitar de via alternativa de alimentação exclusiva, favorecendo a ausência de experiências com alimentação por via oral e levando a atrasos na exposição de alimentos e no desenvolvimento da habilidade motora oral.[16,20,23-25]

Apesar da baixa prevalência de amamentação nessa população,[26] estudo revela a possibilidade de amamentação, uma vez que a gravidade do defeito cardíaco não é preditor da capacidade do lactente de amamentar ou da duração da amamentação, sendo um método ideal para bebês com CC.[27,28] Outro estudo revelou que a primeira mamada de bebês com cardiopatia acianótica ocorreu após cerca de 9 dias de internação, enquanto os neonatos com cardiopatia cianótica iniciaram a amamentação após cerca de 15 dias de internação na unidade de terapia intensiva.[29] Enquanto o bebê não possui critérios para o aleitamento materno, a equipe de saúde deve orientar a genitora a realizar a ordenha do leite materno para, se possível, ser oferecido por via alternativa de alimentação, a fim de manter a produção láctea para posterior promoção do aleitamento materno.

Determinadas crianças com CC podem necessitar de intervenção cirúrgica, que nem sempre será curativa, podendo se configurar como uma abordagem paliativa. Nos casos de cardiopatias mais complexas, a criança é submetida a uma primeira cirurgia, com a probabilidade de necessitar de intervenções adicionais, que podem incluir operações subsequentes ou procedimentos percutâneos/híbridos, ao longo de sua vida. A necessidade de múltiplas cirurgias ao longo da vida, somada ao risco crescente associado a cada intervenção, é um fator relevante a ser considerado. A mortalidade associada a essas operações, particularmente nas reoperações, tende a aumentar conforme o número de procedimentos prévios realizados.[30,31]

Nos procedimentos cirúrgicos realizados nas cirurgias de peito aberto, ocorre o uso da circulação extracorpórea a fim de fornecer oxigênio adequado aos órgãos-alvo, reproduzindo o débito cardíaco natural.[32]

Após a operação cardíaca, esses pacientes podem ser extubados no centro cirúrgico, mas outros podem continuar na ventilação mecânica na unidade de terapia intensiva devido aos riscos da extubação precoce, sendo uma decisão determinada pela equipe médica. Pacientes com cardiopatia complexa possuem mais chances de necessidade de reintubação devido à alta complexidade da abordagem cirúrgica. Esses pacientes ficam sujeitos à lesão pulmonar aguda, hipertensão pulmonar, parada cardíaca, quilotórax, paralisia diafragmática, convulsões e sepse.[33]

A intubação orotraqueal prolongada pode causar danos nas estruturas da cavidade oral, faringe e laringe, afetando a motricidade orofacial e a sensibilidade. Essas alterações comprometem a biomecânica da deglutição, favorecendo o surgimento de disfagias orofaríngeas, que, por sua vez, aumentam o risco de pneumonias por aspiração e agravam o quadro clínico do paciente.[34] A disfagia, caracterizada por dificuldades no processo de deglutição, compromete a segurança e a eficiência da ingestão alimentar, além de prejudicar a ingestão nutricional e a hidratação adequada. A falta de sincronização entre a respiração e a deglutição pode dificultar a proteção das vias aéreas, elevando o risco de aspiração de secreções e alimentos.[35]

A etiologia da disfagia orofaríngea em crianças com CC é multifatorial.[36] Os estudos evidenciam que a intubação prolongada, a paralisia de pregas vocais em virtude de cirurgia, paralisia do nervo frênico e ausência de habilidade oral são causas dos quadros de disfagia orofaríngea, sendo evidentes os casos de aspiração silenciosa.[11,20,21,23,25,37-39]

Outras alterações que essas crianças podem apresentar incluem aversão oral e dificuldades alimentares ocasionadas pela cardiopatia, presença de fadiga e vômitos nas refeições, influenciando no desenvolvimento de distúrbios alimentares pediátricos e contribuindo para a dificuldade no ganho de peso e desnutrição.[40-42]

Além disso, neonatos e lactentes com cardiopatia complexa podem apresentar comprometimento no neurodesenvolvimento e deficiências psicossoais afetando a qualidade de vida associada à saúde.[43,44] No período pré-natal, as alterações cardíacas estruturais podem alterar o fluxo sanguíneo e a oxigenação para o cérebro, levando a um desenvolvimento cerebral prejudicado.[45] A presença de síndrome genética associada à cardiopatia também contribui para essas alterações.

No pós-operatório são preditores importantes a hipoxemia, cirurgias adicionais, medicamentos e as condições socioeconômicas podem influenciar.[43] As lesões neurológicas no pós-operatório variam de leves e transitórias a lesões graves e permanentes. As lesões cerebrais adquiridas estão associadas a fatores como: convulsões, epilepsia, acidente vascular encefálico, prematuridade, procedimentos invasivos, pós-operatório, tipo de correção (total ou parcial) e idade da criança no procedimento cirúrgico.[46,47]

Por esse motivo há necessidade de acompanhamento regular, pois é frequente o atraso no desenvolvimento em crianças com cardiopatias cianóticas e o estudo mostra que elas podem se beneficiar de terapias motoras, de linguagem, fala, de desenvolvimento e educacionais.[48]

## ABORDAGEM INTERDISCIPLINAR

A complexidade dos casos das cardiopatias congênitas exige, além dos cuidados médicos de diferentes especialidades, a atenção da equipe multidisciplinar. As crianças e as suas famílias podem ser acompanhadas pelos médicos, equipe de enfermagem, psicologia, serviço social, fisioterapia, fonoaudiologia, nutrição e outros.

Cada profissão tem a sua especificidade no cuidado e todas juntas promovem um cuidado centrado na família e no paciente. A enfermagem é responsável pelo monitoramento clínico, administração de medicamentos, prevenção de complicações, assistência às famílias e outras atividades pertinentes à profissão. O acompanhamento psicológico e do serviço social, são necessários para cuidar das famílias devido ao estresse do diagnóstico, medo e ansiedade nos períodos de internação e cirurgia e pós-operatório. A fisioterapia contribui para a mobilização precoce do paciente e os cuidados respiratórios que auxiliam na recuperação cardiopulmonar. O acompanhamento da equipe de nutrição identifica a vulnerabilidade nutricional, os riscos para a desnutrição, as necessidades nutricionais e as vias de alimentação.[49,50]

A integralidade do cuidado com a atuação multiprofissional é essencial para minimizar as sequelas e promover a recuperação física e emocional dos bebês e as suas famílias. O fonoaudiólogo na fase pré-operatória pode avaliar a alimentação oral e identificar aquelas que estarão em maior risco de dificuldades no pós-operatório para contribuir com os resultados após a cirurgia.[51] Compartilhar as informações com os pais e/ou cuidadores contribui para melhor preparação para o período pós-cirúrgico, já que neonatos e lactentes podem precisar de uma via alternativa de alimentação. É importante orientar a mãe e incentivá-la a utilizar estratégias para a ordenha, a fim de manter o aleitamento materno, sempre que permitido pela equipe médica.

## Intervenções Fonoaudiológicas

A intervenção fonoaudiológica em neonatos e lactentes com CC requer uma análise cuidadosa das particularidades de cada caso, uma vez que é essencial diferenciar as cardiopatias e suas repercussões para que o tratamento seja eficaz. Fatores como a duração do suporte ventilatório, a presença de circulação extracorpórea e lesões no nervo laríngeo recorrente podem impactar diretamente na prontidão motora oral e nas habilidades motoras orais desses pacientes.[52]

Dessa forma, o profissional responsável deve realizar uma avaliação minuciosa, considerando a classificação da cardiopatia, se ela é adquirida ou congênita, a realização de procedimentos como cateterismo, cirúrgico ou ambos, qual o tipo de cirurgia, intercorrências ocorridas, necessidade de ventilação mecânica e o tempo de uso, além do uso de traqueostomia, vias alternativas de alimentação e detalhes sobre a amamentação, como a presença de pausas, cansaço, suor, a duração da mamada, assim como a utilização de medicamentos. Esse conjunto de informações é relevante para elaborar um plano terapêutico adequado, promovendo o desenvolvimento da alimentação de forma segura e eficaz para esses pacientes.

A avaliação das habilidades orais é essencial, especialmente em neonatos que podem apresentar dificuldades devido a complicações cardíacas ou cirúrgicas. Embora a literatura não apresente protocolos nacionais específicos para essa população, muitos estudos consideram semelhanças com as crianças prematuras.[21,53]

Nesse contexto, um estudo[21] utilizou o Instrumento de Avaliação da Prontidão do Prematuro para o Início da Alimentação Oral, um protocolo desenvolvido para avaliar a prontidão dos neonatos para a alimentação oral, com base em cinco categorias: 1) idade corrigida (≤ 32 semanas, 32-34 semanas e ≥ 34 semanas); 2) estado de organização comportamental (incluindo estado de consciência, postura e tônus global); 3) postura oral (posição dos lábios e da língua); 4) reflexos orais (reflexos de procura, sucção, mordida e vômito); e 5) sucção não nutritiva (que envolve a movimentação da língua, canolamento da língua, movimentação da mandíbula, força de sucção, sucções com pausa, manutenção do ritmo de sucção durante pausas, manutenção do estado de alerta e sinais de estresse). O desempenho do prematuro em cada uma dessas categorias é avaliado em uma escala que varia de 0 a 2 pontos, com um escore total que pode variar de 0 a 36 pontos.[54]

Para avaliar a disfagia orofaríngea é fundamental a utilização de protocolos validados para uma avaliação da deglutição infantil, pois esses instrumentos garantem a coleta de informações para um diagnóstico eficaz. Há diferentes instrumentos na literatura, por exemplo, Schedule for Oral Motor Assessment (SOMA),[55] Dysphagia Disorders Survey[56] e o PAD-PED.[57] Exames objetivos como a videofluoroscopia e videoendoscopia da deglutição podem complementar a avaliação clínica.

Após a identificação das alterações e o diagnóstico, cabe ao fonoaudiólogo, em colaboração com a equipe multiprofissional, estabelecer a via de alimentação mais apropriada, orientar sobre o posicionamento adequado, a consistência alimentar, temperatura, volume, os utensílios a serem utilizados, o modo e o ritmo da oferta, além de fornecer orientações sistemáticas e contínuas sobre o processo terapêutico aos pais e à equipe.

Faz parte do processo terapêutico a intervenção motora oral para promover o desenvolvimento das habilidades para alimentação por via oral. O Programa de Estimulação Oral[58] é consolidado em recém-nascidos prematuros, porém, como há semelhanças entre o neonato e o lactente cardiopata, os exercícios também são utilizados nesse público. A estimulação oral ocorre antes da alimentação por via oral, com o dedo enluvado e o profissional deve ficar atendo aos sinais de estresse e fadiga para interromper a estimulação (Quadro 14-2).

**Quadro 14-2.** Programa de estimulação oral – Adaptado[58]

| Estrutura | Estimulação | Frequência | Duração |
|---|---|---|---|
| Bochechas, parte externa | 1. Colocar o dedo indicador na base do nariz<br>2. Pressione o tecido, mova em direção à orelha, depois para baixo e em direção ao canto do lábio | 4 vezes em cada bochecha | 2 minutos |
| Lábio superior | 1. Coloque o dedo indicador no canto do lábio superior<br>2. Pressione o tecido<br>3. Mova o dedo em movimentos circulares, do canto em direção ao centro e para o outro canto<br>4. Inverter a direção | 4 vezes | 1 minuto |
| Lábio inferior | 1. Coloque o dedo indicador no canto do lábio inferior<br>2. Pressione o tecido<br>3. Mova o dedo com movimentos circulares de um canto do lábio para o outro lado<br>4. Inverta a direção | 4 vezes | 1 minuto |
| Gengiva superior e inferior | 1. Coloque o dedo indicador no centro da gengiva, com pressão firme e sustentada, mova lentamente em direção ao fundo da boca<br>2. Retorne ao centro da boca<br>3. Repita para o lado oposto | 2 vezes | 1 minuto |
| Bochechas parte interna | 1. Coloque o dedo no canto interno do lábio<br>2. Pressione o tecido, mova em direção aos molares e retorne ao canto do lábio<br>3. Repita do outro lado | 2 vezes em cada bochecha | 1 minuto |
| Bordas laterais da língua | 1. Mova o dedo em direção à linha média, empurrando a língua na direção oposta<br>2. Retornar o dedo no centro da língua e repetir | 2 vezes | 1 minuto |
| Porção dorsal da língua | 1. Colocar o indicador no centro da língua<br>2. Pressione o palato duro por três segundos<br>3. Mova o dedo para baixo no centro da língua<br>4. Desloque a língua para baixo com uma pressão firme<br>5. Mova novamente o dedo para o palato duro | 4 vezes | 1 minuto |
| Sucção | 1. Coloque o dedo no palato duro, acaricie suavemente para provocar uma sucção<br>2. Manter o treino de sucção não nutritiva | | 1 a 3 minutos |

Quando o aleitamento materno não for possível, o leite deve ser oferecido por meio da mamadeira e a escolha do bico é fundamental para auxiliar na coordenação das funções de sucção, deglutição e respiração. Isso porque a flexibilidade e o diâmetro do furo do bico influenciam diretamente no fluxo de leite. A escolha dos bicos adequados favorece o controle do fluxo e minimiza os riscos de aspiração, uma vez que o fluxo muito rápido pode sobrecarregar a coordenação das funções e o fluxo muito lento pode cansar a criança e gerar gasto calórico. Durante a oferta da mamadeira, deve-se identificar a necessidade da realização de pausas para adequar o ritmo da oferta. A adaptação do bico deve ser individualizada, considerando a capacidade de sucção e deglutição da criança.[59]

Além da oferta do leite nas mamadeiras com fluxo adequado, outra estratégia para os quadros de disfagia é a adaptação da viscosidade do leite. A International Dysphagia Diet Standardisation Initiative (IDDSI) classifica em nível 0 líquidos ralos, nível 1 muito levemente espessado, nível 2 levemente espessado, nível 3 moderadamente espessado e nível 4 extremamente espessado.[60] O espessamento do líquido favorece a formação do bolo alimentar mais coeso, aumenta o tempo de trânsito oral e reduz o risco de aspiração laringotraqueal.[61] Uma vez identificada a necessidade da alteração da viscosidade do líquido, conversar com a nutricionista e a equipe médica para melhor indicação de espessamento (purê de frutas, leite antirrefluxo e espessantes industrializados) devido aos riscos de enterocolite necrosante.

## PROGNÓSTICO

A função oral dos bebês com cardiopatias congênitas pode ser influenciada por diversos fatores, como o tipo de cardiopatia, presença de síndrome, necessidade de internação prolongada, complicações cirúrgicas, paralisia de prega vocal, ventilação mecânica prolongada, baixo peso e o estado neurocomportamental do bebê. Nos casos de bebês com fluxo sanguíneo pulmonar aumentado, podem ser observados os quadros de aversão ao alimento, cuspindo ou vomitando.[62] Neonatos submetidos à circulação extracorpórea podem apresentar aversão oral e dificuldades alimentares persistentes.[63] Esses fatores podem impactar na postura, mobilidade dos órgãos fonoarticulatórios e na função oral, sendo necessário o acompanhamento na internação e após a alta hospitalar, pois são crianças que podem apresentar alterações no desenvolvimento motor global, impactando nas habilidades motoras orais e, por consequência, no estado nutricional.

## CONSIDERAÇÕES FINAIS

A avaliação e a intervenção adequada são significativas para garantir resultados funcionais e uma alimentação oral adequada, favorecendo melhor qualidade de vida ao neonato/lactente e à sua família. Essas crianças podem apresentar alterações motoras, cognitivas, de fala e de alimentação após a cirurgia cardíaca, sendo assim, o apoio contínuo ao desenvolvimento se faz necessário para a obtenção de resultados ideais.

Na prática clínica observo que o diagnóstico de CC traz uma instabilidade emocional nos pais e familiares. Ele vem carregado de incertezas sobre o futuro e com o peso do alto risco de mortalidade, criando insegurança, sentimentos profundos e intensos. Essa sobrecarga emocional exige apoio psicológico e de uma rede de apoio que compreenda e acolha o sofrimento dos familiares.

Ao acompanhar essas crianças no processo terapêutico, é importante que os profissionais de saúde se lembrem de que cada diagnóstico carrega consigo medo, angústia e incertezas. Nesse momento, o profissional deve manter uma escuta sem julgamentos, empatia, procurar comunicar com clareza e oferecer apoio constante para aliviar a tensão e reduzir o impacto emocional. A comunicação, quando feita com respeito e acolhimento, tem o poder de transformar o medo em confiança e a insegurança em força para enfrentar o desconhecido.

## REFERÊNCIAS

1. Marino BS, Lipkin PH, Newburger JW, et al. Neurodevelopmental outcomes in children with congenital heart disease: Evaluation and management. A scientific statement from the American Heart Association. Circulation. 2012;126:1143-72.
2. Brasil. Ministério da Saúde. Secretaria de Ciência, Tecnologia e Insumos Estratégicos. Portaria SCTIE/MS n° 20, de 10 de junho de 2014. Aprova a Política de Gestão de Tecnologia em Saúde. Diário Oficial da União, Brasília, DF, 10 jun. 2014.
3. Amaral F, Granzotti JA, Manso PH, Conti LS de. Quando suspeitar de cardiopatia congênita no recém-nascido. Medicina (Ribeirão Preto) [Internet]. 30 de junho de 2002 [citado 21 de janeiro de 2025];35(2):192-7. Disponível em: https://www.revistas.usp.br/rmrp/article/view/823
4. Hoffman JI, Kaplan S. The incidence of congenital heart disease. J Am Coll Cardiol. 2002 Jun 19;39(12):1890-900.
5. Abellan DM. Cardiopatias congênitas. In: Mustacchi Z, Salmona P, Mustacchi R (Eds.). Trissomia 21 (Síndrome de Down): nutrição, educação e saúde. São Paulo: Editora Memnon; 2017.
6. Alves AC. Circulação fetal e transicional neonatal - Conceitos básicos. In: Alves AC, Umeda IIK (Eds.). Fisioterapia na cardiologia pediátrica. Barueri (SP): Manole; 2021.
7. Telles MS, Macedo CS. Relação entre desenvolvimento motor corporal e aquisição de habilidades orais. Pró-fono Revista de Atualização Científica. 2008 abr-jun;20(2):117-22.
8. Stayer SA, Diaz LK, East DL, et al. Changes in respiratory mechanics among infants undergoing heart surgery. Anesth Analg. 2004 Jan;98(1):49-55.
9. Leeds H, Muralidaran A, Johnson AJ, et al. Presurgical pulmonary function tests in the first few days of life in neonates with congenital heart disease, a pilot study. J Perinatol. 2024 Oct;44(10):1437-41.
10. Apostolopoulou SC. The respiratory system in pediatric chronic heart disease. Pediatr Pulmonol. 2017 Dec;52(12):1628-35.
11. Jadcherla SR, Vijayapal AS, Leuthner S. Feeding abilities in neonates with congenital heart disease: a retrospective study. J Perinatol. 2009 Feb;29(2):112-8.
12. Alves AC. Alterações do sistema respiratório nas cardiopatias congênitas. In: Alves AC, Umeda IIK (Eds.). Fisioterapia na cardiologia pediátrica. Barueri (SP): Manole; 2021.
13. Agha H, El Heinady F, El Falaky M, Sobih A. Pulmonary functions before and after pediatric cardiac surgery. Pediatr Cardiol. 2014 Mar;35(3):542-9.
14. Davis JA, Baumgartel K, Baust T, et al. Neonatal diet and associations with adverse feeding outcomes in neonates with critical congenital heart defects. Journal of Perinatal & Neonatal Nursing. 2024 Jan-Mar;38(1):54-64.
15. Qin C, Li Y, Wang D, et al. Maternal factors and preoperative nutrition in children with mild cases of congenital heart disease. Jpn J Nurs Sci. 2019 Jan;16(1):37-46.
16. Singal A, Sahu MK, Kumar GT, et al. Efficacy of early enteral feeding with supplemented mother's milk on postoperative outcomes of cardiac surgical infants: a randomized controlled trial. Annals of Pediatric Cardiology. 2024 Dec;17(5):320-30.
17. Honório LTF, Ferreira AL, da Silveira BL, et al. Amamentação e aleitamento materno para lactentes com cardiopatias congênitas. Research, Society and Development. 2022;11(6).
18. Demirci J, Caplan E, Brozanski B, Bogen D. Winging-lo: perspectivas maternas e experiências de aleitamento materno recém-nascidos com anomalias cirúrgicas congênitas complexas. Revista de Perinatologia: Revista Oficial da Associação Perinatal da Califórnia. 2018;38(6);708-17.
19. Sables-Baus S, Kaufman J, Cook P, da Cruz EM. Oral feeding outcomes in neonates with congenital cardiac disease undergoing cardiac surgery. Cardiol Young. 2012 Feb;22(1):42-8.

20. Indramohan G, Pedigo TP, Rostoker N, et al. Identification of risk factors for poor feeding in infants with congenital heart disease and a novel approach to improve oral feeding. J Pediatr Nurs. 2017 Jul-Aug;35:149-54.
21. Pereira K da R, Firpo C, Gasparin M, et al. Evaluation of swallowing in infants with congenital heart defect. Int Arch Otorhinolaryngol. 2015 Jan;19(1):55-60.
22. Gaspareto N, Hinnig PF, Cardoso E, et al. Aleitamento materno e cardiopatia congênita. Nutrire: Rev Soc Bras Alim Nutr J Brazilian Soc Food Nutr. (São Paulo). 2013 Abr;38(1):57-66.
23. Hehir DA, Cooper DS, Walters EM, Ghanayem NS. Feeding, growth, nutrition, and optimal interstage surveillance for infants with hypoplastic left heart syndrome. Cardiol Young. 2011;21:59-64.
24. Martini S, Beghetti I, Annunziata M, et al. Enteral nutrition in term infants with congenital heart disease: knowledge gaps and future directions to improve clinical practice. Nutrients. 2021 Mar 13;13(3):932.
25. Souza PC, Gigoski VS, Etges CL, Barbosa LDR. Findings of postoperative clinical assessment of swallowing in infants with congenital heart defect. Codas. 2018 Mar 1;30(1):e20170024. Portuguese, English.
26. Elgersma KM, Wolfson J, Fulkerson JA, et al. Human milk feeding and direct breastfeeding improve outcomes for infants with single ventricle congenital heart disease: Propensity Score-Matched Analysis of the NPC-QIC Registry. J Am Heart Assoc. 2023 Sep 5;12(17):e030756.
27. Lambert JM, Watters NE. Breastfeeding the infant/child with a cardiac defect: an informal survey. Journal of Human Lactation. 1998;14(2):151-5.
28. Gregory C. Use of test weights for breastfeeding infants with congenital heart disease in a cardiac transitional care unit: a best practice implementation project. JBI Database System Rev Implement Rep. 2018 Nov;16(11):2224-45.
29. Torowicz DL, Seelhorst A, Froh EB, Spatz DL. Humam milk and breastfeeding outcomes in infants with congenital heart disease. Breastfeeding Medicine. 2015;1:31-7.
30. Holst KA, Said SM, Nelson TJ, et al. current interventional and surgical management of congenital heart disease: specific focus on valvular disease and cardiac arrhythmias. Circ Res. 2017 Mar 17;120(6):1027-44.
31. Villa-Hincapie CA, Carreno-Jaimes M, Obando-Lopez CE, et al. Risk factors for mortality in reoperations for pediatric and congenital heart surgery in a developing country. World Journal for Pediatric and Congenital Heart Surgery. 2017;8(4):435-9.
32. Ramakrishnan K, Kumar TS, Boston US, Allen J, Knott-Craig CJ. Cardiopulmonary bypass in neonates and infants: advantages of high flow high hematocrit bypass strategy-clinical practice review. Transl Pediatr. 2023 Jul 31;12(7):1431-8.
33. Gupta P, Rettiganti M, Gossett JM, Yeh JC, et al. Risk factors for mechanical ventilation and reintubation after pediatric heart surgery. J Thorac Cardiovasc Surg. 2016 Feb;151(2):451-8.e3.
34. Martins NMS, Savordelli CL. Interface entre fisioterapia e a fonoaudiologia no atendimento de crianças com disfagia. In: Levy DS, Almeida ST, (Eds.). Disfagia infantil. Rio de Janeiro (RJ): Thieme Revinter Publicações; 2018.
35. Dodrill P, Gosa MM. Pediatric dysphagia: physiology, assessment, and management. Ann Nutr Metab. 2015;66 Suppl 5:24-31.
36. Kwa L, Willette S, Schroeder JW Jr. Evaluating dysphagia in infants with congenital heart disease using fiberoptic endoscopic evaluation of swallowing. Int J Pediatr Otorhinolaryngol. 2022 Jan;152:111004.
37. Narawane A, Rappazzo C, Hawney J, et al. Vocal fold movement and silent aspiration after congenital heart surgery. Laryngoscope. 2022 Mar;132(3):701-5.
38. Jones CE, Desai H, Fogel JL, et al. Disruptions in the development of feeding for infants with congenital heart disease. Cardiol Young. 2021 Apr;31(4):589-96.
39. Pettigrew J, Tzannes G, Swift L, et al. Surgically acquired vocal cord palsy in infants and children with Congenital Heart Disease (CHD): Description of Feeding Outcomes. Dysphagia. 2022 Oct;37(5):1288-304.

40. Goldstein SA, Watkins KJ, Lowery RE, et al. Oral aversion in infants with congenital heart disease: a single-center retrospective cohort study. Pediatr Crit Care Med. 2022 Mar 1;23(3):e171-e179.
41. Clemente C, Barnes J, Shinebourne E, Stein A. Are infant behavioural feeding difficulties associated with congenital heart disease? Child Care Health Dev. 2001 Jan;27(1):47-59.
42. Pados BF. Symptoms of problematic feeding in children with CHD compared to healthy peers. Cardiol Young. 2019 Feb;29(2):152-61.
43. Ortinau CM, Smyser CD, Arthur L, et al. Optimizing neurodevelopmental outcomes in neonates with congenital heart disease. Pediatrics. 2022 Nov 1;150(Suppl 2):e2022056415L.
44. Marino BS, Lipkin PH, Newburger JW, et al. Neurodevelopmental outcomes in children with congenital heart disease: evaluation and management: a scientific statement from the American Heart Association. Circulation. 2012 Aug 28;126(9):1143-72.
45. Limperopoulos C, Tworetzky W, McElhinney DB, et al. Brain volume and metabolism in fetuses with congenital heart disease: evaluation with quantitative magnetic resonance imaging and spectroscopy. Circulation. 2010 Jan 5;121(1):26-33.
46. Massey SL, Weinerman B, Naim MY. Perioperative neuromonitoring in children with congenital heart disease. Neurocrit Care. 2024 Feb;40(1):116-29.
47. Desnous B, Lenoir M, Doussau A, et al. Epilepsy and seizures in children with congenital heart disease: a prospective study. Seizure. 2019 Jan;64:50-3.
48. Yilmaz İZ, Erdur B, Ozbek E, Mese T, Karaarslan U, Genel F. Neurodevelopmental evaluation of children with cyanotic congenital heart disease. Minerva Pediatr. 2018 Aug;70(4):365-70.
49. Leandro IK de L, Silva AMV, Araújo RS de. A atuação da equipe multidisciplinar no cuidado com a criança com cardiopatia congênita. Revista JRG de Estudos Acadêmicos (São Paulo). 2024;7(15):e151561. Disponível em: http://revistajrg.com/index.php/jrg/article/view/1661. Acesso em: 12 jan. 2025.
50. Nogueira L, Barbosa MDGB, Utsumi CMH, et al. Os desafios da equipe multiprofissional da criança com cardiopatia congênita: enfermagem, fonoaudiologia, nutrição, psicologia e serviço social. In: Alves AC, Umeda IIK (Eds). Fisioterapia na cardiologia pediátrica. Barueri (SP): Manole; 2021.
51. Gakenheimer-Smith L, Glotzbach K, Ou Z, et al. The impact of neurobehavior on feeding outcomes in neonates with congenital heart disease. J Pediatr. 2019 Nov; 214:71-78.e2.
52. Mills KI, Kim JH, Fogg K, et al. Nutritional considerations for the neonate with congenital heart disease. Pediatrics. 2022 Nov 1;150(Suppl 2):e2022056415G.
53. Wehrle FM, Bartal T, Adams M, et al. Similarities and differences in the neurodevelopmental outcome of children with congenital heart disease and children born very preterm at school entry. J Pediatr. 2022 Nov;250:29-37.e1.
54. Fujinaga CI, Moraes SA de, Zamberlan-Amorim NE, et al. Clinical validation of the Preterm Oral Feeding Readiness Assessment Scale. Rev Latino-Am Enfermagem [Internet]. 2013 Jan;21(spe):140-5. Available from: https://doi.org/10.1590/S0104-11692013000700018.
55. Skuse D, Stevenson J, Reilly S, Mathisen B. Schedule for oral-motor assessment (SOMA): methods of validation. Dysphagia. 1995;10(3):192-202.
56. Sheppard JJ, Hochman R, Baer C. The dysphagia disorder survey: validation of an assessment for swallowing and feeding function in developmental disability. Res Dev Disabil. 2014 May;35(5):929-42.
57. Almeida FCF, Bühler KEB, Limongi SCO. Protocolo de avaliação clínica da disfagia pediátrica (PAD-PED). 2014;[citado 2025 jan. 19].
58. Fucile S, Gisel E, Lau C. Oral stimulation accelerates the transition from tube to oral feeding in preterm infants. J Pediatr. 2002 Aug;141(2):230-6.
59. Tashiro E, Ueki S, Nagatomo E, Miyata J. Nurses' Techniques for Bottle-Feeding of Infants with Feeding Difficulties: A Qualitative Descriptive Study. Nutrients. 2024 Oct 24;16(21):3612.
60. IDDSI. Complete IDDSI Framework Detailed definitions 2.0. 2019. Acesso em 18 jan. 2025. Disponível em https://iddsi.org/IDDSI/media/images/Testing_Methods_IDDSI_Framework_Final_31_July2019.pdf

61. Hammond CAS, Goldstein LB. Cough and aspiration of food and liquids due to oral-pharyngeal dysphagia: ACCP evidence-based clinical practice guidelines. Chest. 2006 Jan;129(1 Suppl):154S-68S.
62. Boettcher W, Dehmel F, Redlin M, et al. Cardiopulmonary bypass strategy to facilitate transfusion-free congenital heart surgery in neonates and infants. Thorac Cardiovasc Surg. 2020 Jan;68(1):2-14.
63. Pettigrew J, Tzannes G, Swift L, et al. Surgically acquired vocal cord palsy in infants and children with Congenital Heart Disease (CHD): description of feeding outcomes. Dysphagia. 2022 Oct;37(5):1288-304.

# DISFAGIAS OROFARÍNGEAS

CAPÍTULO 15

Maria Inês Rebelo Gonçalves ▪ Juliana Boza Saurim
Daniele C. Martins Borges ▪ Isabella Christina Oliveira Neto

## INTRODUÇÃO

Para que os bebês atinjam seu potencial de crescimento físico, de desenvolvimento cognitivo e neurológico, eles devem ser capazes de consumir energia e nutrientes suficientes de maneira segura.[1] A alimentação é essencial na rotina não somente pelo aspecto nutricional, mas principalmente porque é uma atividade social e multissensorial que contribui para o desenvolvimento global do bebê, especialmente para o vínculo positivo entre pais e bebês.[2]

A deglutição depende de um processo sequencial complexo de interações neurossensoriais, reflexas e neuromotoras que requerem coordenação e sincronicidade para que o transporte do alimento da boca para o estômago ocorra com segurança, ou seja, com as vias aéreas protegidas.[3-5] Nesse processo, a simultaneidade entre os sistemas nervoso, respiratório e digestório são fundamentais para o desenvolvimento de padrões alimentares bem-sucedidos durante a infância.[6] Além disso, a deglutição sofre influência neuroendócrina (fome e saciedade, olfato e paladar, e sede) e/ou inflamatória (reações a infecções, lesões nociceptivas e ação medicamentosa), que podem cooperar ou prejudicar sua funcionalidade.[6,7] Sendo assim, há vários fatores que podem acarretar prejuízo para o mecanismo da deglutição dos lactentes.

Denominamos disfagia qualquer dificuldade na deglutição que envolve o risco ou ocorrência de desnutrição, desidratação e de aspiração laringotraqueal, com possibilidade de utilização de via alternativa de alimentação. Em lactentes, alterações na deglutição podem decorrer principalmente de condições anatomofuncionais, neuromusculares, cardiorrespiratórias e/ou gastrointestinais provenientes de malformações congênitas, distúrbios neurológicos, cardiopatias congênitas, doenças respiratórias, anomalias do sistema digestório, anomalias craniofaciais, síndromes genéticas, infecções congênitas, distúrbios metabólicos, infecções pulmonares e/ou de vias aéreas, doença do refluxo gastroesofágico, ventilação mecânica, traqueostomia, desnutrição, septicemia e exposição pré-natal ao abuso de álcool e outras substâncias prejudiciais à saúde.[6-11]

Além desses, um dos principais fatores de risco para a disfagia no período neonatal é a prematuridade como consequência da imaturidade das funções anatômicas, neuromotoras e sensório-motoras, especialmente quando associadas à baixa pontuação no APGAR, baixo peso ao nascer, pequeno para idade gestacional (PIG), necessidade de suporte ventilatório, uso de medicação endovenosa e nutrição enteral, todos procedimentos comuns em UTINs na busca pela estabilização do quadro clínico dos bebês.[9,12,13]

A disfagia em lactentes pode ocasionar prejuízo no crescimento, no desenvolvimento geral, nas habilidades de alimentação independente, no estado nutricional, no ganho de peso, em problemas regulatórios e em dificuldades comportamentais posteriores, o que pode implicar em uma internação hospitalar prolongada, com limitação do desenvolvimento social, de linguagem e neuromotor do bebê.[6,14,15] A identificação e o tratamento precoces da disfagia neonatal reduzem o risco de pneumonias aspirativas e a incapacidade de estabelecer e manter nutrição e hidratação adequadas.[16]

Apesar de ser um processo contínuo, didaticamente, a deglutição foi dividida em fases (oral [com etapas de preparo e ejeção], faríngea e esofágica), baseando-se em características anatômicas e funcionais. Cada uma delas é caracterizada por padrões fisiológicos específicos e é importante ressaltar que distúrbios anatômicos e/ou fisiológicos da deglutição podem ocorrer em uma ou mais de suas fases.[17]

## FASE ORAL

A fase oral corresponde ao início da deglutição e é considerada um processo complexo do ponto de vista neurológico, pelo envolvimento sensório-motor de diversas estruturas da boca e da face.

Nos primeiros 6 meses de vida, a sucção é o principal mecanismo desta fase e refere-se à pressão intraoral que suga o leite para a boca. O processo de extração do leite inicia-se pela preensão na mama ou no utensílio e, na sequência, a sucção propriamente dita, com contração e relaxamento rítmicos dos músculos da boca para criação de vácuo intraoral, também conhecido como pressão intraoral. A mandíbula se move inferiormente, aumentando o volume da cavidade oral, simultaneamente ao fechamento do palato mole para impedir o escape nasal, enquanto o vedamento labial impede a entrada de ar. Em conjunto, a língua movimenta-se canolada para cima e para trás, comprimindo o mamilo ou o bico artificial contra o palato duro, propiciando a extração do leite ou alimento. O canolamento da língua nas laterais ocorre para direcionar o fluxo extraído para o seu centro e, então, esta permanece em formato de concha, evitando, assim, dispersão do volume pela cavidade oral e escape prematuro para a faringe. O fluxo extraído mistura-se com a saliva e é organizado pela língua de forma coesa para ser deglutido. A força de propulsão exercida pela língua ao impulsionar o bolo em direção à parede posterior da faringe desencadeia a deglutição.

Os lactentes apresentam dois tipos de sucção: nutritiva e não nutritiva. A sucção nutritiva envolve a ingestão de fluidos (leite) decorrentes da alternância entre sucção e ordenha, ocorre uma vez por segundo, é constante ao longo da alimentação, e a respiração ocorre durante as pausas. Na sucção não nutritiva não há fluxo de nutrientes, mas ela pode ser utilizada como um mecanismo regulador para satisfazer o desejo básico de sucção do bebê, e a respiração ocorre durante a sucção.[2]

As chamadas "*sucking pads*", ou "almofadas de sucção", são descritas como densas massas compactas de tecido gorduroso dentro dos músculos masseteres. Auxiliam na estabilização das bochechas durante a sucção e geralmente desaparecem por volta dos 4 a 6 meses de idade.[18,19]

A fase oral da deglutição se modifica ao longo do desenvolvimento do bebê. Nos primeiros meses de vida a sucção é um automatismo essencial para a alimentação. Com o tempo, a sucção se torna mais coordenada e voluntária, e a língua adquire outros planos de movimento e desenvolve habilidades de manipulação do alimento cada vez mais complexas. A introdução de alimentos sólidos também influencia a fase oral da deglutição, exigindo que o bebê aprenda a mastigar e a lidar com diferentes texturas, consistências e volumes. A língua empurra o bolo alimentar em direção à orofaringe, a região que se encontra na parte posterior da cavidade oral e se conecta com a faringe. Esse movimento marca o fim da fase oral e o início da fase faríngea da deglutição.

## FASE FARÍNGEA

A fase faríngea da deglutição é um processo complexo e involuntário que se inicia quando o bolo alimentar chega à orofaringe. Uma vez que o reflexo de deglutição é iniciado, a contração coordenada dos músculos da faringe ou peristaltismo faríngeo adequado determina a velocidade do transporte do bolo pela faringe até o esfíncter esofágico superior (EES) antes da chegada do próximo bolo, assim como a limpeza do fluido (normalmente leite) das valéculas e recessos piriformes. O palato mole se eleva e fecha a passagem para a cavidade nasal, impedindo que o alimento ou líquido chegue às narinas. A laringe se eleva e a epiglote se fecha sobre a glote (espaço de abertura da laringe compreendido entre as pregas vocais, as quais, neste momento, devem estar em adução), minimizando os riscos de aspiração laringotraqueal.

## FASE ESOFÁGICA

A fase esofágica é caracterizada pelo peristaltismo que direciona o alimento da hipofaringe ao estômago. O músculo cricofaríngeo ou esfíncter esofágico superior forma a junção entre a hipofaringe e o esôfago. Já o esfíncter esofágico inferior forma a junção entre o esôfago e o estômago. Estes dois esfíncteres conservam o esôfago vazio entre as deglutições.[18] Além disso, fatores neuromotores e neurossensoriais reguladores contribuem para que o transporte do alimento seja seguro, evitando a ocorrência de aspiração e refluxo gastroesofágico (RGE).[6,12]

Em suma, a função de deglutição em bebês é aprimorada à medida que ocorre maturação estrutural e neuronal, e caracteriza-se no início da vida por um padrão consistente de sucção e pausas, até que seja alcançado seu completo amadurecimento, possibilitando novas experiências relacionadas com consistências, sabores, volumes, temperatura e textura dos alimentos. Essas novas experiências marcam a passagem de uma função estritamente relacionada com a sobrevivência, a outra associada a diversos prazeres ao longo da vida.

Deglutições seguras dependem da maturação e sincronia entre sucção e deglutição, além da manutenção do ritmo e a regulação das pausas. Ao nascer, o bebê já apresenta notável integração sensorial e neuromotora na região oral, pois desde o período embrionário, prepara-se para exercer as funções de sugar, deglutir e respirar. Para isso, apresenta características anatômicas diferenciadas e apresenta reflexos orais, que fomentam sua execução nessa fase inicial do desenvolvimento e possibilitarão sua sobrevivência pós-natal.[18,19]

Poucos dias após o nascimento, o recém-nascido (RN) a termo saudável apresenta um mecanismo estável e eficiente de sucção e deglutição, capaz de garantir sua nutrição, hidratação e prazer. É um padrão consistente de grupos de sucções alternadas com pausas. Devido à imaturidade do sistema nervoso, RNs e lactentes saudáveis apresentam reações transitórias em resposta a estímulos que fazem parte do desenvolvimento normal.[20]

Adotaremos o termo "reações transitórias" em referência a alguns dos reflexos primitivos presentes no neonato, buscando uma terminologia mais precisa para alguns automatismos em questão, com base na definição de atividade reflexa na íntegra, correspondendo a um conjunto de processos que leva a uma resposta orgânica estereotípica, que desencadeará uma modificação funcional de natureza regulatória ou adaptativa, dependendo, portanto, do arco reflexo, que nada mais é do que a participação em conjunto de receptor, vias aferentes, centro reflexógeno, vias eferentes e órgão efetuador.[21]

A pesquisa dessas reações é uma ferramenta fundamental na avaliação do sistema nervoso em desenvolvimento e, logo nos primeiros dias de vida, as reações de Moro, sucção, preensão palmar, plantar e tonicocervical assimétrico fazem parte do exame clínico habitual realizado pelo médico. A presença, a simetria e a persistência desses reflexos fornecem informações valiosas para identificar precocemente possíveis alterações no desenvolvimento neurológico (Quadro 15-1).

O processo de introdução ou reintrodução da alimentação por via oral em lactentes abrange uma avaliação minuciosa das funções orais, incluindo a compreensão e interpretação dos reflexos e das reações transitórias orais esperadas para cada fase de desenvolvimento.

Com relação às reações transitórias orais, podemos considerar que a ausência ou persistência, além do tempo esperado, estão fortemente relacionadas com a lesão cerebral. Acrescentando-se a isso, devemos considerar que o desempenho anormal ou limitação para execução desses automatismos, como, por exemplo, o uso de dispositivos invasivos e/ou medicações sedoanalgésicas por longo período, podem acarretar prejuízos no desenvolvimento funcional.

A maturação do sistema nervoso desempenha papel crucial na inibição gradual das reações transitórias em lactentes. O processo de desenvolvimento envolve uma fase de transição em que o controle voluntário assume o comando dessas atividades reflexas, conforme descrito por Diament (1978). O exame neurológico evolutivo permite ao médico avaliar a maturidade do sistema nervoso de acordo com a idade e identificar possíveis atrasos no desenvolvimento neurológico, indicando a intervenção precoce sempre que necessário.

Os comportamentos orais primitivos representam marcos maturacionais importantes para o desenvolvimento sensório-motor oral, sendo essenciais ao surgimento ou aprimoramento das funções futuras. Dessa forma, à medida que a criança cresce e se desenvolve, essas funções se tornam cada vez mais complexas e diversificadas, possibilitando a aquisição de novas habilidades motoras.

Dessa forma, até aproximadamente o 6º mês de vida o lactente dispara a reação transitória de sucção em resposta ao toque na região oral. Tal comportamento é fundamental para a sua sobrevivência, e deve caracterizar-se por movimentos rítmicos e coordenados das estruturas do sistema estomatognático, permitindo a extração eficaz do leite em

**Quadro 15-1.** Reações transitórias, reflexos e tempo de finalização esperado

| | |
|---|---|
| **Reação transitória de busca** | Por volta de 3-4 meses |
| **Reação transitória de mordida** | Por volta de 6-9 meses |
| **Reação transitória de sucção** | Por volta de 6 meses |
| **Reflexo de GAG** | Persiste ao longo da vida |
| **Reflexo de tosse** | Persiste ao longo da vida |
| **Reflexo de deglutição** | Persiste ao longo da vida |

seio materno e/ou em utensílios usados para realizar a oferta de volume por via oral. Por volta destes primeiros meses de vida, é esperada uma transição gradual para o controle voluntário desta função, de acordo com o amadurecimento do sistema nervoso, à medida que ocorre aumento progressivo do grau de mielinização, arborização e formação das conexões sinápticas.[23] Dessa forma, o lactente passa a ter mais consciência corporal e dos movimentos orais, modulando a força e o ritmo da sucção de forma mais aprimorada e adaptada às suas necessidades.

As disfagias em lactentes têm aumentado em decorrência de melhores taxas de sobrevida em bebês encefalopatas, prematuros e/ou com doenças graves.[24,25] Assim, faz-se necessária a avaliação clínica funcional da deglutição por um profissional especializado como o fonoaudiólogo, a fim de avaliar a possibilidade de ingestão por via oral com segurança.[25]

## AVALIAÇÃO CLÍNICA FUNCIONAL FONOAUDIOLÓGICA

A avaliação fonoaudiológica clínica funcional da deglutição é fundamentada na análise cuidadosa de todo o contexto clínico que envolve o lactente, incluindo os dados gestacionais, comorbidades maternas, diagnósticos pré, peri e pós-natais, idade gestacional e peso ao nascer, condições hemodinâmicas, histórico de suporte ventilatório, medicamentos em uso, especialidades em acompanhamento e queixas da equipe de assistência e dos pais. A intervenção é condicionada à observância de critérios mínimos, dentre os quais se destacam a estabilidade clínica, o peso igual ou superior a 1.000 g e a idade gestacional corrigida igual ou superior a 32 semanas, sendo que a aplicação destes últimos pode ser definida por cada instituição.

Com base nas informações obtidas, é possível prever, interpretar e correlacionar os achados com os aspectos observados na avaliação quanto à morfologia, reações transitórias e reflexos, motricidade (postura, força, tônus e coordenação dos movimentos), sensibilidade e a qualidade vocal. Compreender o desenvolvimento neurológico normal e a fisiologia da deglutição é essencial para a identificação precoce de dificuldades e para o direcionamento preciso da intervenção fonoaudiológica.

A equipe multidisciplinar compartilha de intensa preocupação a respeito da alimentação efetiva, por se tratar de assunto extremamente relacionado com a morbidade e com impacto direto no desenvolvimento neurológico do lactente,[26] especialmente daqueles muito prematuros, com displasia broncopulmonar, encefalopatia e/ou doença do refluxo gastroesofágico pois, nesses casos, os reflexos peristálticos e das vias aéreas (essenciais para alimentação por via oral eficiente) podem estar alterados,[27] resultando em alimentação mais prolongada por via alternativa de alimentação, podendo também prolongar o tempo de hospitalização em muitos casos.[28]

A alimentação efetiva em amamentação e/ou em utensílio é uma tarefa complexa que envolve várias funções, incluindo captação oral, sucção, movimentação da língua para direcionamento oral-faríngeo do fluxo, proteção das vias aéreas e peristaltismo faringoesofágico com direcionamento eficiente para o estômago, tudo isso em meio à função cardiorrespiratória estável.[28]

Em ambiente de UTI neonatal, os bebês de alto risco dificilmente terão a sequência sucção-deglutição-respiração coordenadas antes de completar 34 semanas; em geral, os prematuros comumente apresentam um padrão disrítmico e demandam em torno de 20 dias pós-natais para amadurecer suas funções orais e serem capazes de deglutir com segurança.[2] A prematuridade frequentemente tem como consequência a imaturidade da função pulmonar, que pode acarretar prejuízo à alveolarização e a formação da microvascularizações. Além disso, a função pulmonar pode sofrer ainda mais em decorrência de intervenções ventilatórias associadas, por vezes imprescindíveis à manutenção da vida.[29]

Dentre as manifestações clínicas que frequentemente sugerem disfagia neonatal, a serem consideradas durante os procedimentos de avaliação dos lactentes, podemos citar: vedamento labial incompleto, dificuldade na pega, atraso na sucção, falta de ritmo e movimento lingual, má extração do bolo alimentar, dificuldade na preparação e organização do bolo alimentar, regurgitação nasofaríngea, início tardio da deglutição faríngea, penetração supraglótica, aspiração laringotraqueal silente, tosse, engasgos, acúmulo de resíduos em recessos faríngeos, respiração gorgolejante úmida, alimentação com tosse, estridor, incoordenação faringoesofágica, apneia, bradicardia, dessaturações, eventos cardiorrespiratórios, arqueamento e irritabilidade.[6,30]

Sabemos que a avaliação da deglutição do lactente de risco é um processo fundamental para identificar possíveis dificuldades e garantir seu desenvolvimento saudável. Atualmente, há diversas escalas e protocolos que podem ser utilizados por profissionais de saúde, como fonoaudiólogos, a fim de auxiliar, quando necessário, o manejo clínico para detecção e monitoramento das disfagias.

Dentre as escalas de rastreio comumente utilizadas, encontra-se a NOMAS (*Neonatal Oral-Motor Assessment Scale*) utilizada para avaliar o padrão motor-oral de recém-nascidos, com foco na coordenação entre as funções de sucção, deglutição e respiração. Mediante a observação de 13 características do movimento de língua e mandíbula, a escala classifica o padrão motor-oral em três categorias: normal, desorganizado ou disfuncional. Essa classificação auxilia os profissionais de saúde a identificar bebês com dificuldades na alimentação e a planejar as intervenções terapêuticas adequadas.[2,31]

Outra escala bastante difundida na literatura mundial é a Escala de Prontidão para Alimentação Oral Prematura (POFRAS),[32] com o objetivo de avaliar a prontidão do bebê prematuro para iniciar a alimentação por via oral, sobretudo aqueles com peso ao nascer menor que 1.500 g ou idade gestacional inferior a 32 semanas. Engloba os seguintes itens: idade corrigida, estado de consciência, postura e tônus global, postura de lábios e língua, reflexos de procura, sucção, mordida e vômito, movimentação e canolamento de língua, movimentação de mandíbula, força de sucção, sucções por pausa, manutenção do ritmo de sucção por pausa, manutenção do estado alerta e sinais de estresse. Para cada item o escore varia de 0 a 2, com pontuação máxima de 36 pontos. Recomenda-se 28 como pontuação de corte. São pré-requisitos: bebês com idade gestacional corrigida igual ou superior a 30 semanas e menor ou igual a 36 semanas e 6 dias; estabilidade clínica e capacidade de se manter fora da incubadora por pelo menos 10 minutos; balanço calórico de, no mínimo, 80 calorias/kg/dia; ausência de deformidades faciais, distúrbios respiratórios, cardiovasculares, gastrointestinais e neurológicos ou síndromes que comprometam a alimentação oral.

Outro instrumento destinado à avaliação de lactentes é a Escala de Avaliação Motora Oral (EAMO) (Xavier, 1995). Desenvolvida para avaliar a alimentação de recém-nascidos, especialmente aqueles que apresentam dificuldades ou riscos no processo de alimentação durante o período de internação hospitalar. Com o objetivo de analisar diversos aspectos relacionados com a capacidade de sucção, deglutição e coordenação motora oral dos bebês, a escala é composta por itens que abrangem desde a avaliação da postura e reflexos orais do bebê até a análise da sucção, deglutição e coordenação entre essas funções. Sua aplicação é realizada por meio da observação do bebê durante a alimentação. O profissional de saúde registra as respostas do bebê a cada item da escala, permitindo identificar possíveis alterações ou dificuldades na alimentação.

No que diz respeito a bebês a partir de 1 mês de vida, pode ser utilizado o Protocolo de Avaliação Clínica da Disfagia Pediátrica (PAD-PED),[33] que é um instrumento que visa facilitar a identificação de possíveis alterações da deglutição em crianças (1 mês de vida até 7 anos e 11 meses de idade), ponderando todas as etapas do desenvolvimento do sistema estomatognático e do processo de transição alimentar. Abrange uma anamnese detalhada, avaliação das estruturas orais, da deglutição de saliva, sucção não nutritiva e teste da deglutição com diferentes consistências alimentares. Além disso, auxilia na caracterização dos sinais clínicos sugestivos de penetração supraglótica/aspiração laringotraqueal e na avaliação do impacto da disfagia na funcionalidade da alimentação.

## EXAMES OBJETIVOS

Como mencionamos anteriormente, muitas manifestações podem ser identificadas na avaliação clínica fonoaudiológica funcional da deglutição. Todavia, em determinadas situações se faz necessária a realização de exames objetivos complementares para precisão e/ou comprovação diagnóstica, como o videodeglutoesofagograma (VDEG) e a videoendoscopia da deglutição (VED).

Dentre as técnicas de imagem, o videodeglutoesofagograma (VDEG) continua sendo descrito como o método instrumental de referência (exame padrão-ouro) para avaliação anatômica e fisiológica da deglutição utilizado na avaliação dos bebês. Trata-se de um exame radiológico que permite a visibilização dinâmica e análise precisa, imediata e/ou posterior de todas as fases da deglutição, bem como mensuração objetiva em programa computadorizado.[17,34,35] Além disso, possibilita a avaliação do impacto, por exemplo, de malformações craniofaciais na função de deglutição. No entanto, por depender do uso de contraste (bário), não permite a avaliação durante a amamentação.[13]

A videoendoscopia da deglutição (VED) é um exame complementar que possui a vantagem da possibilidade da realização à beira leito, propicia a inspeção estrutural das vias aéreas superiores, mobilidade das pregas vocais, sensibilidade da laringe, deglutição de saliva e avaliação à amamentação.[13] Este exame é ideal para avaliar, por exemplo, bebês com suspeita de laringomalacia, paralisia ou imobilidade de pregas vocais (choro soproso, fraco, estridente) especialmente para os bebês que foram submetidos à intubação orotraqueal (IOT).

Tanto o VDEG quanto a VED são considerados instrumentos valiosos para avaliar a deglutição e ambos mostram concordância com os achados diagnósticos relacionados com a penetração supraglótica e aspiração laringotraqueal.[36,37]

## INTERVENÇÃO

A partir dos dados obtidos nas avaliações, quando identificada disfagia e indicação de intervenção fonoaudiológica, esta deve ser iniciada desde que haja estabilidade clínica e não comprometa o ganho de peso ponderal do bebê.

O desenvolvimento normal das funções fisiológicas pode ser facilitado quando fornecidas oportunidades para executá-las. Considera-se que a sucção promove a organização do neurodesenvolvimento, a maturação neurocomportamental e o desenvolvimento motor oral em lactentes.[2]

O processo de introdução ou reintrodução de oferta por via oral envolve uma série de etapas e critérios até que o lactente esteja apto para receber oferta de volume significativo com segurança, seja por meio do seio materno ou de algum utensílio. A definição das técnicas que habilitam ou reabilitam a deglutição deve ser individualizada e toda a abordagem terapêutica deve considerar as dificuldades e os progressos observados em cada sessão.

Recém-nascidos prematuros frequentemente apresentam imaturidade do sistema nervoso central (SNC), caracterizada por um desenvolvimento dinâmico e intenso. Essa imaturidade pode levar a distúrbios de deglutição, que estão intrinsecamente ligados ao processo de desenvolvimento neurológico. Em virtude disso, a intervenção fonoaudiológica contribuirá com o amadurecimento e adequação das funções orais, buscando superar as dificuldades para iniciar a alimentação por via oral, geralmente caracterizada por um quadro transitório.

Há benefícios dos estímulos sensório-motores orais e da sucção (não nutritiva e nutritiva) nesse processo de transição para a via oral em recém-nascidos.[38] Essas estimulações colaboram com a maturação das reações transitórias orais, a organização práxica oromotora, o fortalecimento muscular e facilitam o desenvolvimento das habilidades orais, pois permitem o envolvimento das estruturas neuromusculares com mais eficiência e resistência.[38]

A sucção não nutritiva (SNN) é realizada anteriormente à introdução de volume, quando este não é indicado, e objetiva o treinamento da habilidade de sucção e outras funções associadas, sendo comumente realizada de forma digital (dedo enluvado); em casos específicos utiliza-se o bico artificial (bico de chupeta ou mamadeira), podendo ou não ser associado a estímulo térmico e/ou gustativo/olfativo, idealmente o leite materno. A partir daí, à medida que as respostas vão se apresentando mais robustas e consistentes, resultando em sucções com ganhos de força e ritmo, e coordenadas com as funções de deglutição e respiração, o lactente deixa de receber a estimulação oral não nutritiva, exclusivamente, e inicia a introdução gradativa de volume por via oral.

Considerando que a amamentação será a via alimentar prioritária, sempre que o lactente apresentar condições para sucção nutritiva, o treinamento para integrar as funções de sucção, deglutição e respiração deve ser priorizado no seio materno. A biomecânica da sucção em seio materno proporciona maior organização das estruturas osteomusculoarticulares favorecendo o sistema de bombeamento, com a extração eficaz do líquido de forma eficaz devido à mudança de pressão. Sabemos que, além de todas as vantagens nutricionais do leite materno, essa é a condição mais fisiológica para o lactente, e contribui significativamente para o processo maturacional e desempenho motor das funções orais, além de induzir a produção láctea materna e fortalecer o vínculo entre ambos.

A sucção nutritiva varia em relação ao volume de leite ingerido pelo lactente, sendo comumente iniciado de maneira gradual. No seio materno são utilizadas estratégias como mama "esvaziada" ou "parcialmente cheia". Para isso é realizado o esvaziamento parcial das mamas por ordenha manual ou em bomba extratora, a fim de reduzir o volume de leite que chega ao lactente para favorecer a sucção, deglutição e adaptação dessas funções com a respiração, desenvolvendo ritmo ao longo dos treinos.

A translactação ou relactação também pode ser utilizada durante o processo terapêutico; além de complementar a alimentação durante a amamentação, a sucção é utilizada como estímulo para aumentar a produção láctea materna. A técnica consiste na utilização de uma sonda de alimentação (nº 4 ou 6) fixada na mama da mãe, com a extremidade no mamilo, e um recipiente ou seringa com leite armazenado acoplado à outra extremidade.

A intervenção fonoaudiológica utiliza outros métodos alimentares alternativos de forma temporária, como, por exemplo, a técnica sonda-dedo ou *finger-feeding*, até que se estabeleça o aleitamento materno exclusivo. A técnica é realizada concomitantemente à estimulação oral e é realizada com a fixação de uma sonda nº 4 ou 6 ao dedo mínimo enluvado. A sonda é conectada a um recipiente (seringa ou copo) com o leite materno ou fórmula láctea, devendo ser posicionado abaixo da altura da boca do lactente, de maneira que o leite flua por sucção e não por gravidade.

Utensílios como copo, colher ou mamadeira são alternativas que buscam a complementação da nutrição proveniente da amamentação, e contribuem com a oferta gradativa de volume por via oral, até a via oral plena. A oferta via copinho pode ser utilizada também com bebês que apresentam disfagia, mas deve seguir os critérios de segurança e de maior facilidade para o bebê e para a mãe.[39,40]

As mamadeiras são utensílios utilizados para alimentação do lactente quando a amamentação não é possível, quando não é a opção desejada pela mãe ou como utensílio de oferta principal. A complexidade do quadro clínico de lactentes com diversas comorbidades, somada às variações na biomecânica de deglutição decorrentes das diversas formas de alimentação oral, demanda uma abordagem individualizada para cada bebê. Em muitos casos, a mamadeira se torna uma ferramenta essencial para contribuir com o desempenho motor oral e de coordenação entre as funções de sucção, deglutição e respiração do lactente, sendo a opção mais segura para oferecer a complementação ou o volume total, quando necessário. Os bicos de mamadeira variam em formato, tamanho, fluxo e material, por isso, muitas vezes são utilizados como estratégia terapêutica para favorecer o ajuste oral e o controle de fluxo, possibilitando que a alimentação por via oral seja realizada de forma eficiente e segura. A escolha da técnica terapêutica deve sempre levar em consideração a idade e as experiências orais prévias do paciente, respeitando, é claro, os limites impostos pela sua capacidade funcional. Nos casos de treino de oferta por via oral em bico artificial, esses são fatores determinantes para a escolha do formato, tamanho e fluxo.

O conjunto de abordagens terapêuticas realizadas durante a intervenção fonoaudiológica favorece a redução da duração da alimentação enteral e diminui os impactos negativos associados a ela.[2] O acompanhamento da aceitação do volume prescrito por via oral em ofertas bem-sucedidas (seguras e eficazes) também deve ser realizado.

É necessário atentar-se individualmente para a díade mãe-bebê, relacionando desde aspectos anatômicos das mamas, média de produção de leite materno durante todo o acompanhamento terapêutico e desempenho funcional do lactente, sempre guiados pela sua condição clínica atual e prognóstico.

O progresso da intervenção fonoaudiológica, como já relatado, depende muito da estabilidade clínica do lactente, concomitantemente com a sua maturidade neuronal e seu ganho ponderal de peso. Além disso, a função pulmonar madura é crucial para uma alimentação oral segura em bebês. Lactentes que precisam de suporte de oxigênio apresentam dessaturação ou apneia e têm mais dificuldade para coordenar as funções de sucção, respiração e deglutição.[12]

É importante considerarmos também a possibilidade de intervenção ou terapia para deglutição de saliva, que também pode estar comprometida nos casos de disfagia. Todo o processo mecânico de deglutição é acompanhado de secreção salivar, que facilita, de modo básico, a função mecânica da boca, seja formando o bolo alimentar ou lubrificando as paredes das mucosas oral e faríngea, superfícies que são atritadas ao executar sua função digestiva. Além disso, a saliva desempenha importante papel na função digestiva química por seus integrantes enzimáticos.[21] Nesses casos podem ser usados estímulos extra e/ou intraorais, exercícios e manobras facilitadoras ou indutoras de deglutição, associados à variação de temperatura, sabor, textura e intensidade do estímulo, sempre selecionados de acordo com o objetivo terapêutico e as melhores respostas do paciente. Além da reabilitação fonoaudiológica, por vezes são necessárias medidas clínicas para o controle da saliva, tais como aplicação de botox, administração de medicamentos com efeito xerostômico ou, até mesmo, intervenções cirúrgicas. Tais medidas comumente são discutidas em equipe multiprofissional e com os familiares, e podem ser aplicadas uma única vez ou várias vezes, a depender de cada medida e de cada caso.

A aplicação da bandagem cinesiológica (*Kinesio tape*) é uma técnica que tem sido utilizada com o objetivo de aumentar a entrada sensorial e, assim, favorecer a prioriocepção e a coordenação dos grupos musculares envolvidos na sucção e na deglutição de lactentes disfágicos em decorrência da prematuridade.[41,42]

A participação dos pais como agentes ativos do processo de habilitação ou reabilitação da deglutição é fundamental, uma vez que podem auxiliar favorecendo as modificações orientadas pelos profissionais.[19]

A família deve ser incluída ao receber orientações sobre posicionamento e toque, sono e excitação, contato pele a pele, redução da dor e estresse, fatores que, quando bem manejados, contribuem para um ambiente mais acolhedor, auxiliando no desenvolvimento global do bebê e na redução da ansiedade dos pais.[43,44]

Dessa forma, a intervenção fonoaudiológica na transição alimentar mostra-se fundamental para ajustar o volume ofertado e a duração da mamada de acordo com a possibilidade de cada lactente, a fim de reduzir o risco de aspiração laringotraqueal.

## CONSIDERAÇÕES FINAIS

A atuação fonoaudiológica é fundamental tanto para o diagnóstico e compreensão dos fatores de risco quanto para as possibilidades terapêuticas para a reabilitação da disfagia neonatal, a fim de possibilitar a eficiência e a segurança da alimentação por via oral e o consequente ganho de peso, além de minimizar o risco de pneumonias aspirativas.

A detecção precoce da disfagia em lactentes é fundamental para que a transição da alimentação por sonda para a via oral independente ocorra o mais brevemente possível, especialmente porque se considera este um requisito desejável para a alta hospitalar. Assim, é possível reduzir o tempo de internação e, consequentemente, o estresse materno decorrente do desejo de levar o bebê para casa, favorecendo o desenvolvimento social, a interação familiar, o vínculo afetivo e a qualidade de vida do bebê e da família.

No entanto, a alimentação por via oral de forma segura não será uma realidade para todos os lactentes. Inevitavelmente lidamos com casos graves e complexos e nos deparamos com limites impostos por suas próprias condições clínicas. Quando são identificados risco ou presença de entrada de saliva e/ou alimento nas vias aéreas ou que não há indicação fonoaudiológica de se alimentar exclusivamente pela boca por alguma outra razão, sugerimos que seu suporte nutricional e hídrico seja efetivado, parcial ou totalmente, por via alternativa de alimentação, podendo esta ser temporária ou permanente.

Enquanto profissionais da saúde temos que ter ciência da responsabilidade que envolve garantir seguramente as funcionalidades de um bebê ou não, e sobretudo, saber lidar com expectativas, muitas vezes irreais. Isso ocorre porque, em nossa sociedade, o ato de se alimentar vai além de suprir nossas necessidades físicas; está fortemente associado ao prazer, individual e/ou coletivo, que acompanha os momentos carregados de afeto, aconchego e celebração. No caso de bebês, trata-se de prazer e construção de afeto bidirecional, envolvendo também aquele que alimenta com amor o seu dependente, satisfazendo seu papel provedor. A tomada de decisão envolve a problematização de todos os aspectos que envolvem e contextualizam o indivíduo de forma única. Cada um, com suas vivências e experiências que embasam seu processo único de construção do repertório alimentar, muitas vezes limitadas também por barreiras sociais.

Portanto, as unidades de internação, bem como outros setores que prestam serviço de assistência à população neopediátrica, assistem não só aos bebês de alto risco e/ou com condições crônicas de saúde, mas também aos seus pais, que enfrentam o enorme desafio de terem a vida dos seus bebês em risco. Certamente, trata-se de uma experiência angustiante e estressante tanto para os pais quanto para os bebês, mas que pode ser minimizada quando a família é envolvida nos cuidados e na rotina do bebê.[45] Nosso papel sempre será acolher, bem assistir, proporcionar qualidade de vida e conforto aos bebês e suas famílias.

## REFERÊNCIAS

1. Dodrill P, Gosa MM. Pediatric dysphagia: physiology, assessment, and management. Ann Nutr Metab. 2015;66 Suppl 5:24-31.
2. Harding C. An evaluation of the benefits of non-nutritive sucking for premature infants as described in the literature. Arch Dis Child. 2009 Aug;94(8):636-40.
3. Dodds WJ, Stewart ET, Logemann J. Physiology and radiology of the normal oral and pharyngeal phases of swallowing. Am J Roentgen. 1990 May;154(Issue 5):927-1128.
4. Jean A. Brain stem control of swallowing: neuronal network and cellular mechanisms. Physiol Rev. 2001 Apr;81(2):929-69.
5. Sultana Z, Hasenstab KA, Jadcherla SR. Pharyngoesophageal motility reflex mechanisms in the human neonate: importance of integrative cross-systems physiology. Am J Physiol Gastrointest Liver Physiol. 2021 Aug 1;321(2):G139-G148.
6. Jadcherla S. Dysphagia in the high-risk infant: potential factors and mechanisms. Am J Clin Nutr. 2016 Feb;103(2):622S-8S.
7. Jadcherla SR. Advances with neonatal aerodigestive science in the pursuit of safe swallowing in infants: invited review. Dysphagia. 2017 Feb;32(1):15-26.
8. Souza PC, Gigoski VS, Etges CL, Barbosa LDR. Findings of postoperative clinical assessment of swallowing in infants with congenital heart defect. Codas. 2018 Mar 1;30(1):e20170024.
9. Raol N, Schrepfer T, Hartnick C. Aspiration and dysphagia in the neonatal patient. Clin Perinatol. 2018 Dec;45(4):645-60.
10. Sawyer C, Sanghavi R, Ortigoza EB. Neonatal gastroesophageal reflux. Early Hum Dev. 2022 Aug;171:105600.
11. Rossoni EP, Miranda VSG, Barbosa LR. The prevalence of dysphagia in children with laryngomalacia pre and postsupraglottoplasty: a systematic review with meta-analysis. Int Arch Otorhinolaryngol. 2024 Feb 5;28(1):e170-e176.
12. Lau C. Development of infant oral feeding skills: what do we know? Am J Clin Nutr. 2016 Feb;103(2):616S-21S.
13. Dewi DJ, Rachmawati EZK, Wahyuni LK, et al. Risk of dysphagia in a population of infants born pre-term: characteristic risk factors in a tertiary NICU. J Pediatr (Rio J). 2024 Mar-Apr;100(2):169-76.
14. Da Costa MA, Krüger E, Kritzinger A, Graham MA. Prevalence and associated prenatal and perinatal risk factors for oropharyngeal dysphagia in high-risk neonates in a South African hospital. S Afr J Commun Disord. 2019 Nov 21;66(1):e1-e8.
15. Viviers M, Kritzinger A, Graham M. Reliability and validity of the neonatal feeding assessment scale (NFAS) for the early identification of dysphagia in moderate to late preterm neonates. Afr Health Sci. 2019 Sep;19(3):2718-27.
16. Prasse JE, Kikano GE. An overview of pediatric dysphagia. Clinical Pediatrics. 2009;48(3):247-51.

17. Logemann, JA. Evaluation and treatment of swallowing disorders. NSSLHA Journal. 1984;12:38-50.
18. Sanches MTC. Manejo clínico das disfunções orais na amamentação. J Pediatr (Rio de Janeiro). 2004 Nov;80(5 suppl). Disponível em: https://doi.org/10.1590/S0021-75572004000700007.
19. Masruha M, Vilanova LC. Neurologia infantil: fundamentos e prática clínica. Editora dos Editores - Eireli. 2023. 1905p.
20. Douglas CR. Fisiologia aplicada à Fonoaudiologia. Rio de Janeiro: Guanabara; 2006. 838p.
21. Diament AJ. Bases do desenvolvimento neurológico. Arquivos de Neuropsiquiatria (São Paulo). 1978;36.
22. Olhweiler L, Silva AR da, Rotta NT. Estudo dos reflexos primitivos em pacientes recém-nascidos pré-termo normais no primeiro ano de vida. Arq Neuro-Psiquiatr [Internet]. 2005Jun;63(2a):294-7.
23. Sullivan PB. Prevalence of severity feeding and nutritional problems in children with neurological impairment. Dev Med Child Neurol. 2000;42(10):674-80.
24. Weir K, McMahon S, Barry L, et al. Clinical signs and symptoms of oropharyngeal aspiration and dysphagia in children. Eur Resp J. 2009 Mar; 33:604-11.
25. Jadcherla SR, Wang M, Vijayapal AS, Leuthner SR. Impacto da prematuridade e das comorbidades nos marcos da alimentação em neonatos: um estudo retrospectivo. J Perinatol. 2010;30(3):201-8.
26. Jadcherla SR, Peng J, Moore R, et al. Impacto do programa de alimentação personalizado em 100 bebês da UTIN: abordagem baseada na fisiopatologia para melhores resultados. J Pediatr Gastroenterol Nutr. 2012;54(1):62-70.
27. Hasenstab KA, Prabhakar V, Helmick R, et al. Pharyngeal biorhythms during oral milk challenge in high-risk infants: Do they predict chronic tube feeding? Neurogastroenterol Motil. 2023 Feb;35(2):e14492.
28. Friedrich L, Corso AL, Jones MH. Prognóstico pulmonar em prematuros [Pulmonary prognosis in preterm infants]. J Pediatr (Rio J). 2005 Mar;81(1 Suppl):S79-88.
29. Menezes MM, Andrade ISN. Alterações funcionais da deglutição em bebês de risco para o desenvolvimento neuropsicomotor. Rev. CEFAC 16 (5); Sep-Oct 2014. Disponível em: https://doi.org/10.1590/1982-0216201412913.
30. Palmer MM, Crawley K, Blanco IA. Neonatal Oral-Motor Assessment Scale: a reliability study. J Perinatol. 1993 Jan-Feb;13(1):28-35.
31. Fujinaga CI, Zamberlan NE, Rodarte MDO, Scochi CGS. Confiabilidade do instrumento de avaliação da prontidão do prematuro para alimentação oral. Pró-Fono R Atual Cient. 2007;19(2).
32. Almeida FCF, Bühler KEB, Limongi SCO. Protocolo de avaliação clínica da disfagia pediátrica (PAD-PED). Barueri: Pró-Fono; 2014. 34p.
33. Gonçalves MI, Leonard R. A hardware-software system for analysis of video images. J Voice. 1998;12(2):143-50.
34. Gonçalves MIR, Lederman HM, Souza LA de, et al. Protocolo de avaliação videofluoroscópica da deglutição de adultos - Videodeglutoesofagograma - VDEG. Fono atual. 2004;7(27):78-86.
35. da Silva AP, Lubianca Neto JF, Santoro PP. Comparison between videofluoroscopy and endoscopic evaluation of swallowing for the diagnosis of dysphagia in children. Otolaryngol Head Neck Surg. 2010 Aug;143(2):204-9.
36. Brady S, Donzelli J. The modified barium swallow and the functional endoscopic evaluation of swallowing. Otolaryngol Clin North Am. 2013 Dec;46(6):1009-22.
37. Fucile, Gisel, Lau S, et al. Oral stimulation accelerates the transition from tube to oral feeding in preterm infants. J Pediatr. 2002 Aug;141(2):230-6.
38. Lima GMS. Métodos especiais de alimentação: copinho, relactação, translactação. In: Rego JD. Aleitamento materno. São Paulo: Atheneu; 2001. p. 265-78.
39. Couto DE, Nemr K. Análise da prática da técnica do copinho em hospitais amigos da criança nos estados do Rio de Janeiro e São Paulo. Rev CEFAC (São Paulo). 2005;7(4):448-59.

40. Lin CL, Wu WT, Chang KV, et al. Application of Kinesio Taping method for newborn swallowing difficultly: a case report and literature review. Medicine (Baltimore). 2016 Aug;95(31):e4458.
41. Çelik TÖ, Borman P, Tayman C, et al. Effects of kinesiology taping on swallowing functions in newborns with swallowing difficulties: a randomized controlled pilot study. Rev Assoc Med Bras (1992). 2023 Oct 9;69(10):e20230383.
42. Browne JV, Jaeger CB, Kenner C, et al. Executive summary: standards, competencies, and recommended best practices for infant- and family-centered developmental care in the intensive care unit. J Perinatol. 2020;40(Suppl 1):5-10.
43. Kenner C. Infant and family-centered developmental care is essential care: we have the evidence. J Perinat Neonatal Nurs. 2025 Jan-Mar 01;39(1):9.
44. Shuman CJ, Morgan M, Vance A. Integrating neonatal intensive care into a family birth center: describing the integrated NICU (I-NIC). The Journal of Perinatal & Neonatal Nursing. 2025 Mar-Jan;39(1):64-73.

# TORCICOLO MUSCULAR CONGÊNITO – DISFUNÇÃO CERVICAL

CAPÍTULO 16

Thiago Barroso de Carvalho ▪ Franciele Eredia Albanez Oishi

O **torcicolo muscular congênito** é uma condição identificada logo após o nascimento, com uma prevalência entre 3,9% e 16% nos recém-nascidos. Caracteriza-se, de acordo com a literatura, por uma inclinação lateral do pescoço para um lado e rotação para o lado oposto, causada pelo encurtamento ou rigidez unilateral do músculo esternocleidomastóideo, podendo ou não estar associada à presença de uma massa nesse músculo.[1]

Pesquisas recentes sugerem que o **torcicolo muscular congênito** não se limita apenas à região cervical, mas está relacionado com diversas alterações que impactam o corpo do bebê de maneira geral. Entre as consequências mais frequentes estão displasia de quadril, desalinhamentos posturais, atraso no desenvolvimento motor, assimetrias facial e craniana.[2]

A avaliação do histórico gestacional e do parto é fundamental para esses pacientes, ajudando a identificar possíveis causas dessa disfunção cervical. Recém-nascidos com maior risco para o diagnóstico frequentemente apresentam complicações obstétricas e neonatais, como trauma perineal materno durante o parto, uso de dispositivos auxiliares no nascimento, apresentação pélvica ou transversal, ou presença de assimetrias faciais ou cranianas. Embora nenhuma característica isolada seja suficiente para prever o torcicolo muscular congênito, a presença de dois ou mais desses fatores justifica o encaminhamento para cuidados preventivos e orientação aos pais sobre sinais de alerta, com o objetivo de garantir a identificação e o tratamento precoce.[1]

A literatura relata que iniciar o tratamento fisioterapêutico antes do primeiro mês de vida oferece um prognóstico altamente favorável. Nesses casos, 98% dos bebês conseguem recuperar a amplitude completa de movimento cervical, com uma média de 1,5 meses de intervenção. No entanto, atrasar o início do tratamento para 3 meses de idade aumenta a duração média para 5,9 meses, com 89% dos bebês atingindo bons resultados.

Se o início da intervenção ocorrer entre 3 e 6 meses, o tempo necessário de tratamento se estende para 7,2 meses, com 62% dos bebês alcançando resultados positivos. Quando o tratamento começa após os 6 meses de vida, o tempo de intervenção sobe para 9,8 meses, e a taxa de sucesso diminui significativamente, com apenas 19% dos bebês apresentando recuperação satisfatória.[1]

Com base nesses dados, fica evidente a importância do diagnóstico e da intervenção precoce no torcicolo muscular congênito. Identificar os sinais clínicos o mais cedo possível, permite antecipar o diagnóstico e iniciar o tratamento fisioterapêutico de forma ágil. Isso resulta em melhores desfechos, reduzindo o tempo necessário para a reabilitação do bebê e, consequentemente, proporcionando uma melhor qualidade de vida tanto para a criança quanto para sua família.

Atualmente, o **torcicolo muscular congênito** é classificado em 8 graus com base na idade do bebê, presença de massa no esternocleidomastóideo e diferença na rotação cervical entre os lados.[1]

Os graus 1 a 3 abrangem bebês de 0 a 6 meses, variando de leve (com diferença na rotação cervical menor que 15°) a severa (com diferença na rotação cervical maior que 30° ou presença de massa no ECOM). Os graus 4 a 6 incluem bebês de 7 a 12 meses, com severidade definida pela diferença de rotação cervical, indo de leve (menor que 15°) a severa (entre 15° e 30°). Os graus 7 e 8 englobam casos mais graves, incluindo bebês de 7 a 12 meses com massa no ECOM ou diferença maior que 30° para rotação cervical, e crianças acima de 12 meses com qualquer assimetria, postura preferencial ou massa no ECOM.[1]

Vale destacar que a presença de massa no músculo esternocleidomastóideo é descrita apenas a partir do grau 3 de torcicolo, o que refuta a ideia, amplamente difundida entre profissionais, de que o torcicolo ocorre exclusivamente devido a um dano muscular neste músculo. Embora frequentemente acometido, o esternocleidomastóideo é apenas parte de um quadro mais abrangente. Tratá-lo de forma isolada não é suficiente, pois. mesmo quando há uma lesão identificada, como um nódulo, ela representa apenas uma manifestação visível de um problema mais complexo.

Se a causa do torcicolo estivesse restrita a um único músculo, como explicar as diversas compensações estruturais observadas no corpo do bebê? As alterações posturais visíveis não podem ser atribuídas apenas a causas locais, pois o bebê deve ser compreendido de forma integral. O torcicolo está relacionado com uma postura global assimétrica e frequentemente se associa a outras condições, como assimetrias cranianas, problemas digestivos (refluxo gastroesofágico ou dificuldades de alimentação), desalinhamentos posturais e dificuldades em posturas essenciais para o desenvolvimento motor, como a posição de bruços.[4] Isso demonstra a interconexão dos sistemas do corpo e reforça que tratar o bebê como um conjunto de partes isoladas, como em um manual de anatomia, é inadequado e contraria os princípios da fisiologia.

Com base nisso, e considerando as compensações sistêmicas associadas ao torcicolo, as mais comumente descritas na literatura são:

- Displasia do quadril.[5,6]
- Disfunção gástrica (refluxo gastroesofágico).[7]
- Desvios de postura.[8,9]
- Assimetrias de face e crânio.[10,11]
- Disfunção oral.[13,12]
- Atrasos de desenvolvimento.[13,14]

É evidente que, quanto mais tempo o bebê permanece sem diagnóstico e tratamento adequados, maiores são as compensações que ele desenvolve. À medida que a criança alcança novos marcos de desenvolvimento, adota posturas mais complexas e demanda mais das suas estruturas corporais, aumentam significativamente a rigidez e as adaptações estruturais, comprometendo suas funções. Estrutura e função estão intimamente ligadas: a estrutura coordena as funções do corpo, e um alinhamento adequado é fundamental para o pleno desempenho funcional. Bloqueios estruturais agem como um "freio" para o movimento, dificultando o crescimento e o desenvolvimento motor e estrutural adequados.

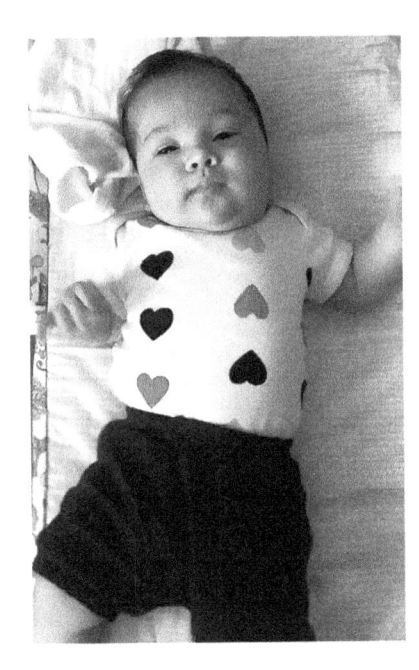

**Fig. 16-1.** Desvios posturais característicos de torcicolo muscular congênito (assimetria de face e crânio, desalinhamento da cervical, ombros, tronco e quadril).

## TORCICOLO E DISFUNÇÃO ORAL

Estudos científicos indicam que o torcicolo congênito pode estar relacionado com dificuldades orais em bebês, incluindo problemas durante a amamentação.[13,12] O desequilíbrio muscular causado pelo torcicolo afeta a postura da cabeça e do pescoço, impactando no crescimento simétrico do crânio e da face. A pressão desigual nos músculos pode alterar os padrões de crescimento ósseo facial, o que pode prejudicar tanto a estética quanto a funcionalidade da face, afetando funções como a amamentação, mastigação e fala.

Os desequilíbrios musculares na região cervical, facial e craniana, resultantes do torcicolo, também afetam a posição do bebê durante a amamentação. A limitação no movimento da cabeça e do pescoço dificulta uma boa pega no seio materno. A queixa mais comum dos pais é a recusa unilateral do seio, acompanhada de fissuras ou dores durante a amamentação.[12] Além disso, o desequilíbrio muscular pode prejudicar a coordenação da sucção, levando a problemas como regurgitação ou dificuldades para manter a amamentação de forma eficaz.

Esses desafios tendem a piorar se o tratamento para o torcicolo não for iniciado precocemente. Intervenções terapêuticas que melhorem a mobilidade e o alinhamento postural são essenciais para restaurar a função muscular e permitir que o bebê desenvolva uma amamentação mais eficiente.

## CONSIDERAÇÕES FINAIS

A avaliação precoce do torcicolo congênito, realizada nos primeiros dias de vida, é essencial para prevenir o surgimento de compensações estruturais e funcionais no bebê. A detecção precoce por profissionais de saúde e a intervenção imediata são cruciais para evitar alterações posturais que possam afetar a simetria e funcionalidade do corpo, prejudicando o desenvolvimento motor, a função oral e a qualidade de vida da criança.

Essa abordagem deve abranger não apenas a avaliação da região cervical, mas também considerar o corpo como um todo, tratando postura e movimento de forma integrada para garantir um alinhamento postural adequado e um desenvolvimento equilibrado. Para bebês com torcicolo congênito que apresentam desequilíbrios musculares afetando a face e comprometendo a função oral, a atuação da fonoaudiologia torna-se igualmente fundamental. A colaboração entre fisioterapeutas e fonoaudiólogos é essencial para uma reabilitação eficaz e completa, promovendo a saúde e o bem-estar do paciente.

## REFERÊNCIAS

1. Kaplan SL. Physical therapy management of congenital muscular torticollis: A 2018 evidence-based clinical practice guideline from the American Physical Therapy Association Academy of Pediatric Physical Therapy. Pediatr Phys Ther. 2021 Nov 4;33(4):240-90.
2. Castilla A, Gonzalez M, Kysh L, Sargent B. Informing the physical therapy management of congenital muscular torticollis clinical practice guideline: A systematic review. Pediatr Phys Ther. 2023 Apr 1;35(2):190-200.
3. Sargent B, Coulter C, Cannoy J, Kaplan SL. Physical therapy management of congenital muscular torticollis: A 2024 evidence-based clinical practice guideline from the American Physical Therapy Association Academy of Pediatric Physical Therapy. Pediatr Phys Ther. 2024;36:370-421.
4. Busquet Venderheyden M. O bebê em suas mãos: as cadeias fisiológicas, a relação "contentor-conteúdo". 8.ed. Barueri: Manole; 2009.
5. Von Heideken G, Green DW, Burke SW, Sindle K, Denneen J, Haglund-Akerlind Y, et al. The relationship between developmental dysplasia of the hip and congenital muscular torticollis. J Pediatr Orthop. 2006;26(6):805-8.
6. Seshadri R, Wysocki RW, Sarwark JF. Developmental dysplasia of the hip in infants with congenital muscular torticollis. Am J Orthop (Belle Mead NJ). 2008;37(9):E155-E158.
7. Bercik D, Diemer S, Westrick S, Worley S, Suder R. Relationship between torticollis and gastroesophageal reflux disorder in infants. Pediatr Phys Ther. 2019;31(2):142-7.
8. Kim JH, Yum TH, Shim JS. Secondary cervicothoracic scoliosis in congenital muscular torticollis. Clin Orthop Surg. 2019;11(3):344-51.
9. Olkowski A, Wojnarowicz C, Olkowski B, Laarveld B. Cervical scoliosis and torticollis: a novel skeletal anomaly in broiler chickens. Acta Vet Scand. 2019;61(1):47-8.
10. Wall V, Glass R. Mandibular asymmetry and breastfeeding problems: experience from 11 cases. J Hum Lact. 2006;22(3):328-34.
11. Stellwagen L, Hubbard E, Chambers C, Jones KL. Torticollis, facial asymmetry, and plagiocephaly in normal newborns. Arch Dis Child. 2008;93(10):827-31.
12. Genna CW. Breastfeeding infants with congenital torticollis. J Hum Lact. 2015;31(2):216-20.
13. Cabrera-Martos I, Valenza MC, Valenza-Demet G, Benítez-Feliponi Á, Robles-Vizcaíno C, Ruiz-Extremera Á. Impact of torticollis associated with plagiocephaly on infants' motor development. J Craniofac Surg. 2015;26(1):151-6.
14. Schertz M, Zuk L, Zin S, Nadam L, Schwartz D, Bienkowski RS. Motor and cognitive development at one-year follow-up in infants with torticollis. Early Hum Dev. 2008;84(1):9-14.

# ASSIMETRIAS DE CRÂNIO

CAPÍTULO 17

Paula Giaciani Galbiatti
Franciele Eredia Albanez Oishi ▪ Flávia Ferlin

O desenvolvimento craniofacial durante o primeiro ano de vida é um período crítico marcado por rápido crescimento e mudanças significativas na estrutura e simetria do crânio e da face. As assimetrias craniofaciais podem apresentar alterações significativas na forma e no equilíbrio estrutural do crânio e da face, com implicações no desenvolvimento do bebê.

O neurocrânio atinge cerca de 65% do tamanho adulto no primeiro ano de vida, impulsionado pelo rápido crescimento cerebral; porém, sabe-se que existem diferenças entre a curva de crescimento do crânio no primeiro ano de vida do bebê. O crescimento craniano é maior e mais rápido entre 1 e 2 meses de idade, com diminuição gradativa no decorrer dos meses e redução significativa entre 9 e 12 meses de idade. Sendo assim, antes dos 6 meses, o formato da cabeça é mais moldável/maleável devido à elasticidade das suturas e fontanelas e seu crescimento acelerado. Após esse período, as suturas ossificam-se, tornando o crânio mais rígido e menos maleável.[1,2,3] Ou seja, a observação do seu formato, dentro dos primeiros meses de vida, é importantíssimo para o diagnóstico e prevenção das assimetrias nos bebês.

As assimetrias de crânio referem-se a alterações na forma ou no contorno do crânio, que podem ser classificadas em dois grandes grupos: as sinostóticas e as não sinostóticas. As assimetrias cranianas sinostóticas caracterizam-se por um fechamento precoce de uma ou mais suturas cranianas e obrigatoriamente tem seu tratamento caracterizado por cirurgia. Neste capítulo será discutido sobre o grupo de assimetrias cranianas não sinostóticas, que afetam 1 em cada 5 bebês nascidos. Nesse grupo, a assimetria apresenta-se como causas de forças externas impostas sobre o crânio, tendo como os principais fatores de risco: prematuridade, sexo masculino, posicionamento pélvico intrauterino, uso de dispositivos auxiliares durante o parto e diagnóstico de torcicolo congênito. Existe uma grande relação entre as assimetrias de crânio e a limitação de mobilidade da cabeça na primeira infância, secundária ao desequilíbrio cervical.[4,5,6,7]

Nos últimos anos houve um aumento significativo das assimetrias cranianas não sinostóticas. O aumento dessas deformidades cranianas está relacionado com a recomendação de posicionar os bebês para dormir em posição supina, adotada globalmente para reduzir a morte súbita infantil, o que resultou em uma diminuição de 40% dos casos nos Estados Unidos, mas, ao mesmo tempo, houve um aumento em 600% na ocorrência de assimetrias cranianas posicionais. Esta recomendação, associada ao uso crescente de acessórios para bebês, como carrinhos, cadeirinhas e bebê-conforto, tem reduzido o tempo em que os bebês permanecem na posição prona e aumentado o tempo de exposição apoiado na região occipital, contribuindo para o desenvolvimento de assimetrias cranianas devido ao potencial deformador desses dispositivos, em um período em que o perímetro cefálico tem um crescimento de até 2 cm por mês.[4,8]

As alterações na forma do crânio podem trazer outras implicações funcionais. Qualquer estrutura que esteja relacionada de maneira anatômica ao sistema ósseo craniofacial pode ser afetada, tanto de forma direta quanto indireta, com prejuízo nas funções de oclusão dentária, mastigação e na articulação temporomandibular.[8]

O crânio infantil fisiologicamente deve ser curvo, com crescimento estrutural harmonioso e simétrico. Uma planificação neste crânio caracteriza-se como assimetria de crânio. Alguns tipos de assimetrias de crânio variam sua nomenclatura dependendo do local desta planificação. Temos dois tipos mais comuns: plagiocefalia e braquicefalia.

## PLAGIOCEFALIA

A plagiocefalia deformacional (Fig. 17-1) apresenta-se classicamente com achatamento unilateral do occipital, podendo causar deslocamento anterior da orelha ipsilateral e proeminência da testa, resultando em um formato de paralelogramo. Além desses achados, há o deslocamento anterior unilateral da articulação temporomandibular, e, em conjunto com a maxila e o arco do zigomático, pode gerar alteração na oclusão, com impacto funcional na mastigação. Em casos graves, podem ocorrer assimetrias nos ossos malares, crescimento vertical do crânio, protuberância temporal e assimetria facial frontal.[5,8]

Pela primeira vez, as observações clínicas, juntamente com as evidências disponíveis, possibilitaram o início da compreensão da assimetria craniana em bebês antes da erupção dos dentes decíduos, associando as alterações na postura da mandíbula com a assimetria craniana. Foi identificado que há uma correlação entre a plagiocefalia craniana e uma distância reduzida entre os rodetes gengivais do lado contralateral. Gemelli e Lacombe explicam essa alteração pela adaptação observada na sincondrose esfenobasilar (articulação cartilaginosa entre o osso esfenoide e o osso basilar responsável por permitir a flexibilidade e adaptação do crânio durante o crescimento) associada à plagiocefalia.[9]

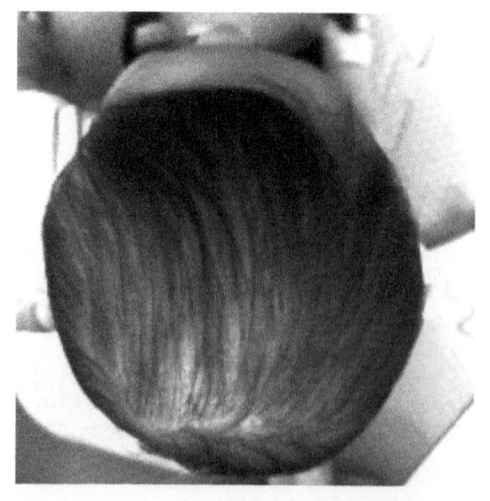

**Fig. 17-1.** Plagiocefalia (planificação posterior à esquerda e anterior à direita).

Um estudo relata que as alterações musculoesqueléticas dessa condição podem prejudicar o processamento auditivo e visual, com atraso no desenvolvimento e necessidade de acompanhamento com fonoaudiologia, fisioterapia e terapia ocupacional em crianças com idade escolar.[10]

## BRAQUICEFALIA

A braquicefalia deformacional (Fig. 17-2) apresenta-se classicamente quando há achatamento da região posterior bilateral do crânio, resultando em um formato curto e largo, com redução do diâmetro anteroposterior e aumento do laterolateral. O crânio pode assumir um formato triangular visto de cima e alongado para cima visto de lado.[5] Essa condição pode afetar a orientação angular da articulação temporomandibular, contribuindo também para o desenvolvimento de má oclusão. Além disso, pode levar ao deslocamento anterior da mandíbula, o que está relacionado com o risco de apneia obstrutiva do sono e um desempenho cognitivo e acadêmico inferior durante a adolescência.[11]

O diagnóstico das deformidades cranianas é clínico, sendo essencial que a equipe de saúde inclua a inspeção visual da cabeça do bebê em sua rotina. O grau de assimetria pode ser medido com o uso de craniômetro, e a detecção precoce permite intervenções terapêuticas que previnem a progressão da deformidade. Exames de imagem são indicados apenas para investigar condições como cranioestenose, caso haja dúvidas sobre a etiologia. Centros especializados utilizam escâneres 3D não invasivos, que capturam imagens do crânio sem radiação ionizante, proporcionando medições precisas e a possibilidade de monitoramento evolutivo ao longo do tratamento.[12]

O diagnóstico precoce é crucial, pois aumenta as chances de resolução completa da deformidade, uma vez que o crescimento do crânio é mais acentuado nos primeiros meses de vida do bebê. Entre as principais consequências observadas, destacam-se: atraso no desenvolvimento[13, 14, 15, 16] e assimetrias faciais[17] (Fig. 17-3).

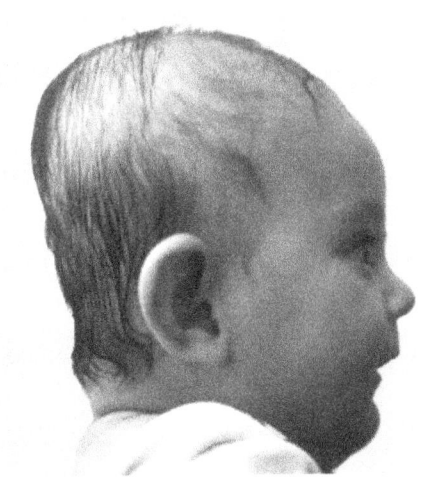

Fig. 17-2. Braquicefalia (planificação posterior bilateral do crânio).

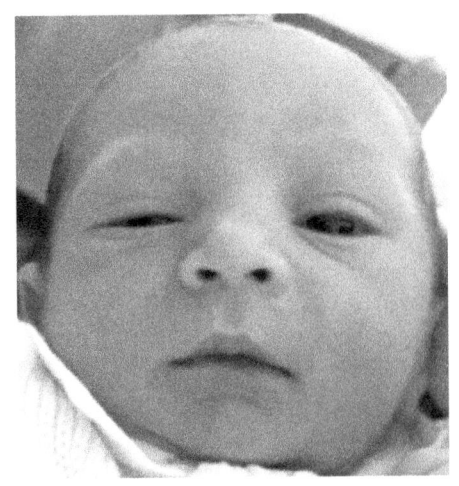

Fig. 17-3. Assimetria de face (olho direito menor, bochecha direita em menor tamanho, se comparada à esquerda, e mandíbula direita retraída), consequência de um diagnóstico de torcicolo, com plagiocefalia associada.

## CONSIDERAÇÕES FINAIS

Sabemos e já é bem descrita a correlação entre as assimetrias cranianas e as disfunções cervicais e seus impactos funcionais. As limitações cervicais, por si mesmas, já acarretam dificuldades na amamentação, como discutido no capítulo sobre torcicolo congênito. Nesta linha de raciocínio, seria possível correlacionar as assimetrias cranianas com as disfunções orais, visto que as assimetrias faciais e mandibulares, comuns em bebês com deformidades cranianas, podem dificultar a pega durante a amamentação, levando a uma abertura assimétrica da boca, falha no vedamento dos lábios, perda de vácuo, dor no mamilo e alteração no padrão de sucção.[18,19]

Estudos indicam que profissionais de saúde devem observar sinais de assimetria mandibular e preferência por virar a cabeça para um lado em bebês com dificuldades de amamentação. A detecção precoce dessas disfunções permite uma intervenção terapêutica rápida e previne complicações como desidratação e até internações hospitalares desnecessárias. Além disso, evita a piora dos sintomas ou até a perda da amamentação para a mãe e o bebê se identificadas e tratadas precocemente.[6,7,20]

A colaboração entre fisioterapia e fonoaudiologia é essencial para o avanço no entendimento das correlações entre assimetrias cranianas e disfunções orais. Essas áreas de atuação se complementam, pois a fisioterapia, com seu enfoque nas disfunções cervicais e posturais, e a fonoaudiologia, no desenvolvimento oral e da deglutição, podem atuar de forma integrada para otimizar o tratamento e a reabilitação dos pacientes. No entanto, ainda há uma lacuna de estudos específicos que explorem essa interação entre as duas especialidades. Investigar mais profundamente a correlação entre as disfunções cervicais e orais pode levar a melhores protocolos de avaliação e estratégias terapêuticas, beneficiando os bebês com intervenções mais precisas e eficazes.

## REFERÊNCIAS

1. Hillyar CRT, Bishop N, Nibber A, Bell-Davies FJ, Ong J. Assessing the evidence for nonobstetric risk factors for deformational plagiocephaly: systematic review and meta-analysis. Interact J Med Res. 2024 Sep 18;13:e55695.
2. Lo A, Hallac R, Chen S, Hsu K, Wang S, Chen C, Lien R, Lo L, Chou P. Craniofacial growth and asymmetry in newborns: A longitudinal 3D assessment. Int J Environ Res Public Health. 2022;19(19):12133.
3. Petrides G, et al. Three-dimensional scanners for soft-tissue facial assessment in clinical practice. J Plast Reconstr Aesthet Surg. 2021 Mar;74(3):605-14.
4. Maedomari T, Miyabayashi H, Tanaka Y, Mukai C, Nakanomori A, Saito K, Kato R, Noto T, Nagano N, Morioka I. Cranial shape measurements obtained using a caliper and elastic bands are useful for brachycephaly and deformational plagiocephaly screening. J Clin Med. 2023 Apr 9;12(8):2787.
5. Couture DE, Crantford JC, Somasundaram A, Sanger C, Argenta AE, David LR. Efficacy of passive helmet therapy for deformational plagiocephaly: report of 1050 cases. Neurosurg Focus. 2013 Oct;35(4):E4.
6. Aarnivala HE, Valkama AM, Pirttiniemi PM. Cranial shape, size, and cervical motion in normal newborns. Early Hum Dev. 2014 Aug;90(8):425-30.
7. Rogers GF, Oh AK, Mulliken JB. The role of congenital muscular torticollis in the development of deformational plagiocephaly. Plast Reconstr Surg. 2009 Feb;123(2):643-52.
8. Schreen G. Avaliação do pediatra no diagnóstico e tratamento das assimetrias cranianas posicionais e seu impacto no desenvolvimento. In: Chedid SJ. Prevenção de maloclusão no bebê: monitoramento do crescimento craniofacial desde a gestação. 1.ed. São Paulo: Napoleão; 2022. p. 178-83.

9. Gemelli M, Lacombe A. Visão da osteopatia na prevenção de maloclusão em bebês: Aconselhamento e recomendações. In: Chedid SJ. Prevenção de maloclusão no bebê: monitoramento do crescimento craniofacial desde a gestação. 1. ed. São Paulo: Napoleão; 2022. p. 184-95.
10. Filisetti O, Cattarelli D, Bonomi S. Positional plagiocephaly from structure to function: Clinical experience of the service of pediatric osteopathy in Italy. Early Hum Dev. 2020;146:105028.
11. Choi H, Lim S, Kim J, Hong B. Outcome analysis of the effects of helmet therapy in infants with brachycephaly. J Clin Med. 2020;9(4):1171.
12. Looman WS, Flannery AB. Evidence-based care of the child with deformational plagiocephaly, Part I: assessment and diagnosis. J Pediatr Health Care. 2012 Jul-Aug;26(4):242-50; quiz 251-3.
13. Fowler EA, Becker DB, Pilgram TK, Noetzel M, Epstein J, Kane AA. Neurologic findings in infants with deformational plagiocephaly. J Child Neurol. 2008;23(7):742-7.
14. Hutchison BL, Stewart AW, Mitchell EA. Deformational plagiocephaly: a follow-up of head shape, parental concern, and neurodevelopment at ages 3 and 4 years. Arch Dis Child. 2011;96(1):85-90.
15. Kordestani RK, Patel S, Bard DE, Gurwitch R, Panchal J. Neurodevelopmental delays in children with deformational plagiocephaly. Plast Reconstr Surg. 2006;117(1):207-20.
16. Speltz ML, Collett BR, Stott-Miller M, Starr JR, Heike C, Wolfram-Aduan AM, et al. Case-control study of neurodevelopment in deformational plagiocephaly. Pediatrics. 2010;125:e537–e542.
17. Stellwagen L, Hubbard E, Chambers C, Jones KL. Torticollis, facial asymmetry, and plagiocephaly in normal newborns. Arch Dis Child. 2008 Oct;93(10):827-31.
18. Babczyńska A, Kawala B, Sarul M. Genetic factors that affect asymmetric mandibular growth—a systematic review. Symmetry. 2022;14(3):490.
19. Wall V, Glass R. Mandibular asymmetry and breastfeeding problems: experience from 11 cases. J Hum Lact. 2006 Aug;22(3):328-34.
20. Hummel P, Fortado D. Impacting infant head shapes. Adv Neonatal Care. 2005 Dec;5(6):329-40.

# CONDIÇÕES EXCEPCIONAIS

### Carolina Ribeiro Neves
### Esther Constantino ▪ Flávia Ferlin

O sistema estomatognático é composto por estruturas estáticas e dinâmicas que, comandadas pelo sistema nervoso central (SNC), desempenham de forma harmoniosa as funções de respiração, sucção, deglutição, mastigação e fala.

Seu desenvolvimento inicia por volta da 4ª semana de gestação,[1] para que o recém-nascido tenha condição de executar as funções primordiais para a vida: respirar, sugar e deglutir de forma coordenada. Após essa fase inicial do desenvolvimento motor oral, que se dá por meio da amamentação, as estruturas craniofaciais mantêm seu crescimento e desenvolvimento até o final do crescimento ósseo. Por isso, é tão importante que, como profissionais da saúde, tenhamos atenção com a amamentação e seus agravos, pois o impacto pode trazer consequências nas fases da infância e adolescência. Durante a infância, com a introdução de novas consistências na dieta, há o intenso desenvolvimento das estruturas orofaciais envolvidas na mastigação, e, na adolescência, há mudanças nas proporções corporais, impactando diretamente as funções orais, enquanto, na fase adulta, esse desenvolvimento encontra-se estabilizado.

A disfunção oral, caracterizada por movimentos orais atípicos, pode estar relacionada com condições que acometem as estruturas estomatognáticas, associadas ou não a alguma síndrome. Dentre elas, estão principalmente as que envolvem o acometimento da cavidade oral, como língua e mandíbula, estruturas de extrema importância para a execução das funções orais. Neste capítulo, abordaremos as condições excepcionais que acometem as funções estomatognáticas.

## SÍNDROME DE BECKWITH-WIEDEMANN (SBW)

A Síndrome de Beckwith-Wiedemann (SBW), descrita por Beckwith (1963) e Wiedmann (1964), é uma doença genética rara, com incidência estimada de 1 em 10.000-13.700 recém-nascidos, e sua prevalência é equivalente em ambos os sexos.[2,3] É caracterizada por mudanças genéticas e epigenéticas na região cromossômica 11p15, gerando crescimento excessivo de alguns órgãos e dismorfismos. Na maioria dos casos, a SBW é esporádica, porém pode ser associada à transmissão hereditária.[4]

Ao final do desenvolvimento intrauterino, há um rápido crescimento do feto, sendo uma importante característica da SBW. Porém, há uma estabilização de crescimento do indivíduo por volta dos sete a oito anos de idade, podendo-se tornar adulto com altura dentro da normalidade.[5]

É descrita na literatura a relação desta síndrome com parto prematuro, hipoglicemia neonatal, além de alta probabilidade de desenvolver tumores embrionários. O diagnóstico precoce com base na triagem neonatal previne a crise adrenal e a morte precoce do bebê.[2]

Inicialmente, esta síndrome era caracterizada pela tríade: macroglossia, onfalocele e macrossomia. Porém, ao longo dos estudos, observou-se uma variedade de características clínicas nestes indivíduos, adotando a designação de SBW "completa" e "incompleta". Devido a esta variedade de características e após reunião de consenso internacional sobre a SBW, optou-se em redefinir a síndrome como Espectro de Beckwith-Wiedemann (BWSp).[6]

Seu diagnóstico envolve um sistema de escores com base em características clínicas "comuns/cardinais" ou "sugestivas" para auxiliar em sua categorização. São consideradas "características comuns ou cardinais": macroglossia, onfalocele, crescimento lateralizado, tumor de Wilms multifocal e/ou bilateral ou nefroblastomatose e hiperinsulinismo. Já as "características sugestivas" englobam: feto grande para a idade gestacional (GIG), hérnia umbilical, polidrâmnio (volume excessivo de líquido amniótico durante a gravidez), nervo facial simples, placentomegalia (placenta com tamanho aumentado), fossa auricular, hipoglicemia transitória, nefromegalia (hipertrofia renal), hepatomegalia (fígado com tamanho aumentado), diástase dos retos e tumores, sendo os mais citados na literatura: tumor de Wilms, hepatoblastoma, neuroblastoma, carcinoma adrenocortical e rabdomiossarcoma, dentre outros.[6,7] Também, dividiram os portadores de SBW em três subconjuntos: os que apresentam características clássicas, os que apresentam crescimento lateralizado isolado (ILO) e os atípicos, que não se enquadram nas duas categorias anteriores.[8]

A disfunção oral nesta condição se dá principalmente pela macroglossia, característica com maior incidência. A macroglossia na SBW é denominada macroglossia **verdadeira**, caracterizada pelo aumento do tamanho da língua, correlacionando esta condição a anormalidades histológicas. Este aumento de tamanho causa impacto negativo em sua postura habitual, não sendo comportada dentro da cavidade oral. Gera alterações de tônus e mobilidade do órgão, os mecanismos miofuncionais orais são desenvolvidos de modo compensatório, além de alterações estruturais relacionadas com deformidades dentárias e musculoesqueléticas. (Para maiores detalhes sobre a macroglossia, ver Capítulo 6 - Disfunção oral).

## SÍNDROME DE DOWN

A síndrome de Down (SD), ou trissomia do 21, é uma síndrome cromossômica em que há um cromossomo 21 extra parcial ou total, resultando em deficiência intelectual e anomalias físicas para o portador. Também se caracteriza por translocação, na qual o cromossomo 21 está unido a um autossomo (mais comuns 14 ou 21), ou por mosaico, cujo cromossomo extra aparece ao lado de células normais.[9]

Sua etiologia está relacionada com o período de divisão celular, pela presença de três cromossomos 21 nas células dos indivíduos, em vez de dois. Uma possibilidade que justifique o defeito na divisão celular é por fator hereditário, como a presença de outros casos na família e idade materna, ou por fatores externos, como infecção (hepatite e rubéola, por exemplo), tabagismo, alcoolismo ou deficiência nutricional.[10,11]

No Brasil, estima-se a presença de cerca de 300 mil pessoas com SD, sendo 1:700 bebês nascidos, segundo o Censo do Instituto Brasileiro de Geografia e Estatística (IBGE).[12] Entre 2020 e 2021, a prevalência geral foi de 4,16 por 10 mil nascidos vivos no Brasil, com maior incidência (5,48 por 10 mil) na região Sul do país.[13]

Das características fenotípicas, as principais que podemos citar relacionadas com a face são: face curta com o diâmetro fronto-occipital pequeno, fissura palpebral com inclinação superior, pregas epicânticas, base nasal achatada, déficit no crescimento da maxila com Classe III de Angle, mordida cruzada uni ou bilateral e mordida aberta que podem estar relacionadas com função e postura da língua, e hipotonia muscular global. A língua é protrusa e hipotônica, e, além disso, pode apresentar macroglossia relativa, em que o aumento aparente da língua não se relaciona às alterações patológicas em sua histologia e sim ao espaço intraoral insuficiente para o órgão. (Para maiores detalhes sobre a macroglossia, ver capítulo 6 – Disfunção oral). A mandíbula pode apresentar alterações em seu desenvolvimento devido a diversos fatores, como a hipotonia dos músculos temporal e masseter, respiração oral, alteração no posicionamento da língua na cavidade oral e deglutição adaptada.[14-17]

Após o nascimento, os bebês com SD podem apresentar dificuldades para a sucção e deglutição. Essas dificuldades podem estar relacionadas com a hipotonia de língua, além da hipotonia muscular global, e pelas alterações das estruturas orofaríngeas. Os bebês com SD são menos amamentados quando comparados com outros bebês devido à disfunção oral, a questões emocionais maternas e pela crendice da insuficiência de ingestão de leite humano. Porém, estudos recentes apontam a possibilidade do aleitamento em bebês com SD quando acompanhados por profissionais de saúde adequados, como o fonoaudiólogo.[18-19]

## SÍNDROME DE GOLDENHAR

Descrita por Von Arlt (1845) e pelo médico Maurice Goldenhar (1952), a síndrome de Goldenhar faz parte de quadro clínico complexo de anomalias do primeiro e segundo arcos branquiais, denominadas: espectro óculo-aurículo-vertebral (EOAV).[20] Por este motivo, também é conhecida como: síndrome do primeiro e segundo arcos branquiais, displasia óculo-aurículo-vertebral, microssomia hemifacial, disostose mandibulofacial com dermoide epibulbar, e displasia facial lateral.[21]

Consiste em uma desordem congênita múltipla rara,[22] devido a erros na morfogênese da primeira e da segunda arcada no período entre a 4ª e 7ª semanas gestacionais, que compreende uma tríade de achados clínicos característicos: alterações oculares (dermoide epibulbar e microftalmia), auriculares (microtia/anotia e apêndices pré-auriculares) e vertebrais.[21,23,24] Em consequência, os pacientes apresentam assimetria facial, que tem direta repercussão nas funções de respiração, sucção, mastigação e fala.

As alterações estruturais do sistema estomatognático mais relatadas na literatura são: fissura labiopalatal, macrostomia, micrognatia/retrognatia, mordida aberta, mordida cruzada, mordida profunda, hipoplasia unilateral do ramo mandibular, palato alto, língua geográfica, língua hipoplásica, língua e úvula bífidas, anomalia de faringe, e fístula traqueoesofágica. Os pacientes também podem apresentar agenesia da glândula salivar com fístulas, e atrofia ou hipoplasia dos músculos masseter, temporal e pterigóideo. As anomalias auriculares envolvem aplasia ou malformação de orelha externa, média e interna, apêndice pré-auricular (geralmente unilateral), fístulas na região pré-trago, microtia unilateral e atresia de meato acústico externo. Porém, há grande variabilidade das anomalias em cada paciente, o que dificulta o diagnóstico precoce.[21,25]

Segundo a literatura, sua incidência é de 1:3.000/1:2.600 recém-nascidos, e, apesar de maior ocorrência no gênero masculino, pode acometer ambos os sexos.[21] Sua etiologia é desconhecida, entretanto algumas situações podem estar associadas ao período da embriogênese, durante o desenvolvimento craniofacial, como: pais consanguíneos, diabetes materna, exposição a inseticidas[20], alterações genéticas autossômicas, fatores ambientais durante a gravidez, uso de cocaína e medicamentos vasoativos.[26]

O diagnóstico pode ser realizado durante a gestação pela ecografia fetal e estudos genéticos, e, após nascimento, por meio de ecografia e ressonância magnética nuclear.[21] O fonoaudiólogo atuará na avaliação e tratamento das estruturas e funções estomatognáticas.

## SÍNDROME DE HAJDU-CHENEY

A síndrome de Hajdu-Cheney é uma doença genética rara, relacionada com mutações no gene NOTCH, caracterizada por perda óssea grave e progressiva,[26] afetando o sistema esquelético e causando alterações craniofaciais.

Foi descrita pela primeira vez em 1948 por Hajdu e Kauntre como uma displasia cranioesquelética com disostose periférica e osteoporose espinhal[27] e posteriormente em 1965 por Cheney como acroosteólise, condição rara que se caracteriza pela reabsorção das extremidades ósseas e sintomas que se tornaram marca registrada da doença. A presença de displasia esquelética generalizada e o fato da acroosteólise geralmente não estar presente no início da infância[28] diferenciam a Síndrome de Hajdu-Cheney das demais síndromes com acroosteólise. A síndrome afeta ambos os sexos e seu diagnóstico, apesar das manifestações presentes desde o nascimento, é feito durante a adolescência ou quando adulto.[29]

As principais características da síndrome descritas são: mandíbula retraída, baixa estatura, osteólise das falanges distais, osteoporose generalizada, escoliose, fratura de ossos longos, vários ossos intrassuturais e reduzida tabulação dos ossos longos. Além destas, há as características comuns, como orelhas com implantação baixa, cabelo grosso e dentinogênese imperfeita, e as menos comuns, como hipoacusia, sindactilia, insuficiência renal, cistos renais corticais, refluxo vesicoureteral, alterações visuais e paralisia das cordas vocais.[29]

A disfunção oral pode acontecer devido aos acometimentos craniofaciais e periodontais. Seu tratamento é interdisciplinar e o fonoaudiólogo deve avaliar as estruturas estomatognáticas e suas funções.

## SÍNDROME DE HANHART

A Síndrome de Hanhart, também conhecida como hipoglossia-hipodactilia, é uma doença congênita genética rara, com prevalência de 1:500.000 nascimentos,[30,31] cujas características envolvem malformações da língua (hipoglossia), de membros inferiores e/ou superiores (peromelia) e de dedos (hipodactilia).[32] Também pode apresentar mandíbula pouco desenvolvida (micrognatia), retrognatia, unhas deformadas, anquilose temporomandibular, fissura de palato, alterações dos dentes, hipoplasia ungueal e paresia congênita de pares cranianos.[33] Descrita em 1950, por Hanhart, a associação de malformações congênitas oromandibulares e de membros é rara, devido a sua ampla variabilidade fenotípica dos casos.[34]

Apesar de poder ser identificada durante a gestação no pré-natal por exame de ultrassom, seu diagnóstico é realizado após o nascimento do bebê. O tratamento envolve suporte de vida neonatal, devido às dificuldades respiratórias para alimentação e limitações físicas, envolvendo vários profissionais da área da saúde: pediatras, cirurgiões plásticos, ortopedistas, fonoaudiólogos e fisioterapeutas. Cirurgias para correção das malformações, confecção e adaptação de próteses para os membros afetados e acompanhamento multidisciplinar acompanham estes indivíduos durante sua vida.

A função estomatognática mais afetada, segundo a literatura, é a deglutição.[32] Devido à hipoglossia, malformação da mandíbula e retração do queixo (retrognatia), este paciente pode ter inicialmente dificuldades para sugar e deglutir principalmente de forma coordenada (sucção, deglutição e respiração).

## SÍNDROME DE MOEBIUS

Descrita por Paul Julius Möbius, 1992, a Síndrome de Moebius (SM) é uma desordem neurológica rara, congênita, não progressiva, com incidência de 1 a cada 250 mil indivíduos,[35] e tem etiologia indefinida. Sua principal característica é agenesia ou aplasia dos nervos cranianos abducente (VI) e facial (VII), provocando paralisia de face. Além do acometimento dos nervos anteriormente citados, outros pares cranianos também podem ser impactados, como o trigêmeo (V), vago (X), e hipoglosso (XII), que estão diretamente relacionados com a alimentação.

Sua severidade dependerá do acometimento da paralisia, que frequentemente é bilateral, e do crescimento facial que acontece de forma atípica. Os principais acometimentos descritos, envolvem a falta de atividade da mímica facial acarretando alterações orofaciais como micrognatia, maloclusão, hipodontia da dentição permanente, mordida profunda, mordida aberta/cruzada, hipomineralização dos dentes, palato ogival, lábios curtos, hipoplasia da língua, alterações morfológicas na língua, anquiloglossia e palato duro hiperplásico.[36,37]

As funções de respiração, sucção, deglutição, mastigação e fala podem sofrer consideráveis alterações.[38] Além da dificuldade muscular, a malformação de palato e até possível trismo podem agravar o quadro do indivíduo. Ademais, é relatado a possível ocorrência de perda auditiva em portadores desta síndrome. Do ponto de vista fonoaudiológico, bebês acometidos terão acúmulo de saliva na comissura labial, dificuldade na abertura e fechamento de boca, e disfunção oral.[39] Na fonação, caso acometa outros pares cranianos, impacta na qualidade vocal, na mobilidade de língua e palato mole, acarretando dificuldades para produção dos fonemas e emissão hipernasal.[38]

Seu diagnóstico pode ser realizado no recém-nascido[36] a partir da observação clínica de suas principais características. Quanto antes diagnosticada, melhor a qualidade de vida do portador, sendo o tratamento multidisciplinar. A avaliação fonoaudiológica miofuncional orofacial deve conter anamnese, em que será investigado o histórico do paciente desde a gestação até o momento atual, e análise das estruturas estomatognáticas (mobilidade, tônus, aspecto e postura) e suas funções (respiração, sucção, deglutição, mastigação e fala).

## SEQUÊNCIA DE PIERRE ROBIN

A Sequência de Pierre Robin (SPR) é uma anomalia congênita rara, com incidência de 1:8.500 a 1:14.000 recém-nascidos em ambos os sexos. Sua principal característica é a tríade de alterações: glossoptose (retrusão da língua para a via faríngea), micrognatia (hipoplasia mandibular) e frequentemente presença de fissura de palato. Essas anomalias irão impactar principalmente a função respiratória, levando a obstrução das vias aéreas e dificuldade respiratória.[40,41]

Acredita-se que a SPR esteja associada à mutação do gene *SOX9*, que regula a atividade de genes responsáveis pelo desenvolvimento da mandíbula e esqueleto.[42] Ademais, sua expressão pode vir associada a síndromes, como a de Stickel e Treacher Collins.[40]

Neonatos portadores desta condição são considerados de alto risco, pois, além de apresentarem questões respiratórias, há também a dificuldade em se alimentar, podendo ocasionar estado nutricional deficiente, afetando o ganho ponderal e apresentando crescimento lento. Esta dificuldade se relaciona ao pouco volume de leite ingerido na oferta por via oral (VO), pois a sucção gera fadiga para o bebê, dificultando a coordenação entre sucção, deglutição e respiração. Como resultado, pode-se observar manifestações como tosse, engasgos, regurgitações e até vômitos após as mamadas.[43]

Várias modalidades de tratamento são descritas na literatura, e o objetivo principal é melhorar a parte respiratória. Com esta condição estabilizada, há maiores chances de melhora na alimentação por VO. Segundo Marques *et al.*, 2005, as técnicas fonoaudiológicas facilitadoras de alimentação (TFFA) podem assumir importante papel para retirada da sonda de alimentação e melhoram a oferta da dieta por VO. Esta técnica consiste em estimulação da sucção não nutritiva (SNN), massagem intraoral para relaxar e anteriorizar a língua, suporte manual para sustentação da mandíbula, bebê em postura global simétrica e utilização de bico de mamadeira macio e longo posicionado sobre a língua durante a sucção nutritiva, em conjunto com dieta hipercalórica ofertada em menores volumes para ganho ponderal.[43]

A intervenção fonoaudiológica deve ter como objetivo a adequação da motricidade orofacial para controle oral, possibilitando a alimentação por VO de forma segura e com coordenação de sucção/deglutição/respiração. É de extrema importância a orientação aos responsáveis do portador e o tratamento inter ou multidisciplinar.

## MALFORMAÇÕES DE FACE
### Aglossia

A aglossia é uma malformação congênita rara, definida como a ausência parcial ou total da língua, que pode ser causada pelo seu desenvolvimento inadequado entre a quarta e a oitava semana de gestação. É classificada como parte de um grupo de síndromes de hipogenesia oromandibular e de extremidades, e frequentemente relatada na literatura em associação a síndromes genéticas e outras comorbidades como: deformidades de membros, fenda palatina, surdez e *situs inversus*.

A língua tem importante papel não só para desempenhar adequadamente as funções de sucção, mastigação, deglutição e fala, mas também contribui como estabilizadora e moduladora do arco oral, e para o desenvolvimento da mandíbula e dentes. Pacientes com aglossia possuem arco dentário mandibular atrésico, deformidades dentofaciais severas e alterações na fala. Em relação à mastigação, espera-se lábios e bochechas com maior participação, movimentos compensatórios dos músculos periorais e auxílio do movimento de cabeça para trás para deglutir, assim como, muitas vezes, a necessidade de auxílio do dedo ou mesmo de líquido para promover a condução do bolo alimentar para faringe.[44] O acompanhamento destes pacientes é interdisciplinar e multidisciplinar, visando a favorecer o crescimento e desenvolvimento do complexo craniofacial e melhorar sua qualidade de vida.[44]

O tratamento fonoaudiológico visa a auxiliar nas adaptações miofuncionais necessárias e garantir que as funções estomatognáticas aconteçam de forma segura.

### Microglossia

A microglossia, também denominada hipoglossia, é uma das raras anomalias craniofaciais congênitas manifestada pela presença de uma língua pequena ou rudimentar. Resultante do defeito na embriogênese entre a quarta e a oitava semana de gestação, esta condição geralmente é associada a síndromes de hipoglossia-hipodactilia, Pierre Robin e Moebius. A hipoglossia-hipodactilia, também conhecida como síndrome de Hanhart, é uma doença genética rara que se caracteriza por malformações nos braços, pernas, dedos e/ou língua.

Segundo Weingarten *et al.*, sua maior incidência está associada a anomalias orais, como fissura de palato, malformações dentárias, anquiloglossia superior, persistência da membrana bucofaríngea ou fixação maxilomandibular, e outras deformidades, como hipodactilia, adactilia, sindactilia e ausência de unhas. Vale ressaltar que, apesar de rara, ocorre com maior frequência que a aglossia.

As alterações estomatognáticas envolvem estrutura e funcionalidade, impactando principalmente na alimentação. Cabe ao fonoaudiólogo, juntamente com a equipe multidisciplinar que acompanha este indivíduo, estabelecer objetivos terapêuticos visando a adaptação das funções alteradas.

### Retrognatia e Prognatia

As desproporções maxilomandibulares causam nos indivíduos características miofuncionais de acordo com o tipo de desproporção que apresentam.

Segundo a literatura, a retrognatia refere-se à retrusão mandibular, ou seja, a mandíbula encontra-se recuada no plano sagital e à maxila. A micrognatia, quando a dimensão da mandíbula é inferior ao considerado normal, frequentemente vem associada a esta condição.

Em recém-nascidos, espera-se uma retrognatia fisiológica, devido ao desenvolvimento da mandíbula no período embrionário. A partir do intenso trabalho muscular e dos movimentos protrusivos e retrusivos mandibulares exercidos durante a amamentação em peito, há o crescimento e desenvolvimento facial.

Quando patológica, pode estar relacionada com a má formação durante o desenvolvimento embrionário, assim como sua associação a síndromes.

A prognatismo mandibular caracteriza-se pelo crescimento excessivo da mandíbula em relação à maxila, o que faz com que a arcada dentária inferior fique à frente da superior. Nesta condição, a língua pode apresentar hipotonia, ser projetada e volumosa, ocupando o assoalho oral. Em relação ao sistema esquelético, este crescimento mandibular gera desequilíbrio no conjunto da face, frequentemente acompanhado pela mordida cruzada. Como resultado, pela inabilidade em fechar a boca, as funções orais de mastigação, deglutição e fala são as mais afetadas.

Vale ressaltar que o tratamento e acompanhamento é inter ou multidisciplinar e, na maioria dos casos, envolve equipe de cirurgia ortognática. Neste caso, o papel do fonoaudiólogo é auxiliar na reorganização da atividade muscular para que as funções orais se desempenhem adequadamente, após procedimento cirúrgico.

### CONCLUSÃO

O papel do fonoaudiólogo frente às condições excepcionais é realizar a avaliação miofuncional orofacial e o tratamento eficaz para o paciente, visando a minimizar as dificuldades encontradas nas estruturas e funções estomatognáticas, garantindo melhor qualidade de vida.

É recomendado que a avaliação contenha a anamnese com o histórico do paciente desde sua gestação até o momento atual, a queixa relatada, e a análise de mobilidade, tônus, postura e aspecto das estruturas estomatognáticas e suas funções.

Para que o exposto aconteça, é de extrema importância que haja o entendimento das síndromes e condições anormais que afetam o desenvolvimento craniofacial. O acompanhamento e tratamento inter ou multidisciplinar é de extrema importância, sendo desejável uma boa comunicação entre os envolvidos no caso.

# REFERÊNCIAS

1. Feitosa, ALF, Depolli, GT, da Silva, HJ. Mapas conceituais em fonoaudiologia: motricidade orofacial. 2. ed. Ribeirão Preto: Booktoy; 2025.
2. Martins JMES, Braga BL, Sampaio KNF, Garcia TS, Van de Sande Lee J, Cechinel E, et al. Beckwith-Wiedemann syndrome mimicking the classical form of congenital adrenal hyperplasia in newborn screening. Arch Endocrinol Metabolism. [Internet]. 2024;68:e220395.
3. Harker CP, Winter T, Mack L. Prenatal diagnosis of Beckwith-Wiedemann syndrome. Am J Roentgenol. 1997;168(2):520-2.
4. Lavra-Pinto B, Luz MJ, Motta L, Gomes E. Síndrome de Beckwith-Wiedmann: relato de caso da intervenção fonoaudiológica. Revista CEFAC [Internet]. 2011;13(2):369-76.
5. Weksberg R, Shuman C, Beckwith JB. Beckwith–Wiedemann syndrome. Eur J Human Genet. 2009;18(1):8-14.
6. Brioude F, Lacoste A, Netchine I, Vazquez MP, Auber F, Audry G, et al. Beckwith-Wiedemann syndrome: Growth pattern and tumor risk according to molecular mechanism, and guidelines for tumor surveillance. Hormone Res Paediat. 2013;80(6):457-65.
7. Garcia L, Graça P, Ferreira Q, Vasconcelos MA, Ribeiro F, Pinheiro F, et al. The phenotypic and genotypic correlation of Beckwith-Wiedemann syndrome. BJSCR [Internet]. 2021;35(1):2317-4404.
8. Duffy KA, Cielo CM, Cohen JL, Gonzalez-Gandolfi CX, Griff JR, Hathaway ER, et al. Characterization of the Beckwith-Wiedemann spectrum: Diagnosis and management. Am J Med Genet C Semin Med Genet. 2019; 181(4):693-708.
9. Morales ADF. Aspectos generales sobre el síndrome de Down. Revista Internacional de Apoyo a la Inclusión, Logopedia, Sociedad y Multiculturalidad [Internet]. 2016;2(1):33-8.
10. Silva NLP, Dessen MA. Síndrome de Down: etiologia, caracterização e impacto na família. Interação em Psicologia [Internet]. 2002;6:2.
11. Brasil. Ministério da Saúde. Secretaria de Atenção Primária à Saúde. Departamento de Ações Programáticas. Manual de gestação de alto risco [recurso eletrônico] / Ministério da Saúde, Secretaria de Atenção Primária à Saúde. Departamento de Ações Programáticas. Brasília: Ministério da Saúde; 2022.
12. IBGE. Ministério celebra o dia internacional da síndrome de Down. 2022.
13. Fischer-Brandies H. Cephalometric comparison between children with and without Down's syndrome. Eur J Orthod. 1988 Aug 1;10(3):255-63.
14. Jensen GM, Cleall JF, Yip ASG. Dentoalveolar morphology and developmental changes in Down's syndrome (trisomy 21). Am J Orthod. 1973; 64(6):607-18.
15. Spinelli VP, Massari IC, Trenche MCB. Distúrbios articulatórios. In: Ferreira LP, Barros MCPP, Gomes ICD, Proença MG, Limongi SCO, Spinelli VP, et al. Temas de fonoaudiologia. São Paulo: Loyola; 2002. p.123-97.
16. Barata LF, Branco A. Os distúrbios fonoarticulatórios na síndrome de Down e a intervenção precoce. Revista CEFAC [Internet]. 2010;12:134-9.
17. Laignier MR, et al. Síndrome de Down no Brasil: Ocorrência e fatores associados. Int J Environ Res Public Health. 2021;18(22):11954.
18. Jönsson L, Olsson Tyby C, Hullfors S, Lundqvist P. Mothers of children with Down syndrome: A qualitative study of experiences of breastfeeding and breastfeeding support. Scand J Caring Sci. 2022;36(4).
19. Zhen L, Moxon J, Gorton S, Hook D. Can I breastfeed my baby with Down syndrome? A scoping review. J Paediatr Child Health. 2021.
20. Salinas, CT. Síndrome de Goldenhar: Manifestaciones clínicas y revisión de literatura [Goldenhar syndrome: Clinical manifestations and literature review]. Pediátr Panamá [Internet]. 2020;49(1).
21. Silva RCL, Alves FF da S, Gonzaga Netto SS, Silva CM da. As alterações fonoaudiológicas na síndrome de Goldenhar: relato de caso. Rev Sociedade Bras Fonoaudiol [Internet]. 2008;13(3):290-5.
22. Pontes L, Tussolini J, Silva P, Souza A, Junior J, Tussolini I, Junior M, Tussolini G. Síndrome de Goldenhar e suas peculiaridades: um relato de um caso. Braz J Health Rev. 2023;6:14994-5001.

23. Ferreira JM, Gonzaga J. Síndrome de Goldenhar. Rev Brasoftalmol [Internet]. 2016Sep;75(5):401-4.
24. Garcia CPG, Boff DMR. Síndrome de Goldenhar - Relato de um caso. Arq Bras Oftalmol. 1994;57(1):67-8.
25. Oliveira AVL, Rocha KMP, Couto GR, Santos TML, Gutierrez GM. A importância do conhecimento das características craniofaciais da síndrome de Goldenhar pelo cirurgião-dentista: relato de caso. RSBO. 2022;19(2):460-8.
26. Simpson MA, Irving MD, Asilmaz E, Gray MJ, Dafou D, Elmslie FV, et al. Mutations in NOTCH2 cause Hajdu-Cheney syndrome, a disorder of severe and progressive bone loss. Nature Genetics [Internet]. 2011;43(4):303-5.
27. Strassburg A, Schirg E, Ehrich JH. A child with polycystic kidney disease: do we have to care about associated malformations? Transpl Infect Dis. 2001;16(9):1942-4.
28. Marik I, M. Kuklik, D Zemkowa, Kozlowski K. Hajdu-Cheney syndrome: Report of a family and a short literature review. Australas Radiol. 2006;50(6):534-8.
29. Dantas ÉLR, Pontes ML, Fernandes PFCCB, Ribeiro EM, Daher EF. Síndrome de Hadju-Cheney: alterações renais em um relato de caso. Brazilian Journal of Nephrology. 2013;35(2):165-7.
30. Rios H, Cátia Carnide, Morais S, Branco M, Ramos L. Síndrome de Hanhart: caso clínico. Nascer e Crescer [Internet]. 2013;22(1):33-5.
31. Tinoco LEO, Pais DS, Lourenço Filho RC, Scardini R, Falcão AP, Saraiva S. Síndrome de Richner-Hanhart e suas manifestações otorrinolaringológicas: relato de caso. Arq Inter Otorrinolaringol. 2011;15(3):388-91.
32. Postai G, Roça G, Alonso N. Síndrome de Hanhart: Relato de casos/Hanhart syndrome: Cases report. Arq Catarinenses Med. [Internet]. 2009;38:1.
33. Castillo ST, Rojas JZ, Monasterio LA. Síndrome de Hanhart. Revist Children Pediatric. 1985;56:180-3.
34. Rios H, Carnide C, Morais S, Branco M, Mesquita J, Galhano E, Ramos L. Síndrome de Hanhart – Relato clínico. REVNEC [Internet]. 2017;22(1):33-5.
35. Lopes MGPBS, Lima DP, Cabral C, Oliveira DL de, Baltazar MM de M. Efeitos da terapia fonoaudiológica associada à eletroestimulação neuromuscular nas funções estomatognáticas e expressão facial na síndrome de Moebius: relato de experiência. Res Socie Development. 2022;11(1):e6311124310.
36. Ciupa KGC, Bachour JA, Felipe LCS. Síndrome de Moebius: uma revisão de literatura. Facit Busin Technol J. 2021;1(26).
37. Melo IA, Silva TA, Sousa AA, Maurício SCM, Castro CML, Donato LPL, Antunes RSP, Almeida AS. A importância clínica das alterações orofaciais dos portadores da síndrome de Moebius: Revisão de literatura. Braz J Development. 2020;6(11):85057-62.
38. Albuquerque TCAL, Barreto RRS, Costa TCCM, Guedes ZCF. Sequência de Möbius: protocolo de anamnese e avaliação - relato de caso. Rev Sociedade Bras Fonoaudiol. 2009;14(1):115-22.
39. Leal MB, Silva, Batista S, Ramos S, Borges J, Vianna S. Manifestações orofaciais decorrentes da síndrome de Moebius. Rev Bras Saúde Funcional [Internet]. 2021;9(1):99-108.
40. Marques YM, Neto PTR, Paulin RF, Rosa ECCC. Estudo da sequência terapêutica da síndrome de Pierre Robin: Uma revisão bibliográfica. Rev Ciências Odontol. 2023;7(2):206-14.
41. Martins RVDS, Bezerra GF. Estimulação precoce: O caso de uma criança com sequência de Pierre Robin. Práxis Educacional. 2020;16(40):275.
42. Andrews S, Sam M, Krishnan R, Ramesh M, Kunjappan S. Surgical management of a large cleft palate in a Pierre Robin sequence: A case report and review of literature. J Pharmacy Bioall Scie. 2015;7(6):718.
43. Marques IL, Sousa TV de, Carneiro AF, Peres SP de BA, Barbieri MA, Bettiol H. Robin sequence: a single treatment protocol. Jornal de Pediatria [Internet]. 2005; 81(1):14-22.
44. Bommarito S, Zanato LE, Vieira MM, Angelieri F. Aglossia: Case report. International Arch Otorhinolaryngol [Internet]. 2016; 20(1):87-92.

# Parte III Prevenção, Avaliação, Diagnóstico e Reabilitação da Disfunção Oral

# PREVENÇÃO E DIAGNÓSTICO

CAPÍTULO 19

Carolina Ribeiro Neves
Esther Constantino ▪ Flávia Ferlin

## INTRODUÇÃO

O desenvolvimento da cavidade oral é fundamental para garantir que as funções orofaciais sejam desempenhadas adequadamente e, consequentemente, o crescimento e qualidade de vida do indivíduo. Porém, alterações presentes nos primeiros meses de vida, como a disfunção oral, podem impactar negativamente no crescimento e nas funções orofaciais em outras fases de vida[1]. Este capítulo tem como objetivo fornecer informações sobre a prevenção e diagnóstico da disfunção oral em bebês, auxiliando fonoaudiólogos na identificação e no tratamento precoce.

A prevenção e o diagnóstico são pilares essenciais para o manejo eficaz das disfunções orais. A identificação nas fases iniciais do desenvolvimento permite intervenções mais simples e menos invasivas, além de minimizar o impacto negativo que tais disfunções podem ter no desenvolvimento orofacial e nas funções orais dos bebês, como alteração de respiração.[1]

Uma abordagem preventiva é uma estratégia eficaz que pode reduzir os impactos a longo prazo no desenvolvimento orofacial. As medidas preventivas incluem orientação adequada aos pais sobre cuidados diários, posição e pega correta durante a amamentação, acompanhamento regular com profissionais especializados[2] e ambiente saudável para o desenvolvimento infantil.

As avaliações posturais de face e língua desempenham um papel crucial no diagnóstico das disfunções orais. A análise da postura da face e da língua ajuda a identificar possíveis desajustes que podem estar contribuindo para problemas funcionais.[3,4] Essas avaliações são parte integrante de um diagnóstico abrangente e permitem abordagens terapêuticas eficazes.

## PREVENÇÃO DAS DISFUNÇÕES ORAIS

Para que a função oral/ orofacial aconteça de forma adequada, além de englobar a integridade das estruturas estomatognáticas, é necessário que atividades complexas do sistema nervoso central e sistema neuromuscular estejam integradas. Quando falamos em disfunção oral, referimo-nos a alterações que estejam acometendo a função oral de sucção, podendo ser um acometimento de leve a severo.

A etiologia que causa essa disfunção pode ser diversa: alterações transitórias do bebê ao nascer, estar associada a desordens genéticas e congênitas, alterações neurológicas, adquirida em consequência de doenças ou trauma e alterações morfológicas e estruturais.[5] Segundo o Conselho Federal de Fonoaudiologia,[6] 2022, o profissional com habilitação plena para identificar e intervir nas disfunções orais e nos distúrbios alimentares é o fonoaudiólogo. A intervenção envolve o trabalho da musculatura orofacial e nos órgãos fonoarticulatórios, como objetivo de adequar a função visando a alimentação por via oral. Portanto, é importante o conhecimento de sua etiologia e a avaliação do impacto que esta causa para garantir o desenvolvimento orofacial e alimentação segura e eficaz para este bebê.

A educação parental é fundamental para que a prevenção da disfunção oral seja identificada e reabilitada o mais precoce possível. A orientação deve ser realizada de forma clara e objetiva, com uma linguagem de fácil compreensão para os pais e contendo os principais sinais da disfunção oral e a sua prevenção, como a pega e o posicionamento correto durante a amamentação.

Segundo estudo realizado por Sena *et al*,[5] 2024, a partir do levantamento na literatura sobre o perfil dos bebês com disfunção oral, observou-se que a maioria dos recém-nascidos (RN) com esta condição possuíam idade gestacional (IG) de 39 semanas (RN a termo), adequado para a idade gestacional (AIG), tipo de parto cesárea e, apesar de ocorrer em ambos os sexos, houve prevalência para os RNs do sexo masculino, apresentando média de 3,8 disfunções orais na amamentação por díade (recém-nascido e puérpera). As principais dificuldades relacionadas com a amamentação foram: dificuldade para manter a pega, abertura oral reduzida na mamada, frênulo lingual alterado e o atraso para eliciar reflexo de sucção/forma débil.

Para os sinais da disfunção oral, os pais devem ser instruídos a observar possíveis dificuldades do bebê durante a amamentação. Dentre os sinais do bebê, podemos destacar: não buscar o seio materno, inquietude e irritabilidade, dificuldade em manter a pega em seio, abertura reduzida de boca, lábio inferior pouco evertido, estalido durante a sucção, tempo elevado da amamentação e intervalo reduzido de tempo entre as mamadas.[7]

Quanto à pega correta, após o desencadeamento do reflexo de busca/procura, o bebê deve realizar a abertura da boca e abocanhar o complexo mamilo-areolar, deixando o nariz livre, favorecendo a respiração nasal. Durante a pega, os lábios podem-se apresentar evertidos, pois, desta forma, apenas a língua pressiona e realiza o canolamento no mamilo, criando um jogo de pressão intraoral importante para a extração do leite. Nas bochechas, há a presença de bolsas de gordura, ou *sucking pads*, localizadas na região do músculo masseter que garantem maior estabilidade, facilitando o movimento de sucção. Essas bolsas de gordura diminuem por volta dos 4 a 6 meses. Esta dinâmica e posicionamento das estruturas orofaciais são essenciais para a biodinâmica da sucção e, consequentemente, a adequada extração de leite e coordenação, sucção, deglutição e respiração.[8-13] (Para saber mais sobre amamentação, ver capítulo 5.)

O primeiro movimento coordenado consiste no abaixamento da mandíbula para a abertura da boca, envolvendo: os músculos (mm.) abaixadores da mandíbula, os mm. supra- e infra-hióideos, mm. milo-hióideo, gênio-hióideo e digástrico. Posteriormente, ocorre a protrusão mandibular para alcançar o seio, seguida da elevação para o fechamento da boca no mamilo e movimentos de retrusão da mandíbula para a extração do leite, com participação dos mm. temporal e pterigóideo lateral. A harmonia da sequência de movimentos gera o desenvolvimento adequado das estruturas orofaciais, principalmente o crescimento da mandíbula.[8-13]

O posicionamento adequado durante a amamentação é importante, pois, além contribuir para a facilitação da extração do leite e desenvolvimento adequado do bebê, diminui dores, deformidades musculares e riscos para a pessoa lactante. Vale ressaltar que a posição ideal para amamentar será a mais confortável e efetiva para a díade (pessoa lactante e bebê[14]).

A disfunção oral pode comprometer a eficácia da amamentação, o ganho de peso do bebê, a coordenação da sucção, a deglutição e a respiração, gerando impacto na saúde deste bebê e desta família. Ao detectar precocemente essas alterações, o fonoaudiólogo pode implementar estratégias que ajudem a corrigir e adequar o que for necessário, seja na pega e posicionamento, até em técnicas para estimular e trabalhar o ritmo e a força da sucção[5]. A amamentação é considerada uma etapa preditora importante para o desenvolvimento das funções estomatognáticas de mastigação e fala, fortalece o vínculo pessoa lactante-bebê e promove um desenvolvimento saudável desde os primeiros meses de vida do bebê.[13,15,16]

## DIAGNÓSTICO DAS DISFUNÇÕES ORAIS

Inicialmente, é imprescindível o levantamento do histórico clínico do bebê e a queixa, seja por anamnese realizada com os responsáveis, ou a partir de dados de prontuário e conversa com equipe multidisciplinar envolvida. Sabemos que a disfunção oral pode ter associação a síndromes, prematuridade e malformações de face, sendo necessária a identificação de qualquer situação que possa estar interferindo na execução adequada da sucção, sendo a avaliação completa considerada pré-requisito para o prognóstico e para um tratamento eficaz. (Para maior entendimento, ver Capítulo 14 – Condições Excepcionais.)

O diagnóstico é realizado a partir da avaliação fonoaudiológica completa, envolvendo observação e mensuração da postura corporal, simetria de face, estruturas orais referentes à forma, mobilidade e tônus, reflexos primitivos e orais esperados para a faixa etária, funções estomatognáticas, padrão de sucção não nutritiva e nutritiva, e da mamada (seja em seio ou utilizando algum utensílio, como mamadeira).

Existem inúmeros protocolos descritos na literatura para a avaliação das estruturas e funções estomatognáticas[17]. A utilização de protocolos e escalas padronizadas para a avaliação visam a auxiliar o profissional, assim como padronizar os resultados obtidos. Dentre os validados, podemos citar:

- *Nordic Orofacial Test-screening (NOT-s[18])*: instrumento direcionado ao público infantil que avalia as disfunções orofaciais (dificuldade para falar, engolir ou mastigar). É composto por entrevista contendo seis sessões: Função Sensorial, Respiração, Hábitos, Mastigar e Engolir, Salivação e Secura da Boca; e os exame de Face em Repouso, Respiração Nasal, Expressão Facial, Músculos Mastigatórios e Função Mandibular, Função Motora Oral e Fala. Os escores do NOT-S variam de 0 a 12. (Avaliação completa disponível em www.mun-h-center.se.)
- *Protocolo de Avaliação Miofuncional Orofacial com Escores Expandido (AMIOFE-E Lactentes 6-24 Meses)*:[19] este protocolo auxilia no diagnóstico de distúrbios miofuncionais orofaciais, neste caso, na faixa etária de 6 a 24 meses de idade. O protocolo contempla informações de identificação e dados clínicos, histórico de alimentação, hábitos parafuncionais orofaciais e exame clínico.
- *Protocolo MMBGR - Lactentes e pré-escolares:*[20] instrumento padronizado e validado da área de MO destinado à faixa etária de 6 e 71 meses. Composto por: 1- identificação do paciente, 2- exame extraoral, 3- exame intraoral, 4- tônus, e 5- funções orofaciais. Os escores devem ser analisados por idade para cada item avaliado.

Além da avaliação fonoaudiológica miofuncional orofacial, pode ser necessária a indicação de exames para complementação, como: videofluoroscopia, endoscopia ou eletromiografia. Os encaminhamentos necessários devem ser realizados e esclarecidos sobre sua finalidade e importância para confirmar o diagnóstico e orientar o tratamento.

## ALTERAÇÕES POSTURAIS DE FACE E LÍNGUA NO REPOUSO

Para o desenvolvimento craniofacial adequado das estruturas da face, como lábios, língua e mandíbula, os bebês devem apresentar a postura adequada no repouso, o que contribuirá também para o desempenho adequado das funções orofaciais. Alterações no repouso podem impactar significativamente no futuro do bebê, como em anomalias dentárias, alterações de face e funções orofaciais de respiração, sucção, deglutição, mastigação e fala.[21-23] Isso pode ocorrer, pois, visando ao equilíbrio e à execução da função, o corpo adapta-se, e, a depender da força muscular, pode gerar uma força mecânica contrária que remodelará o osso e afetará o crescimento facial, tanto para a harmonia e equilíbrio das estruturas quanto para alterações.[24-28]

Idealmente, a posição correta da língua é contra o palato e com o ápice tocando a papila incisiva. O recém-nascido apresenta a laringe elevada justamente para garantir que a língua esteja posicionada de modo adequado e garanta que a respiração seja exclusivamente nasal.[29] A alteração postural da língua pode afetar diretamente a respiração e o sono, a sucção, prejudicando a extração do leite e consequentemente a nutrição e o crescimento, e a deglutição.[30,31] Além disso, pode afetar o desenvolvimento craniofacial, contribuindo para maloclusões e alterações na mordida.

Para a face, manter as estruturas de lábios, bochechas e mandíbula na posição adequada em repouso desempenha um papel importante no equilíbrio das funções orais. Manter o selamento labial e a mandíbula em posição relaxada favorece a respiração nasal e a função adequada. Alterações nessa postura, por exemplo os lábios entreabertos ou boca constantemente aberta, podem levar à respiração oral, influenciando negativamente a postura corporal e as funções estomatognáticas em crianças.[32,33] Além disso, a respiração oral está associada a alterações no desenvolvimento craniofacial, podendo resultar em desarmonias faciais e comprometimento das funções orais.[33]

Em resumo, a posição de repouso da língua e demais estruturas faciais desempenha um papel central na saúde orofacial e no desenvolvimento adequado das funções orais. Posturas inadequadas podem levar a alterações dentárias, desarmonias faciais e até impactar na respiração, no sono e na qualidade de vida. Assim, é fundamental identificar precocemente esses desvios e buscar intervenções profissionais, como a atuação de fonoaudiólogos e dentistas, para prevenir ou corrigir tais disfunções.

## ALTERAÇÕES POSTURAIS DURANTE O SONO

Sabe-se da estreita relação entre as estruturas estomatognáticas e suas funções com o sono. A postura da língua e da face durante o sono, em indivíduos com disfunção oral, pode influenciar a respiração e causar distúrbios respiratórios do sono (DRS), como apneias e roncos.[34,35] Esta relação se dá pelo incorreto posicionamento da língua, lábios e mandíbula em repouso, podendo causar a obstrução das vias aéreas superiores durante o sono, principalmente quando ocorre o colapso da língua e palato mole na orofaringe, obstruindo assim o fluxo de ar. Além disso, os problemas respiratórios do sono impactam no relaxamento pelo aumento das taxas de cortisol, também conhecido como hormônio do estresse, dificultando assim o sono reparador.

Crianças respiradoras orais possuem maior risco de desenvolver DRS e a amamentação em peito é considerada um fator de prevenção para a respiração oral, pois favorece a respiração exclusiva nasal, além contribuir para a associação da prática ao sono do bebê, ajudando sua maturação e seu desenvolvimento metabólico.[36,37]

As alterações observáveis durante o sono que podem estar associadas com a presença de disfunções orais incluem: postura crônica de boca aberta, estalos para abrir e fechar a boca, irritabilidade, sono agitado com muitos despertares noturnos, roncos, hipopneias ou apneias, e mal posicionamento de língua na cavidade oral.

Portanto, quando antes o diagnóstico da disfunção oral e a intervenção precoce, menor o impacto desta tanto para a alimentação quanto sua interferência no sono.

## INTERVENÇÕES FONOAUDIOLÓGICAS PARA CORREÇÃO DAS ALTERAÇÕES POSTURAIS DAS FUNÇÕES ORAIS

A intervenção fonoaudiológica para o tratamento da disfunção oral baseia-se em técnicas envolvendo a musculatura orofacial e suas funções, com o objetivo de propiciar a organização motora oral do RN para uma alimentação oral eficaz e segura. Segundo a literatura,[5] podemos citar como estratégias mais utilizadas: Estímulo Sensório Motor Oral (ESMO), Estímulo à Sucção Não Nutritiva (ESNN), Estímulo Gustativo Mínimo (EGM), Estímulo Vestibular (EV) e Estímulo Tátil Térmico Gustativo (ETTG).

O uso do estímulo sensório motor oral, frequentemente utilizado, tem a finalidade de melhorar a força e mobilidade da musculatura orofacial, promovendo melhor desempenho oral para a mamada. Quando associado ao EGM, seja com leite humano ordenhado ou com fórmula láctea, mostra-se eficaz para melhor prontidão deste RN para alimentação por via oral, assim como para estimulação proprioceptiva, tendo direta influência no padrão de sucção e no movimento da musculatura orbicular dos lábios. Já a associação com a ESNN contribui para a maturação das habilidades orais, auxiliando na estabilidade e organização do RN e no fortalecimento das estruturas envolvidas na sucção. O ETTG contribui para estimular a resposta neural do RN, e sua associação com outras técnicas durante a estimulação contribui para um melhor desempenho oral. Já o EV é utilizado nos momentos em que o RN se encontra sonolento, com a finalidade de auxiliar na manutenção do estado de alerta.[38]

Um outro indicador importante para a alimentação por via oral é a organização comportamental do RN. A organização postural do RN é importante para a manutenção de seu estado de alerta durante a alimentação, favorecendo os estímulos orais, auditivos, gustativos, olfativos, táteis, cinestésicos, e promovendo oferta mais segura e eficaz. Em alguns casos, há a necessidade do uso de dispositivos auxiliares, como a indicação de órteses ou dispositivos orais, para melhorar a postura e a função.

Como já exposto neste capítulo, as orientações para pais, cuidadores e profissionais envolvidos no caso fazem parte do processo de acompanhamento e intervenção fonoaudiológica. Dentre as recomendações, o fonoaudiólogo deve-se atentar a recomendar práticas possíveis para o dia a dia, incluindo posições adequadas para alimentação, sono e ajustes no ambiente.

## CONSIDERAÇÕES FINAIS

A prevenção e diagnóstico das disfunções orais exigem uma abordagem integrada e multidisciplinar. A interação entre pediatras, fonoaudiólogos e nutricionistas é fundamental para garantir um cuidado abrangente e eficaz, o que permite o desenvolvimento infantil e a identificação precoce de possíveis dificuldades.

O diagnóstico precoce é crucial para o prognóstico e para minimizar complicações a longo prazo. Intervenções realizadas nas fases iniciais são mais eficazes e menos invasivas, garantindo um desenvolvimento orofacial adequado e funções orais de respiração, sucção, deglutição, mastigação e fala de maneira correta.

Além disso, um acompanhamento contínuo é essencial para monitorar e ajustar as intervenções conforme necessário, pois o desenvolvimento infantil é dinâmico e as necessidades podem mudar ao longo do tempo. O acompanhamento regular permite a adaptação dos tratamentos de acordo com as necessidades específicas de cada criança, assegurando um futuro mais saudável e promissor.

## REFERÊNCIAS

1. Neu AP, Silva AMT da, Mezzomo CL, Busanello-Stella AR, Moraes AB de. Relação entre o tempo e o tipo de amamentação e as funções do sistema estomatognático. Rev CEFAC. 2013;15(2):420-6.
2. Moreira F. Aleitamento materno: a equipe de saúde como norteadora do processo de amamentação. Universidade Federal de Minas Gerais (UFMG) [Internet]. 2018.
3. Santos GT, Maia T, Martinelli RL de C, Berretin-Felix G. Os impactos da anquiloglossia na amamentação: revisão integrativa de literatura. Anais [Internet]. 2021.
4. Rossato NE. The lingual frenulum, ankyloglossia, and breastfeeding. Archivos Argentinos de Pediatria [Internet]. 2025;123(1).
5. Sena S, Duarte MA, dos Anjos JLM. A atuação fonoaudiológica nas disfunções orais em recém-nascidos a termo. Res Society Development. 2024;13(6): e14213645532-e14213645532.
6. Conselho Federal de Fonoaudiologia. Resolução CFFa Nº 661, de 30 de março de 2022. Dispõe sobre a atuação do fonoaudiólogo no aleitamento materno. Brasil.
7. Ramos LC, Martins CA, Morais P. Produto técnico-protocolo sobre manejo do aleitamento materno para profissionais de saúde. Hospital das Clínicas UFG. [Internet]. 2014.
8. Segovia ML. Maduración de las praxias estomatológicas. In: Segovia ML. Interrelaciones entre la odontoestomatologia y la fonoaudiologia – la deglución atípica. 2. ed. Buenos Aires: Panamericana; 1988. p. 67-82.
9. Weber F, Woolridge MW, Baum JD. An ultrasonographic study of the organization of sucking and swallowing by newborn infants. Dev Med Child Neurol. 1986;28:9-24.
10. Woolridge MW. Aetiology of sore nipples. Midwifery. 1986;2:172-6.
11. Woolridge MW. The anatomy of infant sucking. Midwifery. 1986;2:164-71.
12. Carvalho GD. Amamentação e o sistema estomatognático. In: Carvalho RT, Tamez RN, eds. Amamentação-bases científicas para prática profissional. Rio de Janeiro: Revinter; 2002. p. 37-49.
13. Sanches MTC. Clinical management of oral disorders in breastfeeding. J Pediatr. [Internet]. 2004 Nov 1;80(5):s155-62.
14. Alves D, Santos F, Almeida L, Mattos M. Educação em saúde no processo de posicionamento da mãe com o bebê durante a amamentação. Revista em Extensão. 2017;16(2):242-52.
15. Souza TO de, Morais TE do V, Martins C da C, Bessa Júnior J de, Vieira GO. Effect of an educational intervention on the breastfeeding technique on the prevalence of exclusive breastfeeding. Rev Bras Saúde Materno-Infantil [Internet]. 2020;20(1):297-304.
16. Dias L, Oliveira D. Efeito da intervenção para melhorar a técnica de amamentação nas frequências de aleitamento materno exclusivo e problemas decorrentes da lactação. Universidade Federal do Rio Grande do Sul [Internet]. 2004.
17. Nunes EL, Menzen L, Cardoso MCDAF. Protocolos de avaliação em motricidade orofacial: uma revisão sistemática. Research, Society and Development. 2022;11(14): e25111435896-e25111435896.
18. Leme MS, Barbosa TS, Gavião MBD. Versão Brasileira do the Nordic Orofacial Test-Screening (NOT-S) para avaliação de disfunções orofaciais. Pesquisa Brasileira em Odontopediatria e Clínica Integrada. 2011;11(2):281-9.

19. Medeiros AMC, Nobre GRD, Barreto ÍD de C, Jesus EMS de, Folha GA, Matos AL dos S, et al. Protocolo de avaliação miofuncional orofacial com escores expandido: AMIOFE-E Lactentes (6-24 Meses). CoDAS [Internet]. 2021;33(2):e20190219.
20. Medeiros AMC, Marchesan IQ, Genaro KF, Barreto ÍD de C, Berretin-Felix G. Protocolo MMBGR – Lactentes e Pré-Escolares: Exame Clínico Miofuncional Orofacial. CoDAS [Internet]. 2022;34(5):e20200325.
21. Aguilar-Vázquez E, Pérez-Padilla ML, Martín-López ML, Romero-Hernández AA. Rehabilitación de las alteraciones en la succión y deglución en recién nacidos prematuros de la unidad de cuidados intensivos neonatales. Boletín Médico del Hospital Infantil de México. 2019;75(1).
22. Dodal AA, Shelke AU, Subhadarsanee C, Gaikwad SP, Patil KS, Bajaj P. Postoperative tongue exercises for ankyloglossia following lingual frenectomy: A case report. Cureus [Internet]. 2024;16(9):e69806.
23. Inchingolo AD, Inchingolo AM, Campanelli M, Carpentiere V, de Ruvo E, Ferrante L, Palermo A, Inchingolo F, Dipalma G. Orthodontic treatment in patients with atypical swallowing and malocclusion: a systematic review. Journal of Clinical Pediatric Dentistry. 2024;48(5):14-26.
24. Faltin Jr K. A importância da amamentação natural no desenvolvimento da face. Inst Paul Odontol. 1983;1(1):13-5.
25. Serra Negra JMC. Aleitamento, hábitos orais deletérios e maloclusões: existe associação? [tese]. Belo-Horizonte: Faculdade de Odontologia da UFMG; 1995.
26. Carvalho GD. Enfoque odontológico. In: Carvalho MR, Tamez RN. Amamentação: bases científicas. 2. ed. Rio de Janeiro: Guanabara Koogan; 2005. p.89-109.
27. Planas PP. Reabilitação neuroclusal. 2. ed. Rio de Janeiro: MEDSI; 1997.
28. Palmer B. The influence of breastfeeding on the development of the oral cavity: a commentary. J Hum Lact. 1998; 14(2):93-8.
29. Martinelli RL de C, Marchesan IQ, Rodrigues A de C, Berretin-Felix G. Protocolo de avaliação do frênulo da língua em bebês. Revista CEFAC. 2012;14(1):138-45.
30. Neiva FCB, Cattoni DM, Ramos JL de A, Issler H. Desmame precoce: implicações para o desenvolvimento motor-oral. J Pediatr. [Internet]. 2003;79:7-12.
31. Sígolo C, Campiotto AR, Sotelo MB. Posição habitual de língua e padrão de deglutição em indivíduo com oclusão classe III, pré e pós-cirurgia ortognática. Revista CEFAC. 2009;11(2):256-60.
32. Atar Bese S, Ozdemir O, Tuncerler G, Erge D, Uysal P. Do not ignore mouth breathing syndrome: respiratory functions are affected in early childhood. Rhinology. 2024;62(6):659-68.
33. Katib HS, Aljashash AA, Albishri AF, Alfaifi AH, Alduhyaman SF, Alotaibi MM, Otayf TS, Bashikh RA, Almadani JA, Thabet AM, Alaman KA. Influence of oral habits on pediatric malocclusion: Etiology and preventive approaches. Cureus. 2024;16(11):e72995.
34. Picinato-Pirola M, Lira AL e, Viana GR, Santos TLB, Corrêa C de C. Hábitos de sono e autoavaliação miofuncional orofacial de crianças com risco para distúrbios respiratórios do sono. CoDAS [Internet]. 2024;36(1):e20220187.
35. Miranda VGS, Buffon G, Vidor DDGM. Orofacial myofunctional profile of patients with sleep disorders: relationship with result of polysomnografhy. CoDAS. 2019;31(3):e20180183.
36. Perilo, Tatiana Vargas Castro. Tratado do especialista em cuidado materno-infantil com enfoque em amamentação. Belo Horizonte. Mame bem. Editora METHA, 2019.
37. Di Francesco RC, Passerotii G, Paulucci B, Miniti A. Respiração oral na criança: repercussões diferentes de acordo com o diagnóstico. Rev Bras Otorrinolaringol [Internet]. 2004;70(5):665-70.
38. Segala F, Bolzan GP, Nascimento MD, Gonçalves DS, Melchior A, Moraes MVM de, et al. Influência do estímulo gustativo na pressão de sucção de recém-nascidos a termo. CoDAS [Internet]. 2022;34(3):e20210002.

# AVALIAÇÃO E TRATAMENTO FONOAUDIOLÓGICO

CAPÍTULO 20

Carolina Ribeiro Neves ▪ Paula Giaciani Galbiatti
Flávia Ferlin ▪ Silvana Bommarito

## INTRODUÇÃO

Os distúrbios miofuncionais orofaciais (DMOs) referem-se a alterações nos padrões musculares e funcionais da região oral e orofacial que podem impactar negativamente o crescimento, o desenvolvimento ou o funcionamento adequado dessas estruturas. Essas disfunções podem comprometer funções vitais, como a respiração, a mastigação, a deglutição e a fonoarticulação, além de influenciar a postura craniofacial (Soares). Podem estar relacionadas com intercorrências clínicas do período neonatal, prematuridade e tratamentos relacionados com prematuridade, déficits neurológicos, anomalias congênitas e distúrbios metabólicos.[1]

No bebê, podemos destacar manifestações nas habilidades alimentares, como problemas relacionados com sucção, mastigação, deglutição (disfagia) e episódios de engasgo. Outras manifestações também incluem a postura de boca aberta e protrusão de língua no repouso, podendo gerar escape de saliva em grande quantidade com dificuldade de controle oral. Limbrock (2021)[2] também destaca que essas disfunções orais podem ser indicativos precoces de distúrbios no desenvolvimento neurológico, frequentemente associados à hipotonia ou hipertonia muscular.

Entender os aspectos que influenciam o desenvolvimento motor oral e analisar estratégias terapêuticas eficazes é fundamental para ajudar cada criança a alcançar seu pleno potencial de desenvolvimento.[3]

Com base na teoria do desenvolvimento motor, que postula uma progressão gradual e sequencial das habilidades, desde movimentos reflexos simples até ações coordenadas e complexas, destaca-se a importância de uma evolução adequada nas fases iniciais. Esse progresso é essencial para alcançar funções motoras mais avançadas, como a mastigação e a fala. Complementando essa perspectiva, a teoria da neuroplasticidade reforça o papel crucial da intervenção precoce no desenvolvimento motor oral, considerando que, nesse período crítico, o cérebro do bebê possui elevada plasticidade e grande capacidade de adaptação a estímulos externos.[3]

## AVALIAÇÃO FONOAUDIOLÓGICA

Segundo o proposto pela Associação Americana de Fonoaudiologia (American Speech-Language-Hearing Association – ASHA), a avaliação dos distúrbios miofuncionais orofaciais deve ser feita de forma abrangente, envolvendo todo o histórico do paciente, assim como a análise das estruturas estomatognáticas e suas funções. Deste modo, sugerimos que a avaliação fonoaudiológica miofuncional orofacial envolva: avaliação inicial, avaliação funcional e avaliação da postura cervical. A seguir, iremos discorrer sobre cada uma delas.[4]

## Avaliação Inicial

A avaliação inicial fonoaudiológica compreende anamnese realizada com o(s) responsável(eis) da criança e observação clínica do paciente. Compreender a queixa e levantar o histórico clínico e familiar é imprescindível para entender o contexto do desenvolvimento, elucidar questões miofuncionais orofaciais específicas e iniciar o raciocínio clínico do caso.[5]

Neste contexto, a anamnese deve ser realizada de forma estruturada, contendo todas as informações necessárias sobre o paciente e seu histórico. Inicialmente, deve conter a identificação do paciente, englobando seu nome completo, data de nascimento, naturalidade, sua filiação, informações de contato e data que ocorreu a avaliação.

Em sequência, deve-se compreender a queixa principal e sua história pregressa, utilizando como interrogatório complementar perguntas sobre os antecedentes constitucionais (dados sobre gestação e parto), antecedentes familiares, desenvolvimento neuropsicomotor, intercorrências, principalmente se ocorridas no primeiro ano de vida, aspectos ligados à alimentação, desde a amamentação até a alimentação atual, questões envolvendo sono e saúde geral do paciente e possíveis transtornos de hábitos (hábitos deletérios). Verificar se o paciente possui diagnóstico ou outra(s) patologia(as) associada(s), se faz algum acompanhamento ou tratamento, uso de medicamento(s) e se já foi submetido a alguma intervenção cirúrgica também são informações que não podem faltar.

Em relação à observação clínica do paciente, o fonoaudiólogo deve-se atentar ao comportamento, observando como ele interage com as pessoas e objetos, como se comunica, e os aspectos da face do paciente que podem evidenciar características específicas de síndromes, malformações e de padrão respiratório. A observação das interações durante a alimentação e brincadeiras podem auxiliar o fonoaudiólogo a identificar padrões de movimento e sinais da disfunção oral.

## Avaliação Funcional

A avaliação das funções orofaciais da criança pequena deve ser realizada contemplando o exame físico, as funções estomatognáticas e a análise dos reflexos orais. Para que essa avaliação ocorra de forma organizada, é recomendada a utilização de instrumentos padronizados e validados, como o Protocolo de Avaliação Miofuncional Orofacial com Escores Expandido (AMIOFE-E Lactentes 6-24 Meses), Nordic Orofacial Test-screening (NOT-s) e Protocolo MMBGR - Lactentes e pré-escolares (para maiores informações sobre os protocolos, ver Capítulo 1 - Prevenção e Diagnóstico). Apesar de haver grande interesse no assunto e diversas sugestões de protocolos, há uma limitação aos que passaram pelo processo de validação, principalmente no que tange a faixa etária inferior a seis meses. Caso não seja possível a utilização do protocolo validado, o fonoaudiólogo deve-se atentar a fazer a avaliação de todos os aspectos que envolvem a avaliação funcional, registrando e documentando os achados.

A avaliação das estruturas estomatognáticas envolve a análise facial subjetiva do paciente, e dos aspectos: aparência, postura, tônus e mobilidade. Sugere-se que a avaliação miofuncional orofacial ocorra das estruturas extraorais para as intraorais, e que seja realizado o registro de imagem de todos os aspectos avaliados para documentação dos achados e posterior análise. A importância desta avaliação é a averiguação e identificação das possíveis limitações miofuncionais orofaciais.

Os reflexos orais no bebê são de extrema importância tanto para garantir sua alimentação nesta fase inicial, como o início da amamentação, quanto para a proteção do bebê. Deste modo, a análise dos reflexos orais por meio da estimulação sensório-motora oral deve compor a bateria de avaliação, com a finalidade de identificar se estão presentes e adequados para a idade. Os principais reflexos orais a serem avaliados são:[6-9]

- *Reflexo de busca/procura*: desencadeado a partir da estimulação das comissuras da boca do recém-nascido, em que ele vira a cabeça em direção ao estímulo e tenta abocanhá-lo. Este reflexo é esperado até o 4 mês de vida do bebê e é considerado um auxiliador para a pega na amamentação.
- *Reflexo de sucção*: reflexo essencial para a alimentação do RN. Desencadeado a partir do toque no céu da boca do bebê. Na avaliação, espera-se que ocorra após o reflexo de busca. Tem seu início por volta da 32ª semana intrauterina e desaparece por volta dos 3 meses de idade.
- *Reflexo de gag*: é um reflexo de proteção contra engasgos nos bebês e importante durante a introdução alimentar. Manifesta-se como uma ânsia de vômito, em que, quando estimulado, o bebê abre a boca e empurra a língua para fora impedindo que alimentos ou objetos entrem nas vias aéreas. Desaparece por volta dos 6 meses de idade.

Vale ressaltar que a ausência ou persistência dos reflexos orais além do esperado podem indicar comprometimento neurológico, sendo necessária investigação médica. Sua presença na época adequada indica apropriada funcionalidade do sistema nervoso central do bebê.

Por fim, mas não menos importante, vem a avaliação funcional da sucção e deglutição, que deve acontecer primeiramente de forma não nutritiva. A análise da sucção não nutritiva (SNN), na avaliação fonoaudiológica, acontece por meio da oferta do dedo enluvado do(a) fonoaudiólogo(a) avaliador(a) ou chupeta, em que será avaliado o padrão de sucção deste bebê, sem volume de dieta. A apresentação de um bom padrão na SNN, levando em consideração outros aspectos globais e clínicos, pode indicar maturidade da função oral do bebê, estando ele apto para iniciar a alimentação oral. A avaliação nutritiva é realizada a partir da oferta de dieta por via oral, podendo ser pela amamentação em peito ou utilizando utensílios de oferta, como, por exemplo, a mamadeira e o copinho. Para que ocorra uma adequada alimentação por via oral, é necessária a coordenação de sucção, deglutição e respiração, e, então, deve-se observar o padrão de mamada, a efetividade da alimentação, se há presença de sinais de desconforto, tosse ou engasgos, sendo a técnica de ausculta cervical uma auxiliadora que permite avaliar os ruídos da deglutição.[7,10]

## Avaliação da Postura Cervical

O sistema estomatognático é composto por estruturas diversas que precisam agir de forma harmoniosa e coordenada para que as funções orais aconteçam adequadamente.[11] A biomecânica da postura corporal envolve a integração do sistema musculoesquelético e os grupos musculares do sistema estomatognático, que pertencem à cadeia muscular cervical. Sabemos da importância do alinhamento da posição da cabeça com o corpo e como esse equilíbrio interfere diretamente em toda dinâmica oromiofacial.[12-14] Portanto, a postura corporal tem influência no posicionamento da cabeça, que consequentemente implica diretamente sobre o posicionamento da mandíbula e, assim, em sua mobilidade. A cabeça do bebê alinhada ao tronco favorece uma boa transferência de leite durante a mamada, contribuindo para adequada ejeção e coordenação de sucção, deglutição e respiração.[15,16]

Desta forma, observar a posição da cabeça e do pescoço em diferentes situações, como em repouso e durante a alimentação, auxilia-nos na identificação de assimetrias ou limitações de movimento que o paciente pode apresentar.

## TRATAMENTO FONOAUDIOLÓGICO

O desenvolvimento da Terapia Miofuncional Orofacial (TMO) teve início com a compreensão de que a correção de uma oclusão inadequada está diretamente relacionada com o equilíbrio dos músculos orofaciais. Desde então, a área tem-se expandido com novas estratégias de tratamento e um aumento nas evidências científicas.[15]

A Terapia Miofuncional Orofacial (TMO) consiste em uma abordagem terapêutica voltada para indivíduos com distúrbios miofuncionais orais (DMOs), ou seja, aqueles que apresentam alterações na estrutura orofacial, na musculatura cervical, ou em ambas as áreas, o que pode afetar o desenvolvimento ou o funcionamento das funções orais. A TMO envolve exercícios e outras técnicas que visam a melhorar a sensibilidade, percepção, mobilidade, coordenação e força das estruturas orofaciais, além de promover o desempenho adequado de funções como respiração, mastigação, deglutição e fala.[15]

É papel do fonoaudiólogo intervir para promover uma boa respiração, postura e amamentação, que servirão como base para o desenvolvimento oral adequado durante a introdução alimentar. As modalidades de tratamento na Terapia Miofuncional Orofacial para estimular as respostas motoras orais variam conforme a idade e o estado cognitivo, e dependem de controle voluntário e automonitoramento.[17] Na população de 0 a 6 meses, o fonoaudiólogo deve ter um conhecimento profundo da normalidade, considerando os reflexos, a respiração, o comportamento motor oral (como os padrões de sucção e deglutição) e o comportamento durante a alimentação. É fundamental que o profissional saiba identificar com assertividade as alterações quando elas ocorrem, para tratá-las de maneira adequada, visando a restabelecer o padrão esperado de funcionamento orofacial.

### Técnicas de Intervenção

Com o objetivo de propiciar a organização motora oral, a TMO engloba várias técnicas de intervenção e exercícios específicos para fortalecimento das estruturas orofaciais e melhora de sua mobilidade, propriocepção e, consequentemente, das funções orais. Vale relembrar que o fonoaudiólogo deve estabelecer a melhor conduta e intervenção frente aos achados obtidos na avaliação e condições clínicas do paciente.

Como principais estratégias para a TMO, encontramos na literatura as seguintes técnicas:[18-20]

- *Estímulo sensório-motor oral (ESMO)*: a estimulação sensório-motora oral é composta por massagens intra e extraorais que visam a melhorar o desenvolvimento neuropsicomotor de recém-nascidos e lactentes. O principal objetivo desta intervenção é melhorar o desempenho oral e a coordenação entre a sucção, deglutição e respiração, por meio do aumento de força e mobilidade da musculatura orofacial, com a finalidade de favorecer a introdução da alimentação por via oral. É uma técnica muito utilizada em UTI neonatal, principalmente, em prematuros.
- *Estímulo à sucção não nutritiva (ESNN)*: segundo a literatura, a sucção não nutritiva com dedo mínimo enluvado ou chupeta ortodôntica é a técnica mais utilizada no Brasil. O objetivo desta técnica é adequar a musculatura oral, promovendo treino da sucção sem

volume de dieta, permitindo a observação do padrão de sucção quanto ao número de eclosões, ritmo e força. Também auxilia no amadurecimento dos reflexos orais, proporciona coordenação entre sucção, deglutição e respiração, auxilia na oxigenação cerebral e organização do bebê. Comumente é associada ao ESMO, proporcionando adequação do sistema estomatognático e acelerando a transição para a alimentação via oral.

- *Estímulo gustativo mínimo (EGM)*: o estímulo gustativo contribui para propriocepção oral, uma vez que ativa os receptores gustativos da boca e da língua, permitindo a percepção do sabor. O EGM mostra-se eficaz para melhorar a prontidão para alimentação por via oral, influenciando no padrão de sucção e no movimento da musculatura orbicular dos lábios.
- *Estímulo tátil térmico gustativo (ETTG)*: também é um estímulo que contribui para a propriocepção do bebê por meio da estimulação dos receptores presentes na cavidade oral. A utilização de texturas, temperaturas e sabores diferentes presentes no ETTG estimula a resposta neural do recém-nascido para um melhor desempenho oral.

Todas as técnicas mencionadas, de acordo com a demanda do paciente, podem ser combinadas tornando a intervenção mais eficaz. A frequência da estimulação é fator primordial a ser considerado e que interfere na duração e efetividade da intervenção fonoaudiológica.

## ORIENTAÇÕES AOS PAIS E CUIDADORES

Conforme visto no Capítulo 1 - Prevenção e Diagnóstico, a orientação adequada aos pais e cuidadores são de extrema importância e fazem parte da intervenção fonoaudiológica. As orientações sobre cuidados diários e posicionamento correto durante a alimentação devem estar de acordo com os aspectos avaliados e observados do paciente, assim como a orientação sobre o desenvolvimento infantil. Devem acontecer com linguagem adequada para compreensão da família e/ou cuidadores e, caso necessário, demonstrados na prática clínica.

Como recomendações básicas, podemos citar o posicionamento do bebê e a forma como a dieta será ofertada. O ideal é que ele esteja em alerta quando for se alimentar, com postura alinhada e comportamento de prontidão. Por exemplo, caso o bebê apresente sonolência antes da mamada, mudar o posicionamento para um mais ereto, como o de "cavalinho", pode auxiliá-lo no estado de alerta. Em casos de irritabilidade, é necessário acalmar o bebê antes de iniciar a oferta. O posicionamento correto durante a amamentação deve ser o mais confortável para a díade e que promova adequada extração de leite e coordenação de sucção, deglutição e respiração do bebê.

Sobre a forma como vai ser ofertada a amamentação, deve-se prestar atenção se o volume de extração ou de dieta está de acordo com o desempenho oral do bebê. O alto fluxo de leite pode piorar a disfunção oral, apresentando um grande risco para engasgos, tosse e até aspiração. Em casos que são necessárias adaptações na oferta, seja postural, de utensílio ou de modo a ser ofertada a dieta para o bebê, a fonoaudióloga deve escolher a forma e o posicionamento mais seguros para a oferta via oral e treinar os responsáveis e cuidadores.

## CONSIDERAÇÕES FINAIS

A avaliação e a terapia miofuncional em bebês de 0 a 6 meses representam um desafio e uma oportunidade para o fonoaudiólogo atuar de forma decisiva no desenvolvimento adequado do sistema estomatognático. Pela ausência de protocolos validados especificamente para essa faixa etária, o domínio dos marcos esperados para cada etapa do desenvolvimento é essencial para orientar a prática clínica e promover intervenções assertivas e baseadas nas necessidades individuais do bebê.

A avaliação deve ser conduzida com uma abordagem global, considerando a integração entre as funções orais e o desenvolvimento global do bebê. Funções como sucção, deglutição, respiração e choro são fundamentais para o crescimento e desenvolvimento saudáveis e, portanto, precisam ser analisadas detalhadamente. A observação clínica cuidadosa, aliada a instrumentos de avaliação existentes, permite identificar possíveis desvios e guiar o planejamento terapêutico.

Na intervenção, é imprescindível respeitar os limites funcionais e neurológicos próprios dessa faixa etária, utilizando os marcos do desenvolvimento como referência. A reabilitação deve ser conduzida de forma gradativa, promovendo a estimulação das funções orais de acordo com o estágio em que o bebê se encontra, sempre considerando sua estabilidade clínica e seu contexto familiar. Mesmo na ausência de protocolos validados para essa idade, a prática baseada em evidências e o conhecimento profundo dos marcos do desenvolvimento na faixa etária de 0 a 6 meses oferecem um direcionamento seguro e eficaz para a intervenção.

A atuação fonoaudiológica nessa fase inicial da vida deve buscar não apenas reabilitar disfunções existentes, mas também prevenir futuras alterações, promovendo um desenvolvimento funcional harmonioso e garantindo melhores condições de saúde e qualidade de vida para o bebê. Por isso, é importante um contínuo aprimoramento profissional para acompanhar os avanços na área.

A abordagem interdisciplinar e multiprofissional para lidar com as disfunções orais e as dificuldades alimentares envolve um trabalho em conjunto entre fonoaudiólogos, médicos, fisioterapeutas e demais profissionais envolvidos no caso.

## REFERÊNCIAS

1. American Speech-Language-Hearing Association (ASHA). Orofacial myofunctional disorders [Internet]. Rockville, MD: ASHA; [acesso em 20 jan 2025]. Disponível em: https://www.asha.org/practice-portal/clinical-topics/orofacial-myofunctional-disorders/#collapse_5
2. Limbrock J. Oral motor problems – what you may recommend your little patients. Med Res Arch. 2021.
3. Kuswanti E, Arifin I, Pramono P. Oral motor development in children aged 0-12 months: A review of functional and therapeutic aspects. Early Child Dev Gaz. 2024.
4. Nunes EL, Menzen L, Cardoso MC de AF. Protocolos de avaliação em motricidade orofacial: uma revisão sistemática. Res Soc Dev [Internet]. 2022 Oct 18;11(14):e25111435896.
5. Medeiros AMC, Marchesan IQ, Genaro KF, Barreto ÍD de C, Berretin-Felix G. Protocolo MMBRG – Lactentes e pré-escolares: Instrutivo e história clínica miofuncional orofacial. CoDAS. 2022;34(2).
6. Maia T, Berretin-Felix G. O impacto das disfunções orais no aleitamento materno [Internet]. Anais. 2021 [acesso em 19 jan 2025]. Disponível em: https://repositorio.usp.br/directbitstream/cf472dba-78ab-4987-a706-29e39ebc17e2/3087447.pdf
7. Castelli CTR, Almeida ST de. Avaliação das características orofaciais e da amamentação de recém-nascidos prematuros antes da alta hospitalar. Rev CEFAC [Internet]. 2015 Nov;17(6):1900-8.
8. Sanches MTC. Manejo clínico das disfunções orais na amamentação. J Pediatr (Rio J) [Internet]. 2004 Nov;80(5):s155-62.
9. Dutra Valério K, Coutinho SB, Araújo CMT. Influência da disfunção oral do neonato a termo sobre o início da lactação/Influence of oral dysfunction on full-term newborn on the beginning of lactation. Programa de Pós-Graduação em Saúde da Criança e do Adolescente da Universidade Federal de [Internet].

10. Fujinaga CI, Scochi CGS, Santos CB, Zamberlan NE, Leite AM. Validação do conteúdo de um instrumento para avaliação da prontidão do prematuro para início da alimentação oral. Rev Bras Saude Mater Infant [Internet]. 2008 Oct;8(4):391-9.
11. Menezes MM de, Andrade ISN de. Alterações funcionais da deglutição em bebês de risco para o desenvolvimento neuropsicomotor. Rev CEFAC [Internet]. 2014 Sep;16(5):1512-9.
12. Saito ET, Akashi PMH, Sacco I de CN. Avaliação global da postura corporal em pacientes com disfunção da articulação temporomandibular. Clinics [Internet]. 2009 Jan;64(1):35-9.
13. Amantéa DV, Novaes AP, Campolongo GD, Barros TP de. A importância da avaliação postural no paciente com disfunção da articulação temporomandibular. Acta Ortop Bras [Internet]. 2004 Jul;12(3):155-9.
14. Deda MR de C, Mello-Filho FV de, Xavier SP, Trawitzki LVV. Postura de cabeça nas deformidades dentofaciais classe II e classe III. Rev CEFAC [Internet]. 2012 Mar;14(2):274-80.
15. Felício CM, da Silva Dias FV, et al. Obstructive sleep apnea: Focus on myofunctional therapy. Nat Sci Sleep. 2018;10:271-86.
16. Perilo TVC. Tratado do especialista em cuidado materno-infantil com enfoque em amamentação. Belo Horizonte: Mame Bem, Editora METHA; 2019.
17. Merkel-Walsh R. Terapia miofuncional orofacial com crianças de 0 a 4 anos e indivíduos com necessidades especiais. Int J Orofacial Myol Myofunct Ther. 2020.
18. Pinto SS e, Duarte MA, Anjos JLM dos. A atuação fonoaudiológica nas disfunções orais em recém-nascidos a termo. RSD [Internet]. 2024 Jun 23 [cited 2025 Jan 20];13(6):e14213645532.
19. Lemes EF, Silva THMM, Correr A de MA, Almeida EOC de, Luchesi KF. Estimulação sensoriomotora intra e extra-oral em neonatos prematuros: revisão bibliográfica. Rev CEFAC [Internet]. 2015 May;17(3):945–55.
20. Yamamoto RC de C, Bauer MA, Häeffner LSB, Weinmann ÂRM, Keske-Soares M. Os efeitos da estimulação sensório motora oral na sucção nutritiva na mamadeira de recém-nascidos pré-termo. Rev CEFAC [Internet]. 2010 Mar;12(2):272-9.

# AVALIAÇÃO E TRATAMENTO DA FISIOTERAPIA

CAPÍTULO 21

Thiago Barroso de Carvalho ▪ Franciele Eredia Albanez Oishi

## ABORDAGEM INTEGRAL NA AVALIAÇÃO DO TORCICOLO MUSCULAR CONGÊNITO

A idade é um dos principais fatores preditores de gravidade e prognóstico. Pesquisas indicam que, quando o bebê inicia o tratamento fisioterapêutico antes do primeiro mês de vida, as compensações corporais são menores e o prognóstico e o tempo de tratamento tendem a ser mais favoráveis. Por isso, os profissionais de saúde de primeiro contato com o bebê devem avaliar e registrar a presença de amplitude de movimento cervical reduzida, assimetrias faciais ou cranianas nos primeiros 2 a 3 dias de vida, analisando de forma passiva a amplitude de movimento cervical e/ou por observação visual. Bebês que apresentem preferência postural, redução na amplitude de movimento cervical, massa no esternocleidomastóideo ou assimetria craniofacial devem ser encaminhados imediatamente a um fisioterapeuta especializado assim que os sinais descritos forem observados.[1,2]

O torcicolo muscular congênito (TMC) está relacionado com fatores de risco como condições intrauterinas e de parto, tornando indispensável a coleta do histórico gestacional da mãe e do bebê. Portanto, antes da avaliação física, os fisioterapeutas devem coletar e documentar a história médica e de desenvolvimento do lactente, considerando: idade cronológica e corrigida, início dos sintomas, histórico de gravidez e parto, uso de dispositivos auxiliares de parto, intercorrências gestacionais ou de parto, postura/preferência da cabeça, intolerâncias posturais e marcos de desenvolvimento do bebê.[1]

Sendo uma alteração com diversas compensações corporais e não limitada somente ao pescoço, a avaliação deve ser ampla, incluindo a análise da visão para identificação de disfunções oculares que possam ser consequentes ao TMC, das simetrias estruturais do crânio, da face e mandíbula, e da mobilidade do pescoço, bem como da mobilidade das demais regiões, que, associadas pelas cinturas escapular e pélvica, podem envolver segmentos corporais ascendentes, tal qual a cabeça, e descendentes, como tronco, quadris e membros. A prevalência de assimetria craniofacial foi relatada em 90,1% das crianças com TMC, enquanto a plagiocefalia é altamente associada ao TMC, com aproximadamente 70% de incidência desta condição aos pacientes com torcicolo, reafirmando, assim, a importância de uma avaliação inicial abrangente.[1,5] Além disso, uma avaliação detalhada sobre o desenvolvimento motor do bebê se faz necessária, garantindo uma abordagem completa e direcionada do diagnóstico ao tratamento.

Estudos recentes apontam a importância de avaliar a simetria corporal em diferentes posições, como decúbito dorsal, prono, sentado e em pé, com ou sem apoio, considerando a idade do lactente.

Além da idade do lactente, outro fator importante para a gravidade do TMC é a diferença de amplitude de rotação do pescoço entre os lados direito e esquerdo. Para avaliar a amplitude de movimento passiva e ativa da região cervical para os movimentos de rotação e flexão lateral bilateralmente, utiliza-se o transferidor artrodial ou goniômetro. Como padrão de normalidade para criança com idade inferior a 12 meses, temos valores de amplitude de rotação cervical passiva variando entre 110 e 116 graus de amplitude, e, para o movimento de flexão lateral passiva da cervical, valores de normalidade variando entre 70 e 73 graus de amplitude para criança com idade inferior a 12 meses.[1]

O Quadro 21-1 apresenta os dois principais fatores de gravidade (idade e amplitude de rotação cervical) associados.

**Quadro 21-1.** Classificação de gravidade

| Grau | Idade | Descrição |
| --- | --- | --- |
| Grau 1 – Leve Inicial | 0-6 meses | Preferência postural ou diferença de rotação cervical passiva entre os lados < 15 graus |
| Grau 2 – Moderado inicial | 0-6 meses | Diferença de rotação cervical passiva entre os lados entre 15-30 graus |
| Grau 3 – Grave precoce | 0-6 meses | Massa do esternocleidomastóideo (ECOM) ou diferença de rotação cervical passiva entre os lados > 30 graus |
| Grau 4 – Tardio leve | 7-9 meses | Preferência postural ou diferença de rotação cervical passiva entre os lados < 15 graus |
| Grau 5 – Tardio moderado | 10-12 meses | Preferência postural ou diferença de rotação cervical passiva entre os lados < 15 graus |
| Grau 6 – Tardio grave | 7-9 meses | Diferença de rotação cervical passiva entre os lados > 15 graus |
| | 10-12 meses | Diferença de rotação cervical passiva entre os lados entre 15-30 graus |
| Grau 7 – Muito tardio | 7-12 meses | Massa do esternocleidomastóideo (ECOM) |
| | 10-12 meses | Diferença de rotação cervical passiva entre os lados > 30 graus |
| Grau 8 – Muito, muito tardio | acima de 12 meses | ▪ Qualquer assimetria<br>▪ Massa do ECOM<br>▪ Qualquer limitação de rotação cervical |

Fonte: Kaplan, et al., p. 267.

Outro fator importante é o desenvolvimento simétrico da força do pescoço, e, para avaliar tal parâmetro, recomenda-se utilizar os decúbitos e observar a manutenção da cabeça contra a gravidade. Também é essencial avaliar a amplitude de movimento do tronco e dos membros, incluindo o rastreio para possíveis displasias de quadril, bem como identificar sinais de dor ou desconforto em repouso ou durante os movimentos, mesmo que a dor não esteja associada à apresentação inicial do torcicolo. Além dos aspectos mencionados, os fisioterapeutas devem avaliar e registrar a tolerância do lactente às mudanças posturais, e diferenciar as respostas reais de dor e desconforto das reações de ansiedade e estresse de um ambiente não familiar do bebê, e, neste processo, os pais e a rede de apoio da família são fundamentais para o reconhecimento destes sinais. Por fim, no que se refere à conduta observacional, a simetria dos movimentos e os marcos motores de desenvolvimento infantil precisam ser avaliados, sobretudo, utilizando ferramentas validadas, como, por exemplo, o **Teste de Desempenho Motor Infantil (TIMP) e a Escala Motora Infantil de Alberta (AIMS)**.[1,2]

A dinâmica do ambiente doméstico do bebê é igualmente fundamental para avaliar aspectos importantes, como: o posicionamento durante o sono e a vigília, e o tempo em que o bebê permanece em posição prona enquanto está acordado, pois os bebês que passam mais tempo nesta posição reduzem o efeito de posturas preferenciais e suas consequências, como a plagiocefalia, enquanto o maior tempo em dispositivos de posicionamento, como carrinho ou bebê conforto, pode favorecer às assimetrias. A alternância dos lados ao segurá-lo ou durante as mamadas, bem como a preferência do lactente por um lado no momento da amamentação merecem atenção, visto que até 44% dos bebês com torcicolo terão um lado de preferência alimentar, sendo mais um fator de padrão de desenvolvimento motor assimétrico.[1,2]

## ESTRATÉGIAS TERAPÊUTICAS NO TRATAMENTO DO TORCICOLO MUSCULAR CONGÊNITO

É essencial lembrar que, antes mesmo de pensar em técnicas e recursos de tratamento, as orientações aos pais e à rede de apoio da família acerca do manejo do bebê e de práticas preventivas desde os primeiros dias de vida é fundamental para o sucesso do tratamento. Profissionais de saúde de primeiro contato devem enfatizar a importância do posicionamento supervisionado do bebê em prono diariamente, estimular movimentos ativos e reduzir o tempo que o bebê passa em carrinhos ou bebê conforto.[3] Além disso, é importante evitar posturas preferenciais, promovendo o revezamento postural durante a amamentação e enquanto o bebê está no colo. Orientar os pais a monitorar assimetrias posturais ou craniofaciais desde cedo e buscar orientação quando necessário direcionará para um tratamento precoce e com maiores chances de resolutividade.[1,2]

A prática regular de posicionar o bebê de bruços enquanto está acordado e sob supervisão ajuda a fortalecer os músculos do pescoço e melhora a mobilidade cervical, sendo crucial no tratamento do TMC. Esse posicionamento também promove o desenvolvimento motor global. Estudos mostram que a introdução precoce da posição prona contribui para a redução do risco de assimetrias, melhora a amplitude de movimento e previne deformidades craniofaciais.[2]

Do ponto de vista de recursos de tratamento, o tratamento conservador por meio de fisioterapia pediátrica é eficaz em até 90% dos casos de TMC, e a intervenção cirúrgica raramente é realizada.[5] A fisioterapia inclui exercícios, terapia manual, orientações domiciliares quanto ao posicionamento do bebê, como descrito anteriormente, e instrução aos pais e cuidadores.⁴ Isso ressalta a importância de adotar uma abordagem integral no tratamento, considerando o bebê como um todo e integrando a estrutura, a função e o desenvolvimento motor no tratamento.

A terapia manual inclui técnicas de alongamento como a intervenção mais recomendada. O alongamento deve ser de baixa intensidade, estático, não doloroso, mas, ao mínimo sinal de alterações na respiração ou circulação e resistência do bebê, deve ser interrompido. Não há um consenso sobre qual a melhor técnica de alongamento, frequência, e número de séries ou sessões.[1,2]

Vale lembrar que, apesar do alongamento ser a conduta em terapia manual mais relatada na literatura, cabe ao fisioterapeuta com sua *expertise* e raciocínio clínico perceber qual deve ser o melhor momento para aplicá-lo, ou até mesmo não o aplicar em casos em que o bebê apresenta irritabilidade e sensibilidade tecidual aumentada. Para estes casos, podemos lançar mão de recursos em terapia manual em outras regiões um pouco mais distantes, como, por exemplo, na base do crânio, no tórax, na coluna torácica e na cintura escapular, a fim de favorecer melhor aceitação de técnicas mais localizadas no pescoço posteriormente. Diretamente sobre o músculo esternocleidomastóideo, pode-se realizar massagens e mobilizações no sentido anteroposterior, caso isso seja tolerado pela criança. Tal raciocínio é amparado pela plausibilidade das conexões faciais, como mostrado no capítulo intitulado como "Fáscia Muscular e Suas Correlações".

Os critérios de alta para o atendimento fisioterapêutico incluem mobilidade cervical normal, movimentos simétricos, desenvolvimento motor adequado, ausência de inclinação da cabeça e orientação adequada aos pais. É fundamental que os pais estejam bem-informados para monitorar desvios posturais e o desenvolvimento motor do bebê, identificando quaisquer alterações precocemente. Reavaliações devem ser realizadas caso haja postura assimétrica, entre 3 até 12 meses após a alta ou no início da marcha.[2]

A fisioterapia é altamente eficaz no tratamento do TMC, no entanto, quando o bebê apresentar rastreamento visual deficiente, massas extramusculares, estagnação dos resultados após 6 meses de tratamento ou quando as assimetrias de cabeça, pescoço e tronco não comecem a se resolver após 4-6 semanas de tratamento abrangente, recomenda-se consulta médica para reavaliação do quadro.[1,2]

## CONSIDERAÇÕES FINAIS

A abordagem integral na avaliação e no tratamento do **torcicolo muscular congênito** destaca a importância de uma intervenção precoce, com a colaboração ativa dos pais e cuidadores. A detecção precoce de sinais como assimetrias posturais e redução da mobilidade cervical é crucial para um prognóstico favorável. A orientação contínua aos pais sobre práticas preventivas e monitoramento do desenvolvimento do bebê é essencial para garantir a eficácia do tratamento e evitar complicações a longo prazo. Tempo em prona, revezamento postural, terapia manual e exercícios direcionados para disfunções motoras/funcionais do bebê são essenciais. Além disso, a reavaliação periódica assegura que o progresso seja acompanhado e que ajustes no plano terapêutico sejam feitos conforme necessário.

## REFERÊNCIAS

1. Kaplan SL, Coulter C, Sargent B. Physical therapy management of congenital muscular torticollis: A 2018 evidence-based clinical practice guideline from the APTA Academy of Pediatric Physical Therapy. Pediatr Phys Ther. 2018 Oct;30(4):240-90.
2. Sargent B, Coulter C, Cannoy J, Kaplan SL. Physical therapy management of congenital muscular torticollis: A 2024 evidence-based clinical practice guideline from the American

Physical Therapy Association Academy of Pediatric Physical Therapy. Pediatr Phys Ther. 2024 Oct;36(4):370-421.
3. Pastor-Pons I, Hidalgo-García C, Lucha-López MO, et al. Effectiveness of pediatric integrative manual therapy in cervical movement limitation in infants with positional plagiocephaly: a randomized controlled trial. Ital J Pediatr. 2021;47:41.
4. llwood J, Draper-Rodi J, Carnes D. The effectiveness and safety of conservative interventions for positional plagiocephaly and congenital muscular torticollis: a synthesis of systematic reviews and guidance. Chiropr Man Therap. 2020;28:31.
5. Fenton R, Gaetani S, MacIsaac Z, et al. Description of mandibular improvements in a series of infants with congenital muscular torticollis and deformational plagiocephaly treated with physical therapy. The Cleft Palate-Craniofacial Journal. 2018;1-7.

# ÍNDICE REMISSIVO

Entradas acompanhadas por um *f* ou *q* em itálico
indicam figuras e quadros, respectivamente.

## A

Abertura
    do canal incisivo, 11*f*
    piriforme, 9*f*
        vista frontal, 9*f*
Abordagem
    interdisciplinar, 102, 111, 122, 143
        da paralisia facial, 102
        na macroglossia, 122
        na prematuridade, 111
            avaliação precoce, 112
                das funções orais, 112
            estratégias terapêuticas, 112
                fonoaudiológicas, 112
            intervenções necessárias, 112
            método canguru, 112
            prognóstico, 113
            reabilitação, 113
        nas cardiopatias, 143
            intervenções, 144
                fonoaudiológicas, 144
ACM (Aponeurose Cervical Média), 20
    correlações, 22
        clínicas, 22
    folheto da, 21*f*, 22*f*
        profundo, 21*f*, 22*f*
        ligamento esternopericárdico, 22*f*
            superior, 22*f*
    nível superior da, 23*f*
        relações tissulares no, 23*f*

Aconselhamento
    familiar, 76
        nas fissuras, 76
            labiopalatinas, 76
ACP (Aponeurose Cervical Profunda)
    correlações, 23
        clínicas, 23
    nível superior da, 24*f*
        relações tissulares no, 24*f*
ACS (Aponeurose Cervical Superficial), 17
    correlações, 20
        clínicas, 20
        outras, 20
    nível superior da, 18*f*
        relações tissulares no, 18*f*
    plano, 19*f*
        horizontal, 19*f*
        sagital, 19*f*
Adaptação
    durante a amamentação, 56
        desenvolvimento e, 56
            neuromotor, 56
Adulto
    crânio de, 7*f*
    de neonato, 7*f*
Aglossia
    e disfunção oral, 180
Alimentação
    habilidades de, 110
        maturação das, 110
            prematuridade e, 110
    pós-queiloplastia, 79

Alteração(ões)
  faciais, 7f
    por diferentes fatores, 7f
    de variações anatômicas, 7f
  posturais, 190
    das funções orais, 191
      correção das, 191
        intervenção fonoaudiológica para, 191
    no repouso, 190
    de face, 190
    de língua, 190
    no sono, 190
Alvéolo
  fissuras com, 75
    de lábio, 75
  fissuras sem, 75
    de lábio, 75
Amamentação, 53-63
  adaptação durante a, 56
  avaliação, 57
    diferenças entre, 57
      da mamada, 57
      da sucção, 57
  desenvolvimento durante a, 56
    neuromotor, 56
  disfunções, 60
    compreendendo as, 60
      orais, 60
      orofaciais, 60
  fisiologia durante a, 55
    da função oral, 55
  importância da, 54
  intervenção fonoaudiológica, 62
  protocolos, 58
    BBAT, 60q
    de avaliação da mamada, 59f
    da UNICEF, 59f
Anatomia
  de bebês de 0 a 6 meses, 1-65
    craniocervical, 3-14
      fáscias, 17-24
        correlações, 17-24
      do sistema estomatognático, 1-65
      oral, 3-14
Angulação
  do ramo da mandíbula, 11f
    maior, 11f
      morfologia, 11f
Ângulo
  da boca, 13f
    músculo do, 13f

abaixador, 13f
Anquiloglossia, 84
  com impedimento da movimentação, 89f
    da região anterior da língua, 89f
  estruturas orais, 86f
    posicionamento das, 86f
Aponeurose(s)
  cervicais, 17
    ACM, 20
    ACP, 23
    ACS, 17
Arco(s)
  dental decíduo, 14f
    primeiro molar no, 14f
      permanente, 14f
  palatofaríngeo, 13f
  palatoglosso, 13f
Aspecto(s)
  da paralisia facial, 101
    anatômicos, 101
    funcionais, 101
Assimetria(s)
  de crânio, 169-172
    braquicefalia, 171
    de face, 171f
    plagiocefalia, 170
Assoalho
  da cavidade oral, 13f
    com processo alveolar, 13f
      frênulo da língua, 13f
      prega sublingual, 13f
    região do, 12f
      musculatura na, 12f
      visualização da, 12f
Avaliação Fonoaudiológica
  da disfunção oral, 195-200
    da postura cervical, 197
    funcional, 196
    inicial, 196
    orientações, 199
      aos cuidadores, 199
      aos pais, 199
  para paralisia fácil, 103
    em bebês de 0 a 6 meses, 103
      funções orofaciais, 103
      mímica facial, 103
Avaliação
  da disfunção oral, 195-200
  da fisioterapia, 203-206
    abordagem integral na, 203
    do TMC, 203

da mamada, 57, 59*f*
  e da sucção, 57
    diferenças entre, 57
    protocolo de, 59*f*
      da UNICEF, 59*f*
  das funções orais, 112
    precoce, 112
      na prematuridade, 112
  dos estados comportamentais, 128*q*
    do bebê, 128*q*
  fonoaudiológica, 155
    clínica funcional, 155
      das disfagias, 155
        orofaríngeas, 155

## B

BBAT (*Bristol Breastfeeding Assessment Tool*)
  protocolo, 58, 60*q*
Bebê(s)
  de 0 a 6 meses, 1-65
    desenvolvimento motor de, 45-50
      global, 45-50
      oral, 45-50
    sistema estomatognático de, 1-65
      anatomia do, 1-65
      fisiologia do, 1-65
    tratamento fonoaudiológico em, 103
      para paralisia facial, 103
        avaliação, 103
        terapia, 103
  estados comportamentais do, 128*q*
    avaliação dos, 128*q*
  fisiologia oral do, 27-39
    deglutição, 33
    fala, 38
    mastigação, 35
    olfato, 37
    paladar, 37
    respiração, 29
    sucção, 31
Boca
  ângulo da, 13*f*
    músculo do, 13*f*
      abaixador, 13*f*
Bochecha(s)
  salientes, 12*f*
    por volume, 12*f*
      do corpo adiposo da, 12*f*
Braquicefalia, 171
Bucinador
  músculo, 13*f*

## C

Cabeça
  músculos da, 13*f*
    superficiais, 13*f*
      abaixador, 13*f*
        do ângulo da boca, 13*f*
      bucinador, 13*f*
      periorais, 13*f*
Canal
  incisivo, 11*f*
    abertura do, 11*f*
Cardiopatia(s), 139-147
  abordagem interdisciplinar, 143
    intervenções, 144
      fonoaudiológicas, 144
  aspectos, 139
    anatômicos, 139
    fisiológicos, 139
  classificação das CC, 140*q*
  implicações, 141
    fonoaudiológicas, 141
  prognóstico, 146
Cavidade Nasal
  parede lateral da, 9*f*
    com conchas nasais, 9*f*
  vista frontal, 9*f*
Cavidade Oral
  assoalho da, 13*f*
    com processo alveolar, 13*f*
      frênulo da língua, 13*f*
      prega sublingual, 13*f*
  com a língua, 8*f*
    em corte sagital, 8*f*
  limites da, 9*f*
    anterior, 9*f*
    inferior, 9*f*
    superior, 9*f*
  vestíbulo da, 13*f*
    delimitado, 13*f*
      pelo frênulo, 13*f*
        do lábio superior, 13*f*
      pelo processo alveolar, 13*f*
CC (Cardiopatias Congênitas), 139
  classificação das, 140*q*
Concha(s)
  nasais, 9*f*
    cavidade nasal com, 9*f*
    parede lateral da, 9*f*
Condição(ões)
  excepcionais, 175-181
    malformações de face, 180
      aglossia, 180

microglossia, 180
prognatia, 181
retrognatia, 181
SBW, 175
SD, 176
síndrome, 177
  de Goldenhar, 177
  de Hajdu-Cheney, 178
  de Hanhart, 178
SM, 179
SPR, 179
Conduta(s)
  terapêuticas fonoaudiológicas, 122
    na macroglossia, 122
      prognóstico, 123
Contorno
  labial, 12f
    características joviais, 12f
Contração
  da musculatura da face, 103
    do lado paralisado, 103
      em bebês de 0 a 6 meses, 103
Corpo
  adiposo, 12f
    volume do, 12f
      bochechas salientes por, 12f
Correção
  das alterações posturais, 191
    das funções orais, 191
      intervenções fonoaudiológicas para, 191
Correlação
  com o desenvolvimento, 109
    motor global, 109
      prematuridade e, 109
Crânio
  assimetrias de, 169-172
    braquicefalia, 171
    de face, 171f
    plagiocefalia, 170
  de adulto, 7f
  de neonato, 7f
  vista frontal do, 9f
    abertura piriforme, 9f
    cavidade nasal, 9f
    processo alveolar, 9f
Craniocervical
  anatomia, 3-14
    do bebê, 3-14
Cuidado(s)
  terapêuticos, 76
    nas fissuras, 76
      labiopalatinas, 76

## D

Deglutição
  no bebê, 33
    fisiologia da, 33
  paralisia facial e, 102
Desenvolvimento
  das estruturas orais, 109
    em fetos, 109
      influência da prematuridade, 109
  de bebês 0 a 6 meses, 45-50
    motor global, 45-50
    e oral, 45-50
      integração entre, 48
  motor global, 109
    prematuridade e, 109
      correlação com, 109
  neuromotor, 56
    durante a amamentação, 56
  por faixa etária, 49q
    da língua, 49q
    motor, 49q
    global, 49q
    oral, 49q
Diagnóstico
  das disfunções orais, 187-192
    alterações posturais, 190
      intervenção fonoaudiológica para, 191
    no repouso, 190
    de face, 190
    de língua, 190
    no sono, 190
Disfagia(s)
  orofaríngeas, 151-161
    avaliação fonoaudiológica, 155
    clínica funcional, 155
    exames objetivos, 157
    fase, 152, 153
      esofágica, 153
      faríngea, 153
      oral, 152
    intervenção, 157
Disfunção(ões)
  compreendendo as, 60
    na amamentação, 60
    orais, 60
    orofaciais, 60
  oral, 67-183, 185-207
    assimetrias, 169-172
      de crânio, 169-172
    avaliação da, 185-207
    cardiopatias, 139-147

condições excepcionais, 175-181
diagnóstico da, 185-207
disfagias, 151-161
  orofaríngeas, 151-161
fissura, 73-79
  labiopalatina, 73-79
frênulo lingual, 83-94
introdução, 69-71
macroglossia, 117-124
micrognatia, 133-137
músculos da face, 125-130
  hipertonia dos, 125-130
  hipotonia dos, 125-130
paralisia facial, 99-104
prematuridade, 107-113
prevenção da, 185-207
reabilitação da, 185-207
retrognatia, 133-137
TMC, 165-168
  disfunção cervical, 165-168
TCM e, 165-168
  cervical, 165-168
  oral, 167
Distração
  osteogênica, 136f
    da mandíbula, 136f
      na sequência de Robin, 136f
Distrator(es)
  aplicação de, 136f
    osteotomia mandibular com, 136f
      planejamento virtual de, 136f
DMOs (Distúrbios Miofuncionais Orofaciais), 195, 198

# E

Embrião
  formação, 5f
    da língua, 6f
    do palato, 5f
    processos, 4f
      faciais, 4f
      nasais, 4f
Estado(s)
  comportamentais, 128q
    do bebê, 128q
      avaliação dos, 128q
Estimulação
  oral, 145q
    programa de, 145q
      nas cardiopatias, 145q

Estratégia(s)
  terapêuticas, 77, 112, 128
    fonoaudiológicas, 112, 128
      na hipertonia, 128
        dos músculos da face, 128
      na hipotonia, 128
        dos músculos da face, 128
      na prematuridade, 112
      nas fissuras labiopalatinas, 77
      pós-queiloplastia, 79
        alimentação, 79
        massagens terapêuticas, 79
Estrutura(s)
  orais, 109
    em fetos, 109
      desenvolvimento das, 109
        influência da prematuridade, 109

# F

Face
  alterações posturais de, 190
    no repouso, 190
      disfunção oral, 190
  assimetria de, 171f
  inervação da, 10f
    superficial, 10f
  malformações de, 180
    e disfunção oral, 180
      aglossia, 180
      microglossia, 180
      prognatia, 181
      retrognatia, 181
  musculatura da 103, 104
    em bebês de 0 a 6 meses, 103, 104
      alongamento do lado não paralisado da, 104
      contração do lado paralisado da, 103
  músculos da, 125-130
    hipertonia dos, 125-130
      abordagem interdisciplinar, 127
        estratégias fonoaudiológicas, 128
      aspectos, 126
        anatômicos, 126
        funcionais, 126
      implicações fonoaudiológicas, 127
      prognóstico, 129
      reabilitação, 129
    hipotonia dos, 125-130
      abordagem interdisciplinar, 127
        estratégias fonoaudiológicas, 128
      aspectos, 126

anatômicos, 126
funcionais, 126
implicações fonoaudiológicas, 127
prognóstico, 129
reabilitação, 129
vascularização da, 10f
superficial, 10f
vista frontal da, 4f
embrião, 4f
Fala
no bebê, 38
fisiologia da, 38
Faringe
parte nasal da, 8f
com óstio faríngeo, 8f
da tuba auditiva, 8f
Fáscia(s)
correlações, 17-24
aponeuroses cervicais, 17
ACM, 20
ACP, 23
ACS, 17
Fase
das disfagias, 152, 153
orofaríngeas, 152, 153
esofágica, 153
faríngea, 153
oral, 152
Fauce(s)
istmo das, 13f
Feixe
vasculonervoso, 10f
infraorbital, 10f
mentual, 10f
supraorbital, 10f
Feto(s)
estruturas orais em, 109
desenvolvimento das, 109
influência da prematuridade, 109
Fisiologia
da sucção, 74
fissura e, 74
labiopalatina, 74
do sistema estomatognático, 1-65
de bebês de 0 a 6 meses, 1-65
oral, 27-39
deglutição, 33
fala, 38
mastigação, 35
olfato, 37
paladar, 37

respiração, 29
sucção, 31
durante a amamentação, 55
da função oral, 55
Fisioterapia
na disfunção oral, 203-206
avaliação da, 203-206
abordagem integral do TMC, 203
tratamento da, 203-206
estratégias terapêuticas no TMC, 205
Fissura
labiopalatina, 73-79
aconselhamento, 76
familiar, 76
cuidados terapêuticos, 76
disfunções orais, 75
de lábio, 75
com alvéolo, 75
e palato, 76
sem alvéolo, 75
de palato, 75
completas, 75
incompletas, 75
estratégias terapêuticas, 77
pós-queiloplastia, 79
alimentação, 79
massagens terapêuticas, 79
orientação, 76
familiar, 76
sucção, 74
fisiologia da, 74
Formação
da língua, 6f
do palato, 5f
Fossa
incisiva, 11f
junção a, 11f
da pré-maxila, 11f
Freio
lingual, 88, 89f
liberação do, 88, 89f
procedimento cirúrgico de, 88, 89f
minimamente invasivo, 89f
Frênulo
da língua, 13f
assoalho e, 13f
da cavidade oral, 13f
do lábio superior, 13f
vestíbulo delimitado pelo, 13f
da cavidade oral, 13f

lingual, 83-94
    anquiloglossia, 84
    complicações, 92
    freio lingual, 88
        liberação do, 88
Frequência
    respiratória, 30
        elevada, 30
        no bebê, 30
Função(ões) Oral(is)
    alterações posturais das, 191
        correção das, 191
            intervenções fonoaudiológicas para, 191
    fisiologia da, 55
        durante a amamentação, 55
    na prematuridade, 107, 112
        avaliação precoce das, 112
        desenvolvimento das, 107
    paralisia facial e, 101
        deglutição, 102
        mímica facial, 102
        sucção, 101
Função(ões) Orofacial(is)
    paralisia facial e, 101
        avaliação fonoaudiológica, 103
        terapia fonoaudiológica, 104

## G

Glândula
    submandibular, 14f
        pescoço, 14f
Glossoptose
    e obstrução da via aérea, 134f
        micrognatia e, 134f
            tríade da sequência de Robin, 134f
Goldenhar
    síndrome de, 177
        e disfunção oral, 177

## H

Habilidade(s)
    maturação das, 110
        prematuridade e, 110
            e alimentação, 110
        motoras, 110
        oromotoras, 110
            diferença nas, 110
                entre RNT, 110
                e RNPT, 110

Hajdu-Cheney
    síndrome de, 178
        e disfunção oral, 178
Hanhart
    síndrome de, 178
        e disfunção oral, 178
Hipertonia
    dos músculos da face, 125-130
        abordagem interdisciplinar, 127
            estratégias fonoaudiológicas, 128
        aspectos, 126
            anatômicos, 126
            funcionais, 126
        implicações fonoaudiológicas, 127
        prognóstico, 129
        reabilitação, 129
Hipotonia
    dos músculos da face, 125-130
        abordagem interdisciplinar, 127
            estratégias fonoaudiológicas, 128
        aspectos, 126
            anatômicos, 126
            funcionais, 126
        implicações fonoaudiológicas, 127
        prognóstico, 129
        reabilitação, 129

## I

Implicação(ões)
    da prematuridade, 111
        no vínculo mãe, 111
        e bebê, 111
    fonoaudiológicas, 120, 141
        da hipertonia, 127
            dos músculos da face, 127
        da hipotonia, 127
            dos músculos da face, 127
        da macroglossia, 120
        das cardiopatias, 141
Importância
    da amamentação, 54
    do tema, 107
        prematuridade, 107
            funções orais, 107
                desenvolvimento das, 107
                impacto na saúde, 107
Integração
    entre desenvolvimento motor, 48
        global, 48
        e oral, 48

Intervenção(ões)
    fonoaudiológica, 62, 144, 191
        na amamentação, 62
        nas cardiopatias, 144
        para correção, 191
            das alterações posturais, 191
            das funções orais, 191
Istmo
    das fauces, 13$f$

## J

Junção
    da pré-maxila, 11$f$
        a fossa incisiva, 11$f$
        a lâmina horizontal, 11$f$
            do osso palatino, 11$f$

## L

Lábio
    fissura de, 75
        disfunções orais e, 75
            com alvéolo, 75
            e palato, 76
            sem alvéolo, 75
    superior, 13$f$
        frênulo do, 13$f$
            vestíbulo delimitado pelo, 13$f$
                da cavidade oral, 13$f$
Lâmina
    horizontal, 11$f$
        do osso palatino, 11$f$
            junção da pré-maxila, 11$f$
Lesão
    paralisia facial por, 99
        tipos de, 99
            adquiridas no nascimento, 100
            malformação, 100
                do nervo facial, 100
            traumática, 100
Liberação
    procedimento cirúrgico de, 88, 89$f$
        do freio lingual, 88, 89$f$
            minimamente invasivo, 89$f$
Limite(s)
    da cavidade oral, 9$f$
        anterior, 9$f$
        inferior, 9$f$
        superior, 9$f$
Língua
    alterações posturais de, 190
        no repouso, 190
        disfunção oral, 190
    cavidade oral com, 8$f$
        em corte sagital, 8$f$
    formação da, 6$f$
    desenvolvimento da, 49$q$
        por faixa etária, 49$q$
    frênulo da, 13$f$
        assoalho e, 13$f$
            da cavidade oral, 13$f$
    músculos da, 119$f$
    partes da, 119$f$
    região anterior da, 89$f$
        movimentação da, 89$f$
            impedimento da, 89$f$
                anquiloglossia com, 89$f$

## M

Macroglossia, 117-124
    abordagem interdisciplinar, 122
    aspectos, 118
        anatômicos, 118
        funcionais, 118
    condutas terapêuticas, 122
        fonoaudiológicas, 122
            prognóstico, 123
    implicações, 120
        fonoaudiológicas, 120
    língua, 119$f$
        músculos da, 119$f$
        partes da, 119$f$
Malformação(ões)
    de face, 180
        e disfunção oral, 180
            aglossia, 180
            microglossia, 180
            prognatia, 181
            retrognatia, 181
    do nervo facial, 100
        paralisia facial por, 100
Mandíbula
    distração osteogênica da, 136$f$
        na sequência de Robin, 136$f$
    ramo da, 11$f$
        morfologia do, 11$f$
            com maior angulação, 11$f$
Massagem(ns)
    terapêuticas, 79
        pós-queiloplastia, 79
Mastigação
    no bebê, 35

fisiologia da, 35
Maturação
  das habilidades, 110
    prematuridade e, 110
      da alimentação, 110
      motoras, 110
Maxila
  e osso palatino, 11f
    palato duro, 11f
  vista posterossuperior, 10f
Método
  canguru, 112
    na prematuridade, 112
Microglossia
  e disfunção oral, 180
Micrognatia, 133-137
  glossoptose, 134f
    e obstrução da via aérea, 134f
      tríade da sequência de Robin, 134f
Mímica
  facial, 102, 103
    paralisia facial e, 102, 103
      avaliação fonoaudiológica, 103
Morfologia
  do ramo da mandíbula, 11f
    com maior angulação, 11f
Musculatura
  da face, 103, 104
    em bebês de 0 a 6 meses, 103, 104
      alongamento do lado não paralisado da, 104
      contração do lado paralisado da, 103
  visualização da, 12f
    na região, 12f
      do assoalho, 12f
      do osso hioide, 12f
Músculo(s)
  da face, 125-130
    hipertonia dos, 125-130
      abordagem interdisciplinar, 127
        estratégias fonoaudiológicas, 128
      aspectos, 126
        anatômicos, 126
        funcionais, 126
      implicações fonoaudiológicas, 127
      prognóstico, 129
      reabilitação, 129
    hipotonia dos, 125-130
      abordagem interdisciplinar, 127
        estratégias fonoaudiológicas, 128

      aspectos, 126
        anatômicos, 126
        funcionais, 126
      implicações fonoaudiológicas, 127
      prognóstico, 129
      reabilitação, 129
  da língua, 119f
  pescoço, 14f
    digástrico, 14f
    milo-hióideo, 14f
  superficiais, 13f
    da cabeça, 13f
      abaixador, 13f
        do ângulo da boca, 13f
      bucinador, 13f
      periorais, 13f

## N

Nascimento
  lesão adquirida no, 100
    paralisia facial por, 100
      traumática, 100
Neonato
  crânio de, 7f
  de adulto, 7f
Nervo
  facial, 100
    malformação do, 100
      paralisia facial por, 100

## O

Olfato
  no bebê, 37
    fisiologia, 37
Oral(is)
  anatomia, 3-14
    do bebê, 3-14
  disfunção, 67-183, 185-207
    assimetrias, 169-172
      de crânio, 169-172
    avaliação da, 195-200
      da fisioterapia, 203-206
        abordagem integral do TMC, 203
      fonoaudiológica, 195
        da postura cervical, 197
        funcional, 196
        inicial, 196
        orientações, 199
    cardiopatias, 139-147
    condições excepcionais, 175-181

diagnóstico da, 187-192
    alterações posturais, 190
        intervenção fonoaudiológica para, 191
        no repouso, 190
        no sono, 190
    disfagias, 151-161
        orofaríngeas, 151-161
    em prematuros, 111
        prevalência, 111
    fissura, 73-79
        labiopalatina, 73-79
    frênulo lingual, 83-94
    introdução, 69-71
    macroglossia, 117-124
    micrognatia, 133-137
    músculos da face, 125-130
        hipertonia dos, 125-130
        hipotonia dos, 125-130
    paralisia facial, 99-104
    prematuridade, 107-113
    prevenção, 187-192
        alterações posturais, 190
            intervenção fonoaudiológica para, 191
            no repouso, 190
            no sono, 190
    reabilitação, 185-207
    retrognatia, 133-137
    TMC, 165-168
        disfunção cervical, 165-168
estimulação, 145q
    programa de, 145q
        nas cardiopatias, 145q
estruturas, 109
    em fetos, 109
        desenvolvimento, 109
            influência da prematuridade, 109
fisiologia, 27-39
    do bebê, 27-39
        deglutição, 33
        fala, 38
        mastigação, 35
        olfato, 37
        paladar, 37
        respiração, 29
        sucção, 31
funções, 101, 107, 112
    na prematuridade, 107, 112
        avaliação precoce, 112
        desenvolvimento, 107
    paralisia facial e, 101
        deglutição, 102

mímica facial, 102
sucção, 101
reflexos, 108
    desenvolvimento dos, 108
        na vida fetal, 108
Orientação
    familiar, 76
        nas fissuras, 76
            labiopalatina, 76
Osso
    hioide, 12$f$
        musculatura na região do, 12$f$
        visualização da, 12$f$
    palatino, 11$f$
        lâmina horizontal do, 11$f$
        junção da pré-maxila, 11$f$
        maxila e, 11$f$
        palato duro, 11$f$
Osteotomia
    mandibular, 136$f$
        com aplicação de distratores, 136$f$
        planejamento virtual de, 136$f$
Óstio
    faríngeo, 8$f$
        da tuba auditiva, 8$f$
        em corte sagital, 8$f$

## P

Paladar
    no bebê, 37
        fisiologia, 37
Palato
    duro, 11$f$
        maxila, 11$f$
        osso palatino, 11$f$
    fissuras de, 75
        disfunções orais e, 75
            completas, 75
            e lábio, 75
            incompletas, 75
    formação do, 5$f$
Paralisia Facial, 99-104
    abordagem interdisciplinar, 102
    aspectos, 101
        anatômicos, 101
        funcionais, 101
    em bebês de 0 a 6 meses, 103
        tratamento fonoaudiológico para, 103
            avaliação, 103
                funções orofaciais, 103
                mímica facial, 103

terapia, 103
   objetivos, 103
funções orais, 101
   deglutição, 102
   mímica facial, 102
   sucção, 101
tipo de lesão, 99
   adquirida no nascimento, 100
   malformação, 100
      do nervo facial, 100
   traumática, 100
Parede
   lateral, 9f
      da cavidade nasal, 9f
         com conchas nasais, 9f
Perioral(is)
   músculos, 13f
Pescoço
   glândula, 14f
      submandibular, 14f
   músculo, 14f
      digástrico, 14f
      milo-hióideo, 14f
Plagiocefalia, 170
Planejamento
   virtual, 136f
      de osteotomia mandibular, 136f
         com aplicação de distratores, 136f
Posicionamento
   das estruturas orais, 86f
      anquiloglossia, 86f
Postura
   cervical, 197
      avaliação da, 197
         fonoaudiológica, 197
Prega
   sublingual, 13f
      assoalho e, 13f
      da cavidade oral, 13f
Prematuridade, 107-113
   abordagem interdisciplinar, 111
      avaliação precoce, 112
         das funções orais, 112
            intervenções necessárias, 112
      estratégias terapêuticas, 112
         fonoaudiológicas, 112
      método canguru, 112
      prognóstico, 113
      reabilitação, 113
   classificação de, 108
   definição de, 108

desenvolvimento, 108
   das estruturas orais, 109
      em fetos, 109
      influência, 109
      maturação, 110
         da alimentação, 110
         das habilidades motoras, 110
   disfunções orais, 111
      prevalência das, 111
   dos reflexos orais, 108
      na vida fetal, 108
   habilidades oromotoras, 110
      diferença nas, 110
         em RNPT, 110
         em RNT, 110
   motor global, 109
      correlação, 109
implicação da, 111
   no vínculo mãe, 111
   e bebê, 111
importância do tema, 107
   funções orais, 107
      desenvolvimento das, 107
   impacto na saúde, 107
Prematuro(s)
   disfunções orais em, 111
      prevalência das, 111
Pré-Maxila
   junção da, 11f
      a fossa incisiva, 11f
      a lâmina horizontal, 11f
         do osso palatino, 11f
Prevenção
   das disfunções orais, 187-192
      alterações posturais, 190
         intervenção fonoaudiológica para, 191
      no repouso, 190
         de face, 190
         de língua, 190
      no sono, 190
Primeiro Molar
   permanente, 14f
      em sua cripta, 14f
      no arco dental decíduo, 14f
Procedimento
   cirúrgico, 88, 89f
      de liberação, 88, 89f
         do freio lingual, 88, 89f
            minimamente invasivo, 89f
Processo
   alveolar, 9f, 13f

cavidade oral e, 13f
   assoalho da, 13f
   vestíbulo delimitado pelo, 13f
   vista frontal, 9f
Prognatia
   e disfunção oral, 181
Protocolo(s)
   na amamentação, 58
      BBAT, 60q
      de avaliação da mamada, 59f
         da UNICEF, 59f

## Q
Queiloplastia
   alimentação após, 79
   massagens terapêuticas após, 79

## R
Ramo
   da mandíbula, 11f
      com maior angulação, 11f
         morfologia do, 11f
Reabilitação
   na prematuridade, 113
Reação(ões)
   transitórias, 154q
      esperadas, 154q
         tempo de finalização, 154q
Reflexo(s)
   esperados, 154q
      tempo de finalização, 154q
   orais, 108
      desenvolvimento dos, 108
         na vida fetal, 108
Região
   do assoalho, 12f
      musculatura na, 12f
         visualização da, 12f
   do osso hioide, 12f
      musculatura na, 12f
         visualização da, 12f
Relação(ões)
   tissulares, 18f, 23f, 24f
      no nível superior, 18f, 23f, 24f
         da ACM, 23f
         da ACP, 24f
         da ACS, 18f
Repouso
   alterações posturais no, 190
      disfunção oral e, 190

de face, 190
de língua, 190
Respiração
   do bebê, 29
      fisiologia da, 29
         diafragmática, 30
         frequência elevada, 30
         irregular, 30
         predominantemente nasal, 30
Retrognatia, 133-137
   e disfunção oral, 181
RNPT (Recém-Nascido Prematuro), 55
   habilidades motoras, 110q
   RNT e, 110
      diferença entre, 110
         nas habilidades motoras, 110
RNT (Recém-Nascido a Termo), 55
   e RNPT, 110
      diferença entre, 110
         nas habilidades motoras, 110
   habilidades motoras, 110q

## S
Saúde
   impacto na, 107
      da prematuridade, 107
SBW (Síndrome de Beckwith-Wiedemann)
   e disfunção oral, 175
SD (Síndrome de Down)
   e disfunção oral, 176
SDR (Sucção, Deglutição, Respiração), 56
Seio
   maxilar, 10f
      com dimensões reduzidas, 10f
Septo
   nasal, 8f
      em corte sagital, 8f
Síndrome
   e disfunção oral, 177
   de Goldenhar, 177
   de Hajdu-Cheney, 178
   de Hanhart, 178
Sistema Estomatognático
   de bebês de 0 a 6 meses, 1-65
      anatomia do, 1-65
         craniocervical, 3-14
         desenvolvimento motor, 45-50
            global, 45-50
            oral, 45-50
         oral, 3-14

fisiologia do, 1-65
   amamentação, 53-63
   desenvolvimento, 45-50
     motor global, 45-50
     oral, 45-50
   funções, 27-39
SM (Síndrome de Moebius)
   e disfunção oral, 179
Sono
   alterações posturais no, 190
   e disfunção oral, 190
SPR (Sequência de Pierre Robin)
   e disfunção oral, 179
   tríade da, 134f
     glossoptose, 134f
     micrognatia, 134f
     obstrução da via aérea, 134f
Sucção
   fisiologia da, 31, 74
     fissura e, 74
       labiopalatina, 74
     no bebê, 31
   paralisia facial e, 101

## T

Terapia Fonoaudiológica
   para paralisia facial, 103
     em bebês de 0 a 6 meses, 103
     objetivos, 103
TMC (Torcicolo Muscular Congênito)
   avaliação do, 203
     abordagem na, 203
       integral, 203
       gravidade, 204q
         classificação de, 204q
   disfunção, 165-168
     cervical, 165-168
     oral, 167
   tratamento do, 205
     estratégias terapêuticas, 205
TMO (Terapia Miofuncional Orofacial)
   na disfunção oral, 198
     técnicas de intervenção, 198
Tratamento
   da disfunção oral, 195-200
     da fisioterapia, 203-206
       estratégias terapêuticas, 205
       no TMC, 205

Tratamento Fonoaudiológico
   da disfunção oral, 195-200
     orientações, 199
       aos cuidadores, 199
       aos pais, 199
     técnicas de intervenção, 198
   para paralisia facial, 103
     em bebês de 0 a 6 meses, 103
       avaliação, 103
         funções orofaciais, 103
         mímica facial, 103
       terapia, 103
         objetivos, 103
Tríade
   da SPR, 134f
     glossoptose, 134f
     micrognatia, 134f
     obstrução da via aérea, 134f
Tuba
   auditiva, 8f
     óstio faríngeo da, 8f
     em corte sagital, 8f

## U
Úvula, 13f

## V
Vestíbulo
   da cavidade oral, 13f
     delimitado, 13f
       pelo frênulo, 13f
         do lábio superior, 13f
       pelo processo alveolar, 13f
Vida
   fetal, 108
     desenvolvimento na, 108
     dos reflexos orais, 108
Vínculo
   mãe e bebê, 111
     implicações no, 111
       da prematuridade, 1111
Visualização
   da musculatura, 12f
     na região, 12f
       do assoalho, 12f
       do osso hioide, 12f
Volume
   do corpo adiposo, 12f
     bochechas salientes por, 12f